Schriftenreihe Neurologie — Neurology Series

14

# Elfriede Sluga

# Polyneuropathien

*Typen und Differenzierung*
*Ergebnisse bioptischer Untersuchungen*

Mit 20 Abbildungen und 5 Schemata

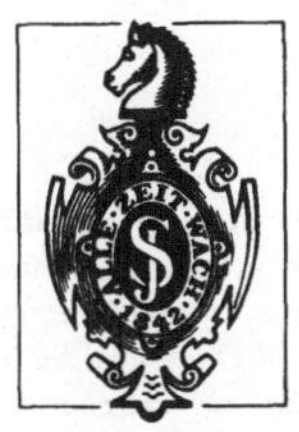

Springer-Verlag Berlin · Heidelberg · New York 1974

Dr. Elfriede Sluga
Facharzt für Neurologie und Psychiatrie
Neurologisches Institut der Universität Wien
(Vorstand: Prof. Dr. F. Seitelberger)

Library of Congress Cataloging in Publication Data
Sluga, Elfriede
Polyneuropathien: Typen und Differenzierung.
(Schriftenreihe Neurologie, 14)
Bibliography: p.
1. Nerves, Peripheral—Diseases. I. Title.
II. Series. [DNLM: 1. Peripheral nerve diseases—
Classification. 2. Peripheral nerve diseases—Pathology.
Wl SC344 Bd. 14 / WL15 S634p]
RC409.S63    616.8'7'0758    74-16432

ISBN 978-3-642-51145-5        ISBN 978-3-642-51144-8 (eBook)
DOI 10.1007/978-3-642-51144-8

*In Memoriam*
*Klara Weingarten*

# Geleitwort

Die Neurologie besitzt unter den medizinischen Fächern eine Sonder-
stellung, weil bei den Erkrankungen des Nervensystems mit den Veränderungen des betroffenen Nervengewebes zugleich Störungen seiner spezifischen Funktionen verbunden sind, Störungen, die im wesentlichen
auf dem computerähnlichen Bauplan des Nervensystems beruhen. Die dem
Neurologen zugänglichen diagnostischen Daten betreffen vor allem diese
Schicht der spezifischen (neurophysiologischen) Funktionen, geben aber
keine direkten Hinweise auf die Art der zugrundeliegenden Nervenge-
websläsionen und das Wesen der vorliegenden Krankheit. Während die
meisten anderen medizinischen Disziplinen den Übergang aus einer phä-
nomenologischen Syndromenlehre zur Krankheitslehre bereits vollzogen
haben, hat dieser Entwicklungsschritt in der Neurologie eben erst
begonnen. Die ungemeine Entwicklung der neurologischen Grundlagenwis-
senschaften stellt eine Reihe von Methoden zur Verfügung, mit deren
gezielter und koordinierter Anwendung zumindest auf einigen Gebieten
das Ziel einer größeren Organnähe der klinischen Neurologie und damit
einer erhöhten therapeutischen Möglichkeit erreicht werden kann.

Eines dieser Gebiete ist das der Krankheiten des peripheren Nervensystems. Vor 3o Jahren fast noch vorwiegend ein pflichtmäßig behan-
deltes, eher bedrückendes Kapitel der Neurotraumatologie, vereinigt
es heute die Bestrebungen einer ganzen Gruppe von Disziplinen zur
wissenschaftlichen und ärztlichen Aufschließung seiner Probleme: Mit
Hilfe der Mikromorphologie wurde es möglich, die Reaktionsformen des
peripheren Nerven zu differenzieren und strukturelle Veränderungen
bis ins makromolekulare Niveau zu analysieren. Parallel damit gewann
die Neurochemie Einblicke in den Strukturstoffwechsel der Markscheiden
und in die Vorgänge des axonalen Stofftransportes. Gestützt auf die
Neurophysiologie erhöhte sich die Aussagekraft der klinischen Prozeß-
beobachtung. Die Nosologie erreichte durch genetische und epidemiolo-
gische Studien eine größere Exaktheit. Die prinzipiellen Möglichkeiten
der Anwendung und Überprüfung theoretischer Einsichten und Modelle
sind bei den Krankheiten des peripheren Nervensystems besonders gün-
stig, weil hier mittels der bioptischen Methoden eine direkte Untersuchung der erkrankten Gewebsteile möglich ist und evtl. sogar die
Kontrolle der Veränderungen im Krankheits- bzw. Therapieverlauf durchgeführt werden kann. Günstige Voraussetzungen für interinstitutionelle
Kooperation und Kommunikation im Wiener neurologischen Fachbereich
kamen dem Unternehmen der Verfasserin, Frau Sluga, zu Hilfe, alle
diese Möglichkeiten in einer neu aufgebauten Organisationsform eines
auf die Krankheitsgrundlagen gerichteten diagnostischen Managements
der peripheren Nervenkrankheiten konsequent einzusetzen und zu nutzen,
wobei es immer auch darum ging, unter der Fülle der spezialisierten
Einzelbefunde den Blick auf die Krankheit und ihre Erscheinungsform
beim individuellen Patienten nicht zu verlieren.

Das Ergebnis dieser Konfrontation und beispielhaften Versuches der
Integration der klinischen Befunde bei den peripheren Neuropathien
mit den an demselben großen Krankengut mittels Methoden der Grundla-
genforschung erarbeiteten Befunden legt Frau Sluga in dieser Mono-
graphie vor. Sie umfaßt die Mitteilung neuer Befunde und Befundzu-

sammenhänge, neue pathogenetische Interpretationen, Beschreibungen
von unterscheidbar gewordenen Prozeßverläufen und eine natürliche,
d.h. auf den kausalen Bedingungen errichtete Klassifikation der her-
gehörigen Krankheitsbilder, die daher für die Klinik in Diagnostik
und Therapie direkte Relevanz besitzt. Erstmals tritt in dem vorliegenden Protokoll die Äquivalenz der klinischen Phänomenreihen einzelner Polyneuropathietypen mit den methodisch-speziellen Befund- und
Verlaufsbildern der bioptischen Untersuchungen hervor, eine Äquivalenz,
die letztlich darin begründet ist, daß den unterscheidbaren Läsionstypen der peripheren Nerven nachweisbar jeweils verschiedene pathogenetische Konstellationen zugrunde liegen. Die Möglichkeit und Bedeutung einer möglichst alle biologischen Aspekte umfassenden Krank-
heitsbetrachtung auch im heutigen Stadium größter methodischer Spe-
zialisierung und oft einseitigen Vorgehens nach strukturfernen funk-
tionalen Konzepten wird von Frau Sluga damit eindrucksvoll erwiesen.
Der Zugriff zu den Problemen, den dieses Buch repräsentiert, verdient
daher zugleich auch die Beachtung als die eines Programmes für eine
zeitgemäße neurologische Krankheitsforschung überhaupt.


Wien, Sommer 1974

FRANZ SEITELBERGER

# Inhalt

# Einleitung

Periphere Nervenkrankheiten sind immer noch ein problemreiches Kapitel
der Neurologie. Das klinische Erscheinungsbild hat eingehend Beschreibung und Differenzierung gefunden, und zahlreiche ätiologische Faktoren wurden aufgeklärt. Aber die Abgrenzung krankheitsspezifischer
Syndrome und eine befriedigende nosologische Aufschlüsselung blieben
bisher ungelöst - nicht zuletzt deshalb, weil über die zur neurologischen Erkrankung führenden Prozesse am peripheren Nervensystem noch
vielfach Unklarheiten bestehen.

Bei den peripheren Nervenkrankheiten steht einer Vielfalt von Grundkrankheiten und Noxen ein beschränktes klinisches Syndromenspektrum
gegenüber. Es manifestieren sich sowohl verschiedene Grundkrankheiten
unter gleichartigen neurologisch-klinischen Bildern (z.B. Diabetes,
Urämie, Vit. $B_1$-Mangel), als auch gleichartige Grundursachen unter
verschiedenen klinischen Syndromen (z.B. Diabetes, Neoplasmen). Unterschiedliche Noxen sind also im peripheren Nervensystem nicht gleich-
bedeutend mit spezifischer Neuropathie-Manifestation. Dies weist darauf
hin, daß dem peripheren Nerven keine uneingeschränkten Reaktionsmög-
lichkeiten zur Verfügung stehen und bei der Entstehung von zur neurologischen Erkrankung führenden Nervengewebsveränderungen intermediäre
Prozesse oder pathogene Konstellationen eine entscheidende Rolle zu
spielen scheinen.

Für solche Prozeßgeschehen, die zwischen primärer Ätiologie und klinischem Erscheinungsbild ablaufen, wurde von WIECK (1955/59) und
SCHEID (1963) der Begriff der "Zwischenprozesse" verwendet. Sie umfassen die jeweiligen Veränderungen der funktionstragenden Strukturen
des peripheren Nerven sowie die teilpathogenen Faktoren die sie verursachen.

Diesen *Zwischenprozessen* ist die vorliegende Studie gewidmet. Der letztlich symptomgebende neuropathische Prozeß sollte Aufklärung erfahren
und nach Art und Ursachen differenziert werden.

Ein Weg, dem Geschehen der "Zwischenprozesse" peripherer Nervenkrankheiten näher zu kommen, schien uns, den betroffenen peripheren Nerven
unmittelbar zu untersuchen. Von einer detaillierten Analyse der Veränderungen seiner funktionstragenden Strukturen waren Informationen
über Primärläsionen, Folgeveränderungen sowie Läsionsmuster zu erwarten. Als Substrat der Wahl boten sich Nervenbiopsien an. Sie erlaubten, die Untersuchungstechniken bis zu Feinstrukturmethoden zu
erweitern und damit die Strukturveränderungen bis in makromolekulare
Bereiche zu analysieren. Und sie entstammen naturgemäß einem Krankengut, bei dem verschiedene Nervenkrankheiten in unterschiedlichen Stadien angetroffen werden, so daß auch Frühstadien mehrfach zur Untersuchung kommen.

Eine Studie dieser Art wurde unter Verwendung von quantitativen und
ultrastrukturellen Methoden versucht, und es soll im folgenden gezeigt
werden, wie sich aus mannigfaltigen Nervengewebsveränderungen einige
scharf umrissene Läsionstypen abzeichnen, die sich dann auch als Ma-

nifestationen unterschiedlicher, spezieller pathogenetischer Prozesse
erweisen ließen. Für die Entstehungsdynamik der neurologischen Erkrankung ergaben sich erweiterte Einblicke, die an manchen Stellen thera-
peutische Relevanzen erkennbar machten.

Ein <u>allgemeiner</u> und ein <u>spezieller Teil</u> waren für die Auswertung und
Gliederung einer solchen Studie notwendig. Denn die verschiedenen Typen peripher-nervöser Läsionen sollten zuerst, ohne Präjudizierung
durch Grundkrankheit oder Klinik, einfach aus dem "Merkmalskatalog"
der pathologischen Veränderungen erfaßt und charakterisiert werden.
Dann konnte ihre Spezifität aus der Repräsentanz bei den verschiedenen Nervenkrankheiten abgeleitet werden, und dann wurde versucht, die
pathogenetischen Konstellationen aus der Fülle des bisher bekannten
Datenmaterials der zugehörigen Einzelerkrankungen oder Einzelveränderungen ersichtlich zu machen. Die kritische Gegenüberstellung eigener
Ergebnisse mit bekannten Befunden erforderte ein umfangreiches Diskussionskapitel, in dem auf morphologische sowie biochemische Daten
eingegangen wird und auch einige eigene biochemische Befunde ange-
führt werden.

Erst nachdem die Zwischenprozesse nach Auslöser, Art und Besonderheiten differenziert waren, schien es zweckmäßig, in einem speziellen
Teil ihre Beziehung zu den untersuchten Nervenkrankheiten im Einzelnen
zu betrachten, und zwar sowohl hinsichtlich Klinik als auch Grundkrankheit.

Ausgewählt für diese Studie wurde die Gruppe der *Polyneuropathien*, jene
peripheren Nervenkrankheiten, deren "Zwischenprozesse" nicht-entzünd-
licher Art sind.

Schon aus dieser Definition ist zu ersehen, daß die Charakterisierung
dieser Krankheitsgruppe nicht ganz einfach ist. Und sie erfolgte bisher auch nicht immer nach einheitlichen Kriterien. Der Begriff der
Polyneuropathie hat sich erst spät im Differenzierungsweg peripherer
Nervenkrankheiten eingebürgert, nicht zuletzt wiederum deshalb, weil
die Intermediärprozesse lange wenig Aufklärung fanden. Differenziert
waren periphere Nervenkrankheiten schon in den ersten übersichtlichen
Zusammenstellungen (LEYDEN, 1888; OPPENHEIM, 1894; REMAK u. FLATEAU,
19oo), und zwar nach ihrer topischen Verteilung in Mononeuritiden
(lokal) und Polyneuritiden (generalisiert) oder nach ihrer Ätiologie
in entzündliche, dyskrasische bzw. toxische Formen. Verschiedenste
Entstehungsbedingungen, darunter auch Alkohol, Diabetes, Carcinome,
Blei- bzw. Thallium-Intoxikationen waren bereits bekannt. Aber für
die grundlegenden pathogenetischen Prozesse wurde einheitlich ein
neuritisches Geschehen angenommen, wie schon die Nomenklatur zum Ausdruck bringt. Für die Mononeuritiden fanden sich bald eigenständige
pathogenetische Faktoren (vorwiegend mechanische -, s. MUMENTHALER u.
SCHLIACK, 1965). Den Polyneuritiden jedoch blieb die Einheitspathoge-
nese der "Neuritis" lange erhalten. Nun waren auch entzündliche Erkrankungen unter den peripheren Nervenkrankheiten lange vorwiegend
anzutreffen, aber über die Vielfalt ätiologischer Faktoren herrschte
kein Zweifel. Nicht unwesentlich für das Festhalten der "neuritischen"
Einheitsentstehung war die relative Monomorphie der frühen lichtmikroskopischen Befunde gewesen. Einzelne Syndrome - wie die entzündliche
interstitielle Neuritis (LEYDEN, 188o/88), die degenerative oder paren-
chymatöse Neuritis (JOFFROY, 1879) und die "névrite segmentaire périaxiale" (GOMBAULT, 188o/81) - waren abgegrenzt. Aber sie wurden nebeneinander angetroffen, so daß man bei den verschiedenen Polyneuritiden
wohl quantitative, aber keine qualitativen Differenzen dieser Nervenveränderungen annahm. Eine gewisse Resignation über die "wenig spezifischen" neuropathologischen Befunde peripherer Nervenkrankheiten

stellte sich ein (BODECHTEL, 1963; SCHEID, 1963), und unter den Poly-
neuritisstudien rückten für lange Zeit klinisch-symptomatologische
und ätiologische Aspekte in den Vordergrund.

Das "Polyneuritissyndrom", das die ganze Krankheitsgruppe klinisch
charakterisiert, ist durch Reflexverlust, schlaffe Paresen, Myatro-
phien bzw. Sensibilitätsstörungen, evtl. Schmerzen und Parästhesien,
gekennzeichnet. Es wurde hinsichtlich spezieller Funktionsstörungen
Verlauf, Verteilung und Ausbreitung eingehend analysiert. Nach der
vordergründigen Symptomatik sind motorische, verschiedene sensible
(WARTENBERG, 1956), ataktische und amyotrophe Polyneuritisformen abgegrenzt. Von den chronischen, subakuten und rezidivierenden Verlaufsformen wurden anfänglich besonders der aufsteigenden Landryschen Para-
lyse, in letzter Zeit mehrfach den rezidivierenden Formen eingehende
Studien gewidmet. Nach der Verteilung lassen sich symmetrische und
asymmetrische Manifestationsformen sowie Schwerpunktneuritiden (ERBS-
LÖH, 1967) unterscheiden.

Die Abgrenzung subtiler neurologischer Syndrome wurde möglich, und
damit konnte der Einzelfall klinisch weitgehend charakterisiert werden.
Schwierig blieb die Zuordnung der klinischen Bilder zu ursächlichen
Grundkrankheiten und damit weiterhin die Abgrenzung krankheitsspezifischer Syndrome.

Eine Bereicherung der artdiagnostischen Zuordnung von Polyneuritiden
kam aus den zunehmenden Kenntnissen der verschiedenen Grundkrankheiten
(wie z.B. Periarteriitis nodosa, M. Refsum, Porphyrie, Urämie) bzw.
Auslöserfaktoren (z.B. Thalidomid, INH, Nitrofurane) und aus den zunehmend anwendbaren diagnostischen Nachweismethoden, seien sie kli-
nisch-chemischer, serologischer oder elektrophysiologischer (Leitgeschwindigkeit!) Art.

Mit dem Rüstzeug dieser Daten wurde nun nicht nur der Einzelfall immer
häufiger differentialdiagnostisch abgrenzbar (bei einer immer noch hohen Zahl unbestimmbarer Fälle), sondern es konnte auch das Problem
der Gruppenzugehörigkeit zu entzündlichen oder nicht-entzündlichen Formen vielfach gelöst werden. Damit wurde der Überbegriff der Polyneur-
*itis* immer problematischer.

Dies traf umso mehr zu, als auch die Kausalfaktoren der Polyneuritiden
im Laufe der Jahre eine echte Häufigkeitsverschiebung erfahren hatten.
Nicht-entzündliche Faktoren traten gegenüber den entzündlichen Erkran-
kungen immer mehr in den Vordergrund. ERBSLÖH dokumentiert dies am
Zahlenmaterial unterschiedlicher Beobachtungszeiten verschiedener
Kliniken (1967).

Schließlich brachten auch die jüngeren neuropathologischen Befunde,
vor allem von KRÜCKE (1955, 1959, 1962) erhoben, eine Differenzierung
in primär-entzündliche Erkrankungen, die Neuritiden, und primär-nicht-
entzündliche Erkrankungen, die Pseudoneuritiden.

Neuritiden werden durch das selbständige Auftreten des "entzündlichen
Symptomenkomplexes" (seröse Exsudation, celluläre Infiltration oder
Proliferation) charakterisiert und können als primäre Erkrankung des
Nervenbindegewebes aufgefaßt werden. Die Gruppe der Pseudoneuritiden
aber ist gekennzeichnet durch eine primäre Parenchymschädigung der
Nervenfasern. Treten interstitiell-mesenchymale Reaktionen auf, fol-
gen diese erst sekundär. Damit bietet sich auch der Pathomechanismus
der Nervenschädigung als prinzipiell verschieden an.

Eine Aufschlüsselung der Polyneuritiden in zumindest zwei verschiedene Krankheitsgruppen wurde jetzt auch von neuropathologischer Seite vertreten.

Trotz dieser Kenntnisse über die "Polyneuritiden" setzte sich aber der Begriff der *Polyneuropathien* nur zögernd und anfänglich nur vereinzelt durch (z.B. MUMENTHALER, 1964).

Im deutschsprachigen Raum wurde der Überbegriff der Polyneuritiden vielfach beibehalten, nun aber als klinisches Syndrom definiert, dem zur weiteren diagnostischen Abgrenzung bekannte ätiologische Daten zugefügt wurden (SCHEID, 1963; BODECHTEL, 1963; REISNER, 1969). Von anderen, besonders amerikanischen Autoren (ADAMS et al., 1962; DYCK u. MULDER, 197o) wiederum, wird die ganze Krankheitsgruppe als Polyneuropathien zusammengefaßt, und ERBSLÖH (1967) schließlich prägt den neuen Überbegriff der "polytopen Erkrankungen des peripheren Nervensystems".

Aber nicht die Nomenklatur ist wichtig, sondern die Erfassung abgrenzbarer Krankheitsgruppen. Und als solche pathogenetisch differente periphere Nervenkrankheiten haben sich nach den verschiedenen Beobachtungsdaten die Gruppe der <u>Polyneuritiden</u> und der <u>Polyneuropathien</u> erwiesen.

*Polyneuritiden* sind dann die primär-entzündlichen, peripheren Nervenkrankheiten, deren Veränderungen am Nervenbindegewebe starten und denen infektiöse, infektiös-toxische oder allergische Prozesse zugrunde liegen können.

*Polyneuropathien* (PN) aber umfassen alle jene peripheren Nervenkrankheiten, deren Veränderungen am nervösen Parenchym beginnen und die vom Nervengewebe her gesehen primär-degenerative Prozesse sind. Die zugrundeliegenden Erkrankungen können sehr verschieden sein und Stoffwechselkrankheiten (z.B. Diabetes, Urämie), toxischen Faktoren (z.B. INH), vasculären Prozessen, Heredodegenerationen oder sogar entzündlichen Prozessen, wie bei der Periarteriitis nodosa, entsprechen. Das klinisch-neurologische Syndrom weist nach Symptomatik, Verlauf und Ausbreitung verschiedene Manifestationsformen auf.

Diese Charakterisierung scheint uns die wesentlichsten Parameter der *Polyneuropathien* zu erfassen, und sie läßt klar erkennen, mit welcher Gruppe generalisierter peripherer Nervenkrankheiten die vorliegende Studie sich auseinandersetzt.

# Untersuchtes Krankengut

<u>Ausgangspunkt</u> dieser Studie waren klinisch-diagnostische Probleme des <u>Einzelfalles</u>. Im Verlauf von 6 Jahren wurde bei 12o Fällen mit der klinischen Verdachtsdiagnose einer Polyneuropathie (PN) die Frage nach Art oder Entstehung der peripheren Nervenveränderungen gestellt. Von den 12o Patienten, die zur Nervenuntersuchung kamen, konnten für die vorliegende Studie nur 85 ausgewählt werden.

Bei den ausgeschiedenen Fällen hatte sich entweder eine andere End-diagnose ergeben (bei 14 Fällen progressiv spinaler Prozeß, bei 8 Fäl-len entzündliche Prozesse, bei 4 kindlichen Fällen zentralnervöse de-generative Erkrankungen) oder das untersuchte Nervengewebsmaterial war nicht in hinreichender Weise für die erforderlichen Untersuchungs-techniken zugänglich (9 Fälle).

Von den <u>verbleibenden 85 Fällen</u> waren 46 weibliche und 39 männliche Patienten, darunter 19 Kinder. Die Altersverteilung erstreckte sich von 9 Monaten bis 81 Jahren, bei einem mittleren Alter von 43 Jahren.

Die Patienten waren von verschiedenen klinischen Abteilungen zur Unter-suchung zugewiesen worden. Sie kamen vor allem von der Universitäts-Nervenklinik Wien und der Nervenheilanstalt Rosenhügel, aber auch vom Neurologischen Krankenhaus Maria-Theresien-Schlößl, von der I. und II. Medizinischen Universitätsklinik, der II. Dermatologischen Universi-tätsklinik, der Universitäts-Kinderklinik und der Kinderinfektions-abteilung Wilhelminenspital. Den zuständigen Abteilungen sei an dieser Stelle für die gute kollegiale Zusammenarbeit gedankt. Ein Teil der Fälle wurde klinisch-neurologisch selbst untersucht, auf einige cha-rakteristische klinische Daten soll im speziellen Teil im Zusammen-hang mit den Biopsiebefunden eingegangen werden. Von einem Teil der Fälle lagen klinische Befundberichte vor.

Folgende <u>Formen von PN</u> waren bei den 85 Fällen anzutreffen:

1. Nach dem klinischen Syndrom

    sensorische Neuropathien (vom ulcero-mutilierenden Typ)    5 Fälle
    senso-motorische PN    8o Fälle

Die gemischten senso-motorischen Neuropathien ließen verschiedene Verteilungstypen erkennen, von denen der distal-symmetrische Typ in der gesamten Gruppe überwiegt, nicht aber bei einzelnen ätiologischen Gruppen.

2. Nach der Ätiologie

Von den 5 Fällen sensorischer Neuropathien waren 4 hereditäre Fälle, die aus 3 Familien stammten.

Die 8o senso-motorischen PN gehörten folgenden ätiologischen Gruppen an:

| | |
|---|---|
| Polyneuropathien bei Diabetes | 12 Fälle |
| Polyneuropathien bei Paraproteinämie | 1 Fall |
| Polyneuropathie bei Urämie | 5 Fälle |
| Polyneuropathien bei ungeklärter oder multifaktorieller Ätiologie | 11 Fälle |
| Metaneoplastische Polyneuropathien | 7 Fälle |
| Alkoholische Polyneuropathie | 4 Fälle |
| Nitrofuran-Polyneuropathie | 1 Fall |
| INH-Polyneuropathie | 1 Fall |
| Peroneale Muskelatrophie bei Erwachsenen | 12 Fälle |
| Peroneale Muskelatrophie bei Kindern | 1o Fälle |
| Roussy-Levy Syndrom | 5 Fälle |
| Friedreichsche Krankheit | 3 Fälle |
| Peroneale Muskelatrophie bei unklaren Systematrophien | 2 Fälle |
| Leukodystrophien | 6 Fälle |
| | 8o Fälle |

# Untersuchtes Biopsie-Material und Methoden

<u>a) Material</u>
Biopsien aus <u>Hautästen</u> folgender peripherer Nerven wurden untersucht:

    N. suralis (retromalleolärer Ast)      bei 74 Fällen
    N. cut. antebrachii med.            bei  7 Fällen
    N. cut. fem. lat.                  bei  3 Fällen

                                    ges. 84 Fälle

                                    bei  1 Fall
    wurde anläßlich einer M. quadr. fem.-Biopsie ein sensibles
    Hautästchen des N. femoralis gewonnen.

Bei allen außer 1o Fällen wurde auch eine <u>Muskel</u>biopsie durchgeführt
und untersucht. Eintretende <u>Nervenfaserästchen</u> fanden sich bei 1/5
der Fälle und wurden zur lichtmikroskopischen Befundung mitverwendet.

Die <u>chirurgische Entnahme</u> erfolgte in all den Jahren unter gleichen
technischen Bedingungen durch O.A. Dr. F. BÖCK, Neurochirurgische
Universitätsklinik Wien (Vorstand: Prof. Dr. H. KRAUS), dem an dieser
Stelle besonders herzlich gedankt sei. Sein spezieller Anteil an der
Möglichkeit dieser Untersuchung sei hervorgehoben.

<u>b) Methoden</u>
Untersucht wurde mittels Lichtmikroskopie, Zählverfahren und Elektronenmikroskopie.

Die <u>Präparation</u> der entnommenen Nervengewebsstückchen erfolgte in
folgender Weise:

1. Aufziehen auf ein trockenes Filterpapier und damit vorsichtige
   Streckung. Alle anderen Streckmethoden, besonders Anhängen von
   Gewichten, haben die Artefaktbildung der Markscheiden erheblich
   verstärkt.
2. Unmittelbare Fixierung des ganzen Gewebsstückchens in 3% Glutaraldehyd (Kakodylatpuffer, 7% Sucrose) bei $4^{\circ}C$ für 3o min.
3. Vorsichtige Aufteilung.

Getrennte Weiterbehandlung:

<u>Für die Lichtmikroskopie</u>
4. Fortsetzung der Fixierung in gepuffertem Glutaraldehyd für weitere
   4-6 Std ($4^{\circ}C$).
5. Waschen in Kakodylatpuffer (o,1m) für 12 Std ($4^{\circ}C$).
6. a) Anfertigung von Gefrierschnitten.
   b) Über aufsteigende Alkoholreihe Einbettung in Paraplast.
7. Färben der Schnitte mit Routinemethoden (HE, Kv, SSB, Bodian, v.
   Gieson, PAS, essigsre.Kv).

<u>Für die Elektronenmikroskopie</u>
4. Fixation der aufgeteilten Gewebsstückchen in 6% gepuffertem Glutaraldehyd für eine weitere Std bei $4^{\circ}C$.
5. Waschen in Kakodylatpuffer (o,1m) für 2 Std bei $4^{\circ}C$.

6. Nachfixation mit $OsO_4$-Palade-Lösung für 3 Std bei $4^OC$.
7. Über aufsteigende Alkoholreihe Einbettung in Epoxyharz-Mischung 9:1.
8. Anfertigung semidicker und ultradünner (Diamantmesser) Schnitte
   mit dem Reichert Ultra-Mikrotom.
9. Färbung der semidicken Schnitte zur vergleichenden Lichtmikroskopie mit Toluidinblau (TRUMP et al., 1961).
   Nachkontrastieren der ultradünnen Schnitte mit Pb-Citrat (VENABLE
   u. COGGSHALL, 1965) und 1% wässriger Uranylacetatlösung.
   An ultradünnen Schnitten wurden auch enzymatische Verdauungsver-
   suche (s. SLUGA u. MONNERON, 197o) durchgeführt.
1o. Mikroskopiert wurde mit einem Elektronenmikroskop Zeiss-EM 9.

<u>Für die Zählverfahren</u>
   wurde das für die Elektronenmikroskopie präparierte Material ver-
   wendet.
   Die Auszählung der Nervenfasern erfolgte an Photos der semidicken,
   Toluidinblau-gefärbten Schnitte (Endvergrößerung 1.7oo) mittels
   des Teilchengrößenanalysator TGZ der Firma Zeiss.
   Flächenmessungen wurden planimetrisch vorgenommen (bei 27o-facher
   Vergrößerung).

Allgemeiner Teil

Läsionstypen-Differenzierung

# A. Befundanalysen und Teilergebnisse

Für jede Untersuchungsmethode wurde eine getrennte Auswertung durchgeführt, und die unterschiedlich-detailliert erfaßbaren Einzelveränderungen jeweils zuerst selbständig (Merkmalskatalog) und dann in
ihrer wechselseitigen Beziehung (Syndromenanalyse) betrachtet.

<u>Anatomisch-physiologische Vorbemerkungen</u>
Gewebselemente und Aufbau des peripheren Nerven (Schema 1):

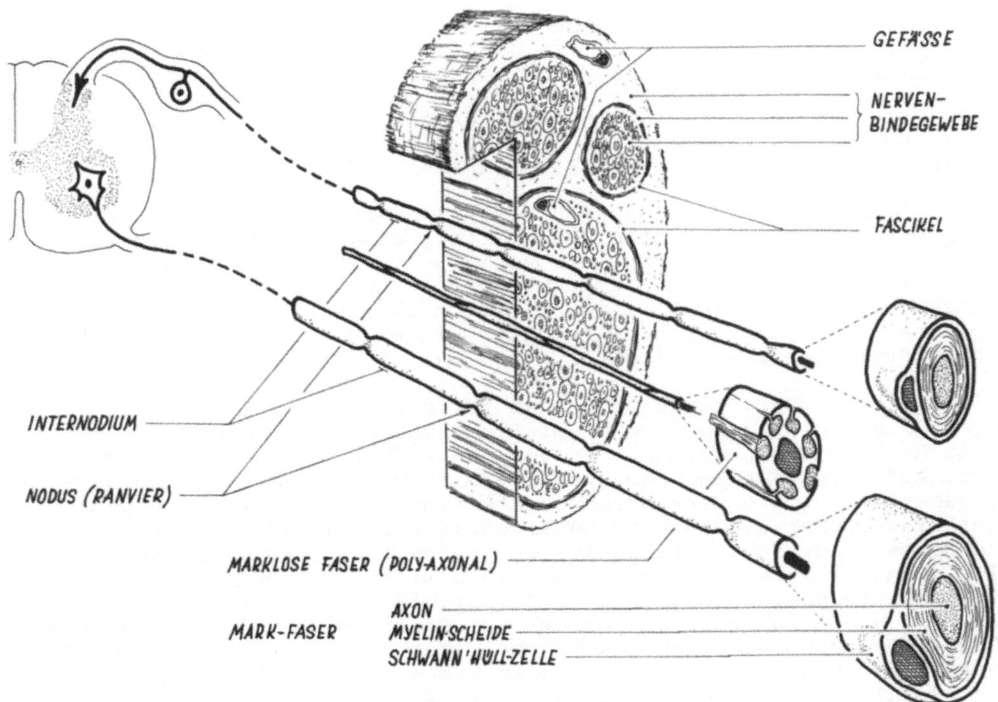


Schema 1. Strukturen des normalen peripheren Nerven

Der periphere Nerv besteht aus den verschiedenen Typen bemarkter
und unbemarkter Nervenfasern, aus den Schwannzellen, endo- und peri-
neuralem Bindegewebe und Gefäßen (s. auch Abb. 1).
Die Nervenfasern sind komplexe Strukturen, die aus Axonen und die Markfasern, auch aus Myelinscheiden aufgebaut sind, umhüllt von Schwannzellen. Sie unterscheiden sich hinsichtlich Länge, Faserdurchmesser,
Dicke der Markscheiden und Länge der Internodien - Strukturdetails,

die die anatomischen und physiologischen Differenzen der verschiedenen Nervenfasertypen (A-C Fasern) bedingen. Ihr Spektrum ist für die
einzelnen peripheren Nerven charakteristisch.


## I. Lichtmikroskopische Untersuchungen

Sie bringen Nervenfasern, Schwannzellen und mesenchymale Anteile zur
Darstellung und erfassen Axone und Markscheiden zwar getrennt, jedoch
nur *global* (s. Abb. 1).

16 der 85 Nervenbiopsien waren ohne pathologischen lichtmikroskopischen
Befund. 7 dieser Fälle hatten Veränderungen an intermuskulären Nerven-
ästen.

Befunde und deren Analyse:
1. MARKFASERLÄSIONEN
    waren an allen 76 pathologischen Biopsien anzutreffen.

---

Abb. 1. Normaler peripherer Nerv im lichtmikroskopischen Bild. Zur
Darstellung kommen: Markfasern unterschiedlicher Kaliber, Schwannzellkerne und die Perineuriumshülle. (Tol.blau/Vergr. 24o x)

Abb. 2. Die Markfaserveränderungen des peripheren Nerven. Zahl der
betroffenen Fasern. (a) Mäßiger bis mittelgradiger Markfaserverlust,
mit rezenten Einzelfaserdegenerationen ( → ). PN bei Periarteriitis
nodosa. (Tol.blau/Vergr. 24o x). (b) Subtotaler bis nahezu totaler
Markfaserverlust, nur mehr einige kleine Markfasern erhalten ( → ).
Erhebliche Vermehrung der Schwannzellen mit bandartiger Lagerung.
PN ungeklärter Genese. (Tol.blau/Vergr. 24o x)

Abb. 3. Die Markfaserveränderungen des peripheren Nerven. Betroffene
Faseranteile und Syndrome. (a u. b) Syndrom einer axonalen Läsion:
(a) Die Markfaserveränderungen. Mangelnde Anfärbung der betroffenen
Fasern, Auftreten von Markabbauprodukten in Form von Markballen verschiedener Größe. Die Markabbauprodukte sind hier zahlreich, sowohl
an der Einzelfaser als auch im Gesamten. (SSB/Vergr. 24o x). (b) Die
Axondegeneration. Konfigurationsveränderungen der Axone sind an
zahlreichen Fasern aufgetreten und zeigen sich durch Auftreibungen
und Fragmentierungen. (Bodian längs/Vergr. 24o x). PN ungeklärter
Genese. (c u. d) Entmarkungssyndrom: (c) Die Markscheidenveränderungen.
Zahlreiche Fasern nicht mehr angefärbt, aber nur wenige Abbauprodukte
sowohl an der Einzelfaser, als auch im Gesamten. (SSB/Vergr. 24o x/
Inset 29o x). (d) Axondegenerationen. Sie sind nur spärlich zu erfas-
sen, der überwiegende Teil der Axone gut dargestellt. (Bodian quer/
Vergr. 24o x). Paraproteinämische PN

Abb. 4. Markfaserveränderungen mit Ausbildung konzentrischer Formationen in der Art von Zwiebelschalen. Peroneale Muskelatrophie. (Tol.
blau/Vergr. 24o x)

Abb. 5. Markfaserveränderungen mit Auftreten metachromatischer Granula. Metachromatische Leukodystrophie. (Tol.blau/Vergr. 24o x)

Abb. 6. Entzündliche Gefäßveränderung vom nodösen Typ an einer Muskel-
capillare. Periarteriitis nodosa. (HE/Vergr. 24o x)

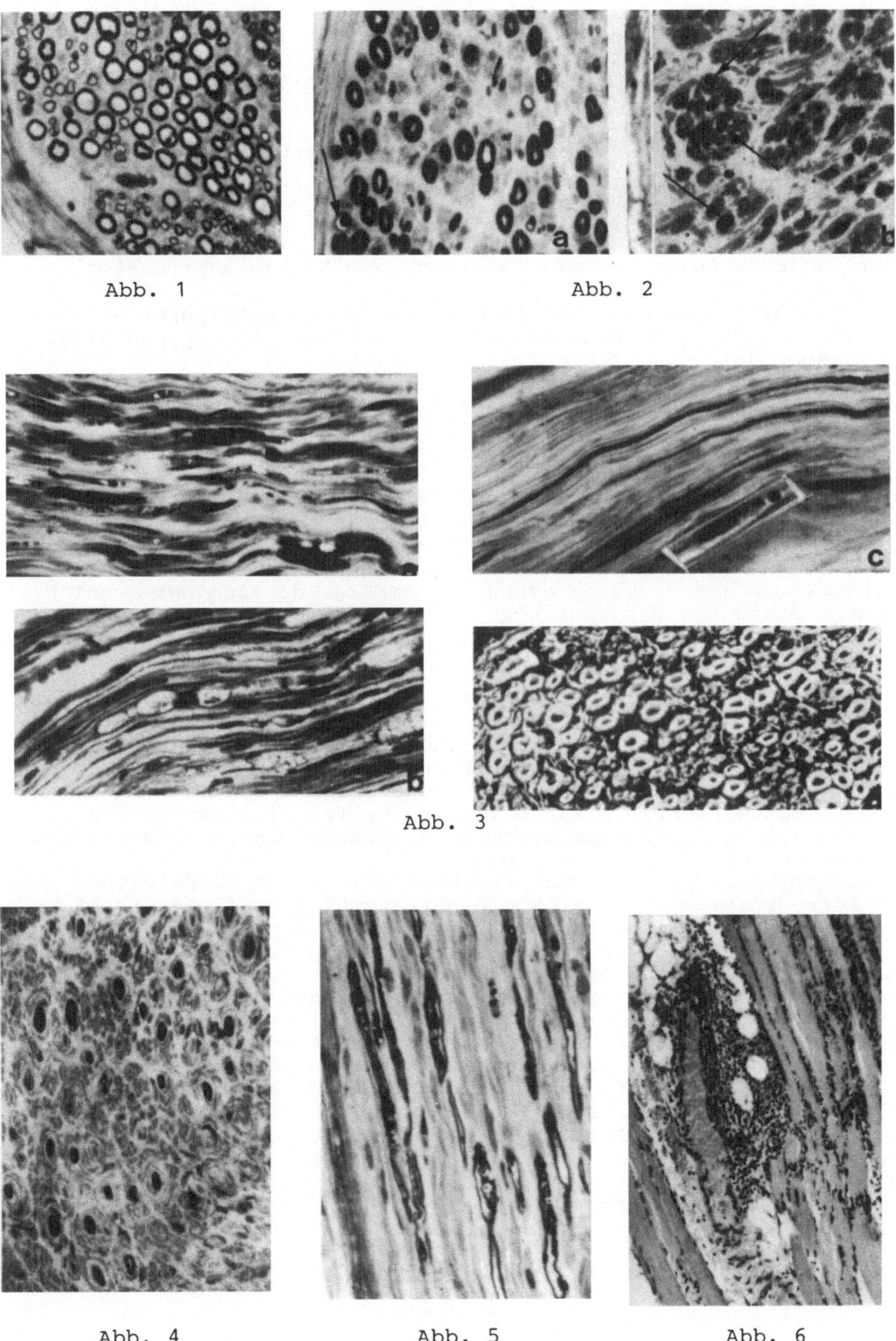



Abb. 1

Abb. 2

Abb. 3

Abb. 4

Abb. 5

Abb. 6

Sie ließen sich aufschlüsseln
a) Nach der *Zahl*: in Einzelfaserdegenerationen (9), mittelgradigem (46), subtotalem und totalem Markfaserverlust (21), (Abb. 2a u. b).
b) Nach der *Verteilung*: in disseminierten bzw. diffusen und nur 2 mal in areolären Befall.
c) Nach den betroffenen *Fasertypen*: in Reduktion vorwiegend groß- und mittelkalibriger (Abb. 2b) und nur 2 mal vorwiegend kleinkalibriger Fasern.
d) Nach den betroffenen *Faseranteilen*: in *Axon-* und *Markscheiden*-Veränderungen, die jedoch bei lichtmikroskopischer Auflösung stets gemeinsam in Erscheinung traten.
   <u>Getrennt</u> betrachtet, zeigten sich:
   die Markscheidenveränderungen immer gleichförmig als mangelnde oder fehlende Anfärbung mit Auftreten von Markabbauprodukten (Abb. 3 a u. c);
   auch die Axonveränderungen einheitlich, durch Konfigurationsveränderungen, Fragmentierungen und/oder Verlust der Imprägnierbarkeit (Abb. 3b).
   Erst bei <u>Inbeziehungsetzung</u> der Veränderungen beider Faserbestandteile waren unterschiedliche <u>Läsionsmuster</u> zu finden:
   bei einer Gruppe von Nerven (22) waren Axone und Markscheiden in annähernd gleichem Maße betroffen (s. Abb. 3a u. b);
   während bei einer 2. Gruppe (2o u. 6) der Axonausfall im Vergleich zur Markschädigung nur gering war (s. Abb. 3c u. d).
   Da sich diese Unterschiede quantitativ manifestieren, blieb die Zuordnung von Gewebssyndromen ohne ausgeprägte Proportionsdifferenzen (28 von 76) oft recht problematisch. Dennoch schien die Beibehaltung dieser Gruppierung zweckmäßig, da sich Daten der Markabbauprodukte und Veränderungen anderer Gewebselemente übereinstimmbar zeigten.

e) Art und Menge der *Markabbauprodukte* waren vielfältig:
   α) Überwiegend (71) gingen die Markfaserläsionen mit einem <u>orthochromatischen Markabbau</u> einher (Abb. 3a u. c). Dabei treten Markballen verschiedener Größe auf (innerhalb und außerhalb von Verdauungskammern), die eine weitere Degradation in kleinere Abbauprodukte zeigen und schließlich in phagierende Bindegewebszellen aufgenommen werden. Die Markballen verhalten sich färberisch wie Myelin (Abb. 3a), fortgeschrittene Abbauformen geben Neutralfett+ Reaktionen (Fettkörnchenzellen).
   Die <u>Gesamtmenge</u> dieser Abbauprodukte, bzw. deren überwiegende <u>Formen</u> korrespondierten jeweils mit der Anzahl betroffener Markfasern bzw. mit deren Läsionsstadium.
   Die Menge der Abbauprodukte an der <u>einzelnen</u> rezent degenerierenden Markfaser war trotz Stadiengleichheit verschieden und ließ Beziehungen zu den Läsionsmustern der Axon-Markscheidenveränderungen erkennen:
   Reichlich Abbauprodukte über längere Faserstrecken fanden sich bei Markfaserläsionen mit Axon- und Markscheidendegenerationen (Abb. 3a);
   spärliche Abbauprodukte in nur umschriebenen Regionen, bei vorwiegend die Markscheiden betreffende Faserläsionen (Abb. 3c).
   β) Nur 5 mal zeigten Markfaserläsionen lipid-positives Material, das nicht den Degenerationsformen des orthochromatischen Abbaus entsprach:
   4 mal trat dieses Material in Form von Granula mit <u>metachromatischem</u> Färbeverhalten in Erscheinung, vorwiegend in Schwannzellen lokalisiert (Abb. 5).
   1 mal war ein granuläres, nicht metachromatisches Material vorwiegend in Bindegewebszellen angehäuft.

## 2. SCHWANNZELLVERÄNDERUNGEN

An allen 76 Biopsien bestand eine Vermehrung von Schwannzellen:
a) Deren Ausmaß war dem Ausmaß der Nervenfaserschädigungen parallel.
b) Formationsbildungen ließen sich bei dieser Untersuchungstechnik
   eher selten identifizieren: 11 mal Bandformationen (Abb. 2b);
                              12 mal konzentrisch geschichtete Lage-
                              rung nach Art von Zwiebelschalenbil-
                              dungen (Abb. 4).
   1o der 11 Nerven mit Bandformationen konnten Markfaserläsionen mit
   Axon- und Myelindegenerationen zugeordnet werden.
   1o der 12 Nerven mit Zwiebelschalenbildungen wurden bei Faserläsionen mit vorwiegender Markschädigung angetroffen.
   Nicht unerwähnt soll bleiben, daß aus den lichtmikroskopischen
   Befunden Zwiebelschalenformationen 2 mal auch fälschlich diagnostiziert wurden. Besondere Vorsicht bei der lichtmikroskopischen
   Beurteilung dieser Gewebsveränderungen scheint geboten, da ver-
   mehrtes endoneurales Bindegewebe die konzentrische Schichtung
   vortäuschen kann.

## 3. VERÄNDERUNGEN MARKLOSER NERVENFASERN

Läsionen ließen sich lichtmikroskopisch nicht eindeutig beurteilen,
elektiver Ausfall konnte nicht beobachtet werden.
Erfaßbar waren Vermehrungen, die sich in Form büschelförmiger kleiner
Axone zeigten. Sie entsprechen Regenerationsphänomenen und fanden sich
zumeist kombiniert mit Bandformationen der Schwannzellen.

## 4. VERMEHRUNG DES ENDONEURALEN BINDEGEWEBES

trat an allen 76 Biopsien in Erscheinung, nach Ausmaß und Stadium der
Nervenfaserschädigung verschieden.

## 5. GEFÄSSVERÄNDERUNGEN

Mikroangiopathien vom PAS-Typ waren 2 mal in schwerer Form (mit Lumen-
einengung und erheblicher Wandverdickung) anzutreffen. Es waren jene
Nerven, deren Faserausfall areoläre Verteilung zeigte. 2 mal waren
angiopathische Veränderungen dieser Art nur gering ausgeprägt.
1 mal wurde ein nodöser Entzündungsprozeß mit Infiltration aller
Wandschichten und Mediaveränderungen gefunden, der sich auch in Mus-
kelgefäßen ausbreitete (Abb. 6).
Mäßig ausgeprägte Intimafibrose wurde bei älteren Patienten gelegentlich angetroffen.

<u>Ergebnisse der lichtmikroskopischen Befundanalyse:</u>

1. Das Vorliegen eines neuropathischen Prozesses läßt sich in der
   Mehrzahl der Fälle (76 von 85) feststellen.
2. Er zeigt sich mit dieser Methode durchwegs an markhaltigen Nervenfasern manifest. Ein vorwiegender Befall verschiedener Markfasertypen ist nur innerhalb eines weiten Bereiches differenzierbar.
3. Stets sind Gewebsveränderungen zu identifizieren, die Hinweise
   über den *Ablauf* des neuropathischen Prozesses geben:
   a) Die Zahl der betroffenen Nervenfasern und die Gesamtmenge
      der Abbauprodukte weisen auf *Ausmaß* bzw. *Schwere* des neuropathi-
      schen Prozesses hin.
   b) Zahl, Form und Lage der Markabbauprodukte, Ausmaß der Schwann-
      zellvermehrung, eventuell Formations- und Regeneratbildung so-
      wie die Reaktion des endoneuralen Bindegewebes erlauben eine
      Aussage über das *Stadium* des neuropathischen Prozesses.
4. Nur eingeschränkt waren mit dieser Methode Gewebsveränderungen zu
   erfassen, die die *Art* des neuropathischen Prozesses kennzeichnen.

Denn 95% der untersuchten Nerven ließen keine spezifischen Einzelveränderungen erkennen, und nur bei 55% waren aus der gemeinsamen Betrachtung der Einzelveränderungen Gewebssyndrome abzugrenzen, die bestimmte Läsionsmuster anzeigen. Zwei große Gruppen neuropathischer Prozesse konnten erfaßt werden:
   a) *Entmarkungs*prozesse, aus dem Syndrom – überwiegender Markverlust, spärliche Abbauprodukte und eventuell Zwiebelschalenbildung.
   b) Primar *axonale* Prozesse, aus dem Syndrom – gleichmäßiger Axon- und Markscheidenverlust, reichlich Abbauprodukte und Bandformationen, eventuell reinnerviert.
   Die Primärläsion war nicht direkt erfaßbar, sondern nur indirekt aus der Syndromenkonstellation abzuleiten.
   40% der lichtmikroskopisch untersuchten Nervenbiopsien konnten selbst dieser weiteren Syndromengruppierung nicht zugeordnet werden!
5. Bei 5% der untersuchten Nerven waren spezifische Einzelveränderungen zu erfassen, die die Grundkrankheit und meist auch die Art des neuropathischen Prozesses erkennen ließen:
   a) Anhäufung abnormer metachromatischer Lipide erlaubte den Markfaserprozeß als *metachromatische Leukodystrophie* zu diagnostizieren.
   b) Anhäufung abnormer nicht-metachromatischer Lipide besonders in Endoneuralzellen entspricht einem Verhalten wie im ZNS analog von Globoidzellen bekannt und erlaubte den Markfaserprozeß der *Krabbeschen Leukodystrophie* (globoidzellige LD) zuzuordnen.
   c) Die Gefäßveränderungen entsprachen einmal einer *Periarteriitis nodosa*, die Mikroangiopathien vom PAS-Typ waren *diabetischer* Art und die Fibrose einzelner Gefäßschichten wurde als geringe altersgemäße *Arteriosklerose* diagnostiziert.

Eine Abgrenzung von Gewebssyndromen, die die Aufschlüsselung von Läsionstypen neuropathischer Prozesse ermöglicht, ist aus lichtmikroskopischen Befunden also nur in sehr beschränktem Maße möglich. Nicht möglich ist es, mit dieser Untersuchungsmethode die primären Läsionen direkt einzusehen.


## II. Zählverfahren

Sie erlauben die einzelnen Fasertypen des Nervenfaserspektrums und ihre Veränderungen quantitativ detailliert zu erfassen. Die eigenen Untersuchungen betreffen das *Markfaserspektrum*.

Verwendung fanden ausschließlich N. suralis-Biopsien. Die Bestimmung der <u>Normalwerte</u> erfolgte aus 1o biopsierten Nerven ohne pathologische Veränderungen.
Die <u>Veränderungen bei PN</u> wurden an 2o ausgewählten Fällen (Alter 8-8o Jahre) analysiert.

Die untersuchten <u>Parameter</u> waren:

1. Gesamtdichte – angegeben in Gesamtzahl der Markfasern/mm$^2$ Fascikelfläche.
2. Dichte der einzelnen Markfasertypen und deren Verteilungskurve (=Faserspektrum). Die einzelnen Nervenfasern wurden nach ihrem Aussendurchmesser in µ-Klassen aufgeteilt, deren Dichte-Verteilung, angegeben in Faserzahl/Klasse/mm$^2$, das jeweilige Markfaserspektrum ergab.
3. Fascikelgröße.

Tabelle 1. Gesamtdichte der Markfasern (N. suralis). (a) Mittel- und Grenzwerte für Kontroll- und Erkrankten-Kollektiv; (b) die einzelnen pathologischen Werte

Tabelle 2. Dichte und Verteilungskurven der einzelnen Markfaserklassen des normalen N. suralis = Normales Markfaserspektrum (Mittelwerte und Grenzwertbereich)

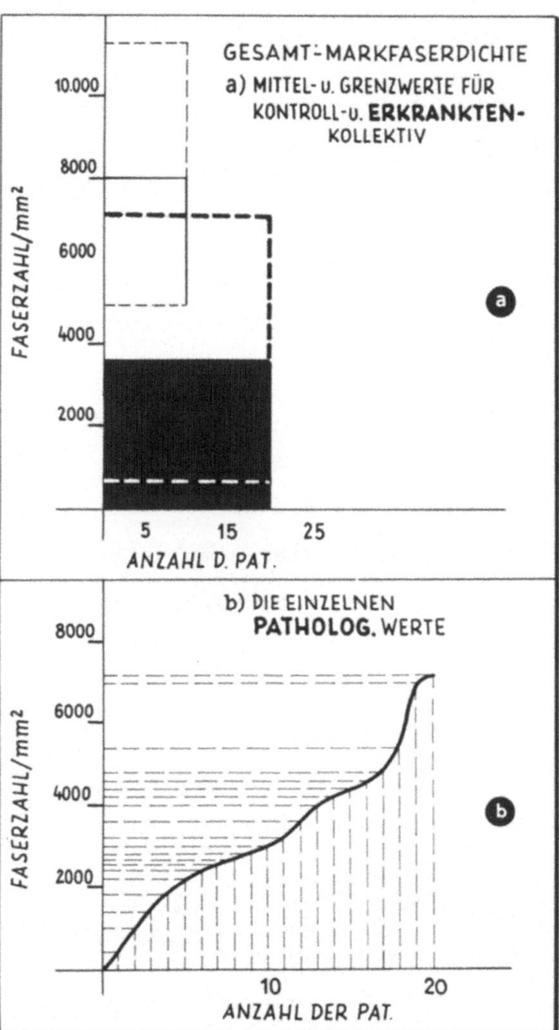


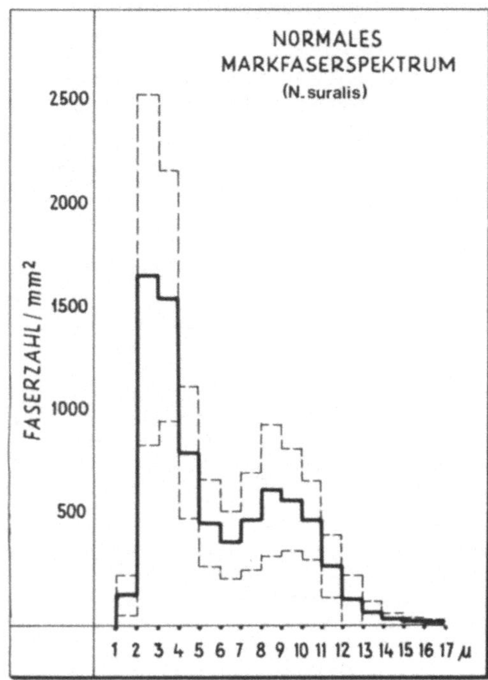


Tabelle 3. Fascikelgrößen (Mittel- und Grenzwerte) für Kontroll- und Erkrankten-Kollektiv

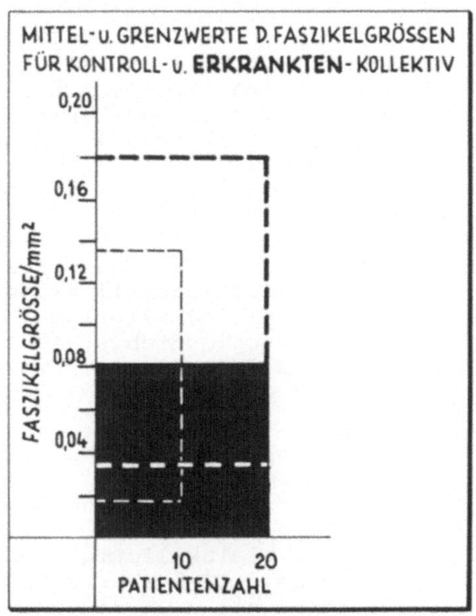

<u>Normalwerte:</u>
1. Gesamtdichte (Tabelle 1a):

      Mittl. Wert:                 8.000
      Grenzwerte: oberer      11.3oo
                 unterer     4.8oo

2. Dichte und Verteilungskurve (s. Tabelle 2):
   Das normale Faserspektrum ergab:

      Markfaserklassen von 1-2μ bis 16-17μ
      mit bimodaler Verteilung:
      Gipfel 1: 2-3μ
      Gipfel 2: 8-9μ

3. Fascikelgröße (planimetrisch bestimmt) (Tabelle 3):

      Mittl. Wert:          o,o81 mm$^2$
      Grenzwerte: oberer    o,137 mm$^2$
               unterer    o,o18 mm$^2$

<u>Pathologische Befunde und deren Analyse:</u>
1. Gesamtdichte (Tabelle 1a u. b):
   In allen Fällen vermindert.

      Mittl. Wert         3.518
      Grenzwerte: oberer     7.000 (disseminierte Einzelfaserde-
                                   generation)
                unterer      7oo (subtotaler Markfaserverlust)

   Beim überwiegenden Teil der Fälle (15 von 2o) war die Nervenfaser-
   zahl auf 5.000 bis 2.000/mm$^2$ reduziert.

2. Dichte-Verteilungskurven:
   zeigten sich in allen Fällen abnorm.
   Aus dem <u>Markfaserspektrum</u> waren

      19 mal überwiegend großkalibrige Markfasern (17μ -1oμ) und nur
       1 mal überwiegend kleinkalibrige Markfasern (4μ-1μ) betroffen.

   Nach dem unterschiedlichen Befall der einzelnen <u>Markfaserklassen</u>
   ließen sich 3 *Läsionsmuster* abgrenzen:

   GRUPPE 1 umfaßte 12 Fälle und zeigte einen <u>kontinuierlich-progre-
   dienten</u> Faserausfall von den großkalibrigen über die mittelkalibrigen (9μ-4μ) zu den kleinkalibrigen Markfaserklassen <u>absteigend</u>,
   jeweils in direkter Beziehung zur Gesamtfaserverminderung.

   An Diagrammen einzelner Fälle, in Tabelle 4 (a-d) dargestellt, ergab sich im Detail:
   1. Für die großkalibrigen Markfaserklassen
      - progrediente Faserverminderung bis zu Gesamtdichten von 4.000,
        dann Totalausfall (Tabelle 4a-c).
   2. Für die mittelkalibrigen Markfaserklassen
      - unterschiedlich starke Faserreduktionen abnehmend von der
        9μ- zur 4μ-Klasse, bis zu Gesamtdichten um 2.000;
        (4a: Gesamtdichte = 7.o2o: 7-8μ 47%↓
                              4-5μ o.B.

        4c: Gesamtdichte = 3.32o: 7-8μ 87%↓
                              4-5μ 57%↓)
      - unter 2.000 gleichmäßige Reduktion aller Klassen auf 8o-9o%
        (Tabelle 4d).
   3. Für die kleinkalibrigen Markfaserklassen
      - normale Dichtewerte bis zu Gesamtdichten um 4.000 (Tabelle
        4a u. b);

Tabelle 4. Veränderungen des Markfaserspektrums bei kontinuierlich-absteigendem Nervenfaserklassenbefall (von a → d absteigend).
schwarz - bereits ausgefallene bzw. reduzierte Faserklassen
▨ - Faserklassen mit noch normalen Dichtewerten
.:.    - Regenerate

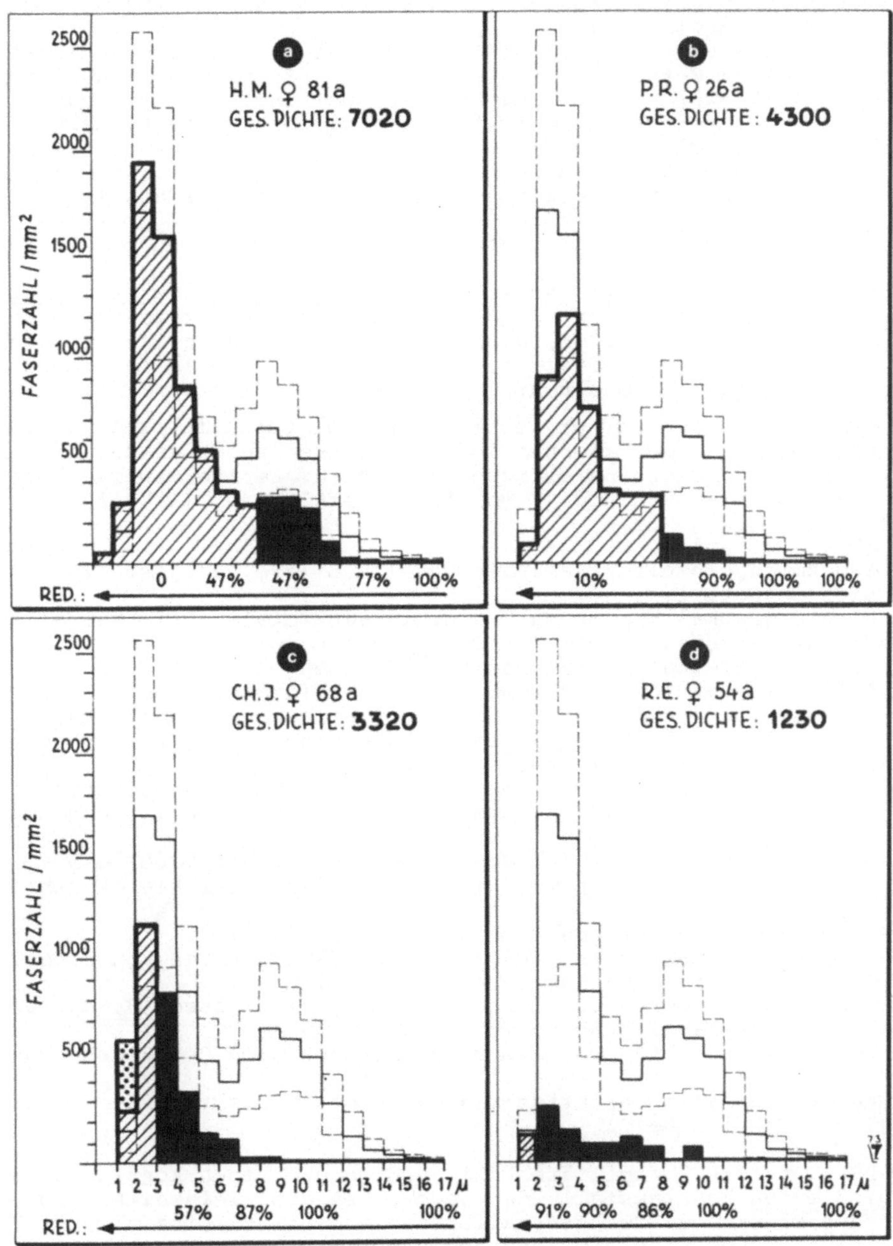

- dann von 4μ-1μ abnehmende Reduktion;
- ab Gesamtdichten von 1.ooo gleichmäßige Reduktion aller
  Klassen von 4μ-1μ auf 8o-9o% (Tabelle 4d).
  Die kleinstkalibrigen Klassen dieser Fasergruppe ließen in
  einigen Fällen ein andersartiges Verhalten erkennen:
- Sie zeigten Normalwerte bei Gesamtdichten unter 2.ooo,
  bei denen alle übrigen Faserklassen auf 8o-9o% reduziert
  waren (Tabelle 4d).
- An einem Fall über 3.ooo Gesamtdichte war die 1μ-2μ-Klasse
  auf das 3,8-fache vermehrt und die 2μ-3μ-Klasse in den unteren Grenzwertbereich angestiegen, bei durchschnittlich
  7o-5o% Verminderung der kleinkalibrigen Markfaserklassen
  (Tabelle 4c).
  Diese in Relation zu anderen Faserklassen hohe Dichte kleinst-
  kalibriger Markfaserklassen war verdächtig für das Auftreten
  von Regeneraten, ein Befund, der durch Vergleich mit den anderen Untersuchungen bestätigt werden konnte.

GRUPPE 2 umfaßte 6 Fälle und zeigte einen diskontinuierlich-progre-
dienten Faserausfall, der von den großkalibrigen Markfaserklassen
bis zur 7μ-Klasse absteigt, dann aber die kleinkalibrigen Gruppen
von 1μ-5μ aufsteigend betrifft, während die 7μ-5μ-Klassen lange
normale Dichtewerte behalten.

Eine direkte Beziehung zur Verminderung der Gesamtfaserdichte ist
für die Reduktion der kleinkalibrigen Klassen zu erfassen, nicht
aber für jene der großkalibrigen Markfasern. Letztere weisen schon
bei Gesamtdichten von über 7.ooo Totalausfälle auf (Tabelle 5a:
Fall N.).

An Diagrammen einzelner Fälle, in Tabelle 5 (a-e) dargestellt, ergab sich im Detail:
1. Für die großkalibrigen Markfaserklassen Totalausfall bei allen
   zur Untersuchung gekommenen Dichtewerten.
2. Für die mittelkalibrigen Markfaserklassen:
   α) Die Klassen 1oμ-7μ zeigen eine gleichförmige, hochgradige
      Reduktion von 6o-9o% bei allen untersuchten Gesamtdichten.
   β) Die Klassen 7μ-5μ behalten normale Dichtewerte bis zu Gesamt-
      dichten um 1.ooo (Tabelle 5a-d).
      Erst unter dieser Dichte (Tabelle 5e) ist eine Reduktion zu
      erfassen, die dann in beiden Klassen erheblich ist und um
      8o% liegt.
   γ) Die Klasse 4μ-5μ zeigt Reduktionen ab 2.ooo (Tabelle 5e).
      Das Verhalten steht in Beziehung zu jenem der kleinkalibri-
      gen Klassen.
3. Für die kleinkalibrigen Markfaserklassen
   - progrediente Verminderung ab Gesamtfaserdichten von 5.ooo,
     beginnend in den Klassen 1μ-3μ (Tabelle 5b);
   - ab Gesamtdichten von 3.ooo sind auch die Klassen 3μ-4μ be-
     troffen (Tabelle 5c);
   - ab Gesamtdichten von 2.ooo Reduktionen auch der Klasse 4μ-5μ
     (Tabelle 5d).
4. Reduktionen aller Markfaserklassen erst ab Dichtewerten unter
   1.ooo (Tabelle 5e).

GRUPPE 3 umfaßte 2 familiäre Fälle und zeigte einen kontinuierlich-
progredienten Faserausfall, der jedoch von den kleinkalibrigen
Markfaserklassen zu den großkalibrigen aufsteigt. Eine direkte Beziehung zwischen Dichteveränderungen der einzelnen Faserklassen
und Gesamtfaserdichte war nicht nachzuweisen. Beide Fälle (Vater
und Tocher) hatten gleiche Gesamtfaserdichten (3.2oo, 3.o2o) bei

Tabelle 5. Veränderungen des Markfaserspektrums bei diskontinuierlichem Nervenfaserklassenbefall (a → b: absteigend, c → e: aufsteigend).
schwarz - bereits ausgefallene bzw. reduzierte Faserklassen
▨▨▨ - Faserklassen mit noch normalen Dichtewerten

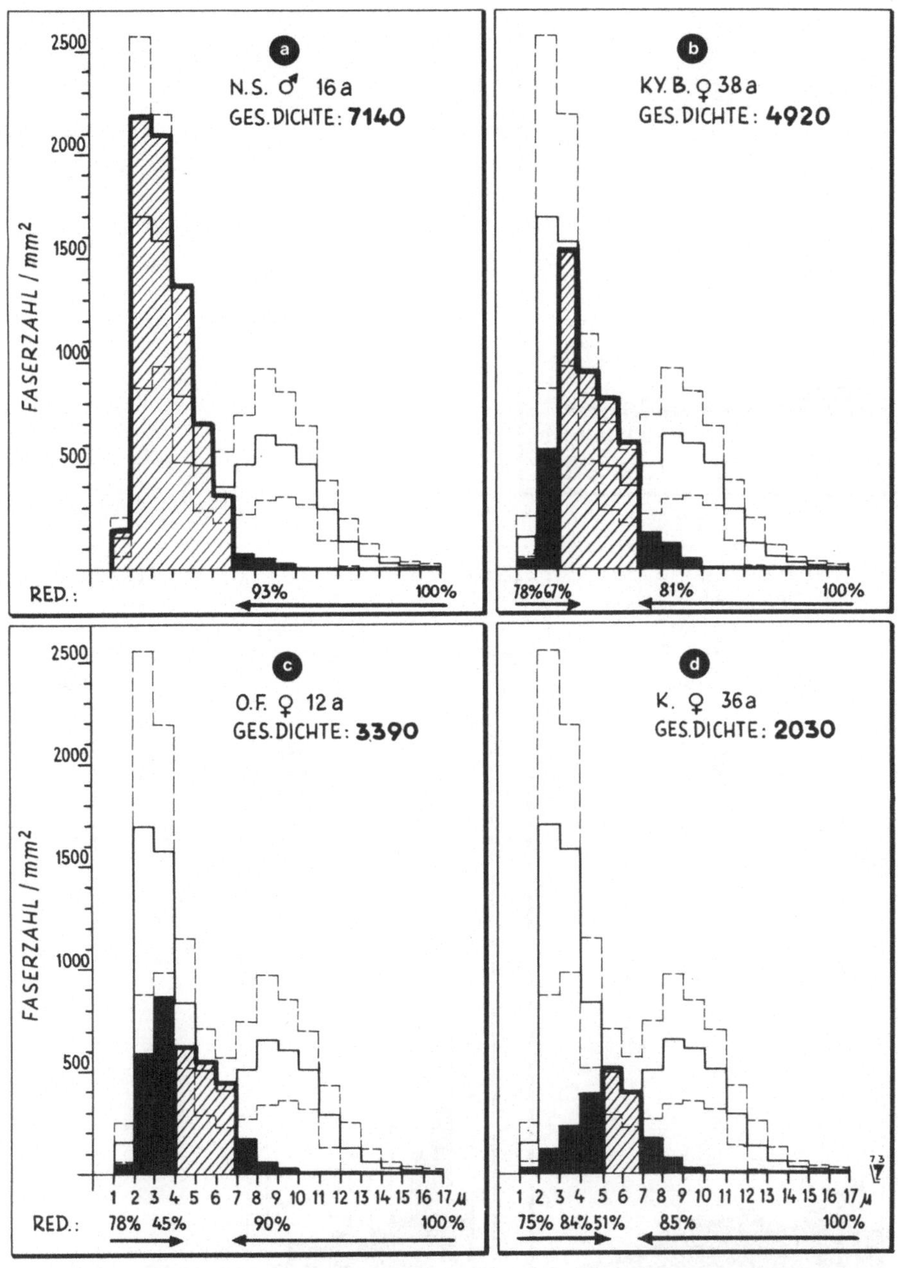

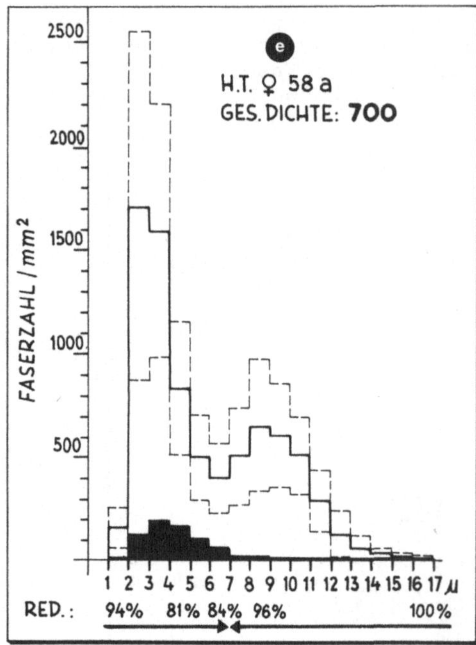





Tabelle 6. Veränderungen des Markfaserspektrums bei kontinuierlich-
aufsteigendem Nervenfaserklassenbefall (von a → b aufsteigend).
schwarz - bereits ausgefallene bzw. reduzierte Faserklassen
▨▨▨▨ - Faserklassen mit noch normalen Dichtewerten
.:. - Regenerate

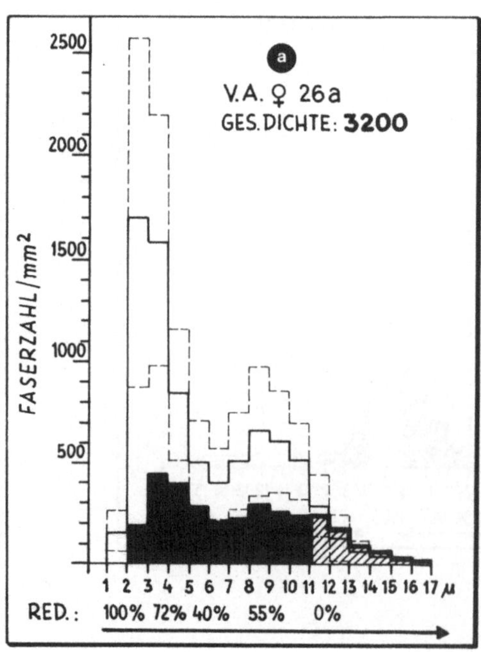



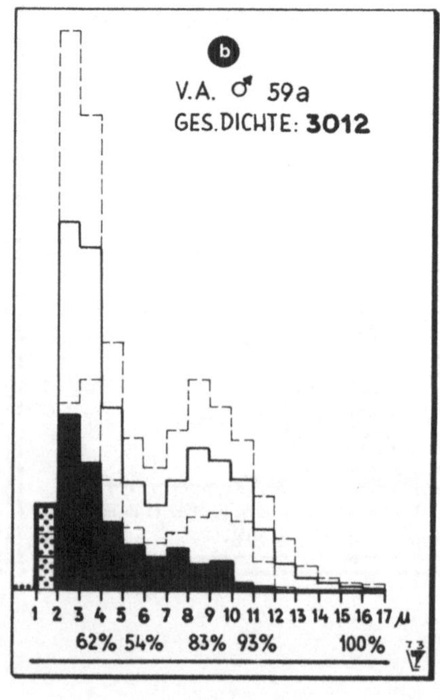

unterschiedlichen Faserspektrumsveränderungen. Dauer und Stadium der
Erkrankung waren verschieden.

An Diagrammen der beiden Fälle, in Tabelle 6 (a u. b) dargestellt,
zeigten sich im Detail:
bei der Tochter (Tabelle 6a: V ♀ )
- für großkalibrige Klassen: Normalwerte ab 11µ,
- für mittelkalibrige Klassen: Reduktionen zwischen 6o und 4o%,
- für kleinkalibrige Klassen: die stärksten Faserreduktionen (1oo%/
  89%/72%);

beim Vater (Tabelle 6b: V.♂)
- für großkalibrige Klassen: bereits ausgefallen,
- für mittelkalibrige Klassen: erhebliche Reduktionen,
- für kleinkalibrige Klassen: für 3-4(-5)µ mäßige Reduktionen,
                              für 1-2µ     2,5-fache Erhöhung,
                              für o-1µ     zählbare Anzahl von Fasern.

Der Wiederanstieg von kleinkalibrigen Markfasern weist ebenso wie die
annähernd gleiche Gesamtdichte auf erhebliche Regeneratbildungen beim
Vater hin.

Ergebnisse der quantitativen Analyse

1. Klinisch manifeste Polyneuropathien weisen stets eine faßbare Reduktion der Gesamtfaserdichte des peripheren Nerven auf.

2. Aus dem Markfaserspektrum sind am häufigsten und stärksten früh
   großkalibrige Klassen betroffen.

3. Die einzelnen Markfaserklassen werden weder synchron noch gleichartig, sondern nach *Läsionsmustern* befallen. 3 verschiedene Typen
   wurden erfaßt.

   a) Ein *kontinuierlich-absteigender* Faserläsionstyp mit Beginn an den
      *größt*-kalibrigen Markfasern.
   b) Ein *diskontinuierlicher* Faserläsionstyp mit Beginn an *großen* Mark-
      fasern, jedoch langer *Persistenz* mittelkalibriger Fasergruppen
      (7µ-5µ).
   c) Ein *kontinuierlich-aufsteigender* Faserläsionstyp mit Beginn an
      *klein*-kalibrigen Markfasern.

Diese verschiedenen Läsionsmodi geben zu erkennen, daß die Faserpopu-
lation des peripheren Nerven von den neuropathischen Prozessen der
PN *unterschiedlich* befallen werden. Initialläsionen und/oder weiterer
Ablauf sind davon betroffen.

Ein Vergleich der abgegrenzten Faserläsionstypen mit den Ergebnissen
der Lichtmikroskopie ergab:

a) Unter den 12 Fällen mit kontinuierlich-absteigendem Läsionstyp
   waren 8 axonale Prozesse, 4 Fälle blieben lichtmikroskopisch unbe-
   stimmbar.

b) Bei allen 6 Fällen des diskontinuierlichen Läsionstyps wurde ein
   entmarkender Prozeß diagnostiziert (mit und ohne lichtmikroskopisch
   faßbare Zwiebelschalen-Bildungen).

c) Der kontinuierlich-aufsteigende Läsionstyp gehörte zu Fällen axonaler Neuropathien.

Diese Relationen zeigen, daß die lichtmikroskopisch abgegrenzte Gruppierung neuropathischer Prozesse in axonal und demyelinisierend, auch
im Schädigungsmodus des Markfaserspektrums ihren Ausdruck findet.

Darüberhinaus läßt die Art des Fasertypenbefalls bereits eine weitere
Differenzierung der axonalen Prozesse zu.

Nur am Rande soll erwähnt werden, daß die gemessenen Fascikelgrößen
im Mittelwert gegenüber den Normalfällen wenig unterschiedlich waren,
jedoch die oberen und unteren Grenzwerte erheblich verschoben hatten
(Tabelle 3). Alle Fascikel, die eine über die obere Normgrenze hinaus-
gehende Vergrößerung aufwiesen, gehörten ausschließlich dem Läsionstyp 2 zu, die größte Ausdehnung von o,14 mm$^2$ hatte der Fall mit einer
Gesamtfaserdichte von 7oo.

## III. Elektronenmikroskopische Untersuchungen

Sie erlauben, die einzelnen Gewebselemente des peripheren Nerven, deren
Bestandteile und deren Beziehung im *Detail* zu erfassen.

Die *Ultrastruktur* des normalen Nerven ist weitgehend aufgeklärt (Zusammenfassung s. WECHSLER, 197o). Bekannt wurde:

Marklose und markhaltige Nervenfasern haben verschiedene Anordnung, -
bei den Markfasern ist nur ein Neurit in der jeweils umgebenden
Schwannschen Hüllzelle gelegen, bei den marklosen Nervenfasern werden
immer mehrere Axone von einer Begleitgliazelle umhüllt (Abb. 7). Be-
gleitgliazellen sind gegen das umgebende Bindegewebe durch die Barri-
ère einer Basalmembran abgegrenzt (Abb. 7), eine Struktur, die diese
Zellen und deren Fortsätze in ihrer ganzen Ausdehnung begleitet und
ihre Identifizierung ermöglicht.

Diese Schwannzellen spielen im peripheren Nerven eine wichtige Rolle.
Ihre Grenzmembranen bilden Mesaxone und Myelinscheiden (GEREN, 1954)
(s. Schema 2).

Das reife kompakte Myelin ist ein in regelmäßigen Abständen (13o-15o Å)
geordnetes, hoch differenziertes Membransystem, dem eine regelmäßige
cytotopische Anordnung seiner biochemischen Bestandteile zugrunde
liegt (s. Schema 2 E/F). Feinstrukturell läßt es alternierend eine
periodische Hauptlinie und eine intraperiodische Zwischenlinie erkennen (s. Schema 2 E/F). Diese Strukturen entstehen aus der Verschmelzung der verschiedenen Lamellen der Schwannzellmembranen (s.
Schema 2 D), die im losen Myelin noch isoliert erscheinen (s. Schema
2 C).

Je eine Schwannzelle versorgt ein zwischen 2 Ranvierschen Schnürringen
gelegenes, internodales Segment der peripheren Neuriten. Dicke der
Markscheiden und Durchmesser der Axone stehen in einem direkten Proportionsverhältnis (SCHWARZACHER, 1954).

Die Axone selbst, die von einer Grenzmembran, dem Axolemm, umgeben
sind, enthalten bei allen Nervenfasertypen Neurotubuli oder Neurofilamente und wenig andere Strukturen, wie Mitochondrien oder endo-
plasmatisches Reticulum (Abb. 7). Synapsenregionen sind reich an Mitochondrien, Transmittersubstanzen erscheinen in vesiculären Strukturen.

*Elektronenmikroskopische Untersuchungen* an pathologisch verändertem Nervengewebe bei PN konnten an 75 der 85 Nervenbiopsien durchgeführt werden.

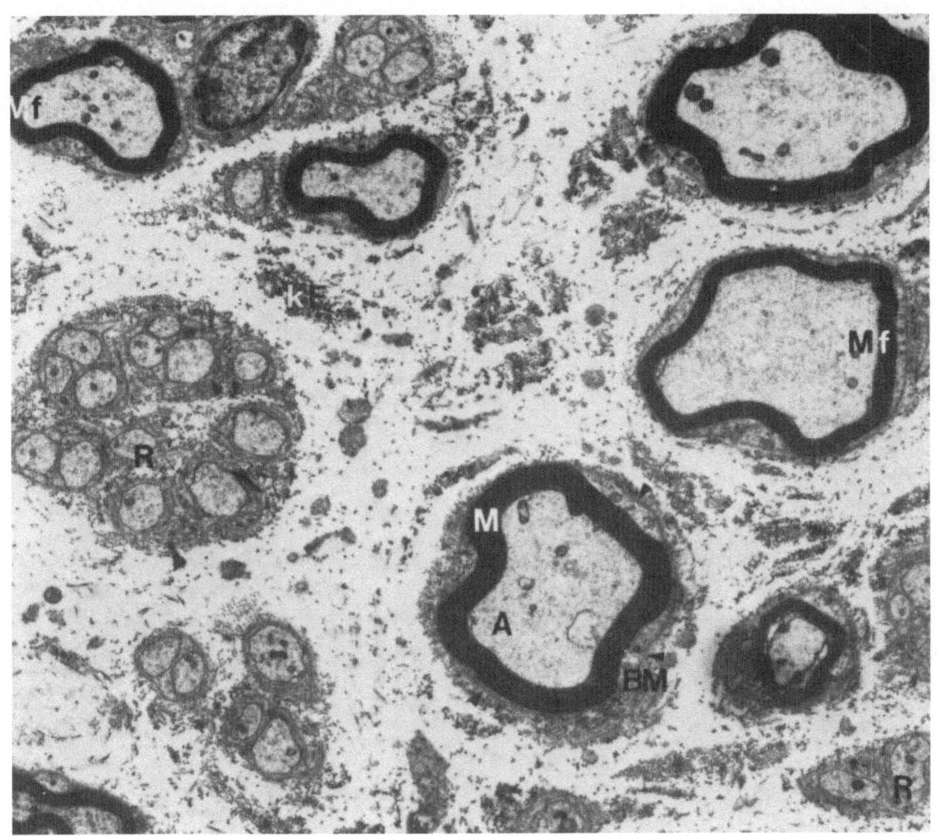

Abb. 7. Ultrastruktur des normalen peripheren Nerven. R - Marklose
Nervenfasern: mehrere Axone von 1 Begleitgliazelle umhüllt. Mf -
Markfasern: je 1 Axon von je 1 Schwannzelle umgeben. A - Axone: ent-
halten Neurofilamente bzw. Neurotubuli und wenige Mitochondrien.
M - Markscheide. BM -▲-  - Basalmembran. kF - kollagene Fasern.
Vergr. 5.5oo


Von diesen zeigten:

     5 regelrechte Verhältnisse,
     5 fraglich diskrete pathologische Veränderungen,
   65 ausgeprägte pathologische Veränderungen, davon:
       4o (53%) mit
                   rezent ablaufende nervöse Gewebsveränderungen.
       25 (33%) ohne

<u>Befunde und deren Analyse:</u>
Der Einblick in die Feinstruktur des peripheren Nervengewebes erbrachte eine breite Palette pathologischer Veränderungen jedes einzelnen Gewebsbestandteiles. Die anfänglich verwirrende Fülle elektronenmikroskopischer Befunde an Axonen, Markscheiden, Schwann- und Endoneuralzellen erwies sich in der Folge 2 großen Reaktionsgruppen zugehörig, deren Veränderungsspektrum vom initial bzw. primär betroffenen Parenchymanteil der Nervenfaser abhängig war.

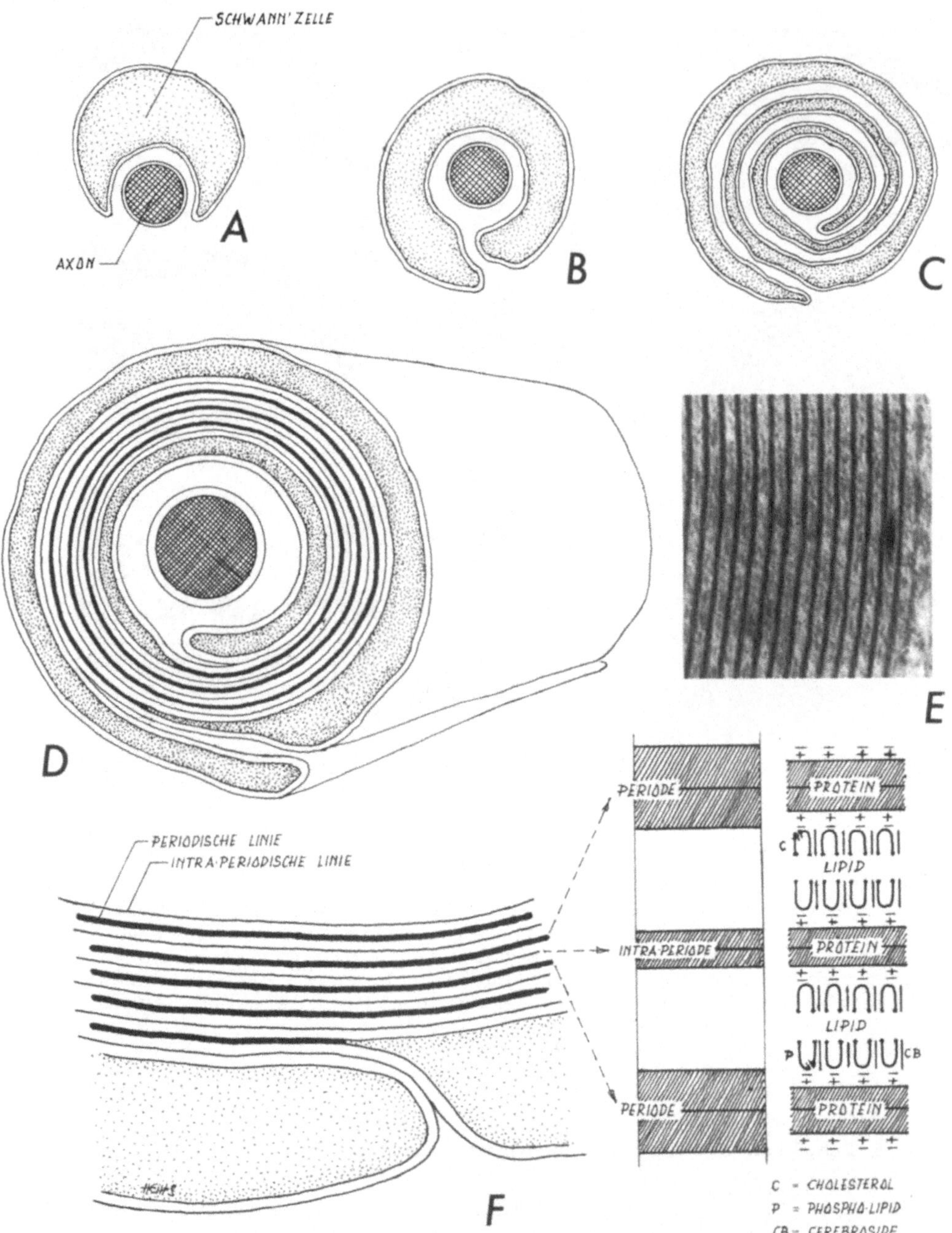



Schema 2. Zur Ultrastruktur des peripheren Nerven - Entwicklung und Aufbau der Markscheiden. A - Einnischung des Axons in die Schwannzelle. B und C - Spiralisierung der Schwannzellfortsätze. C - Stadium des losen Myelins. D - Verschmelzung der Schwannzellmembranen zum reifen kompakten Myelin - aus den äußeren Membranlamellen entsteht unter Verlust des extracellulären Raumes die intraperiodische Linie (Zwischenlinie), aus den inneren Membranlamellen unter Verlust des Cytoplasmas die periodische Linie (Hauptlinie) [= major dense line] (dick).

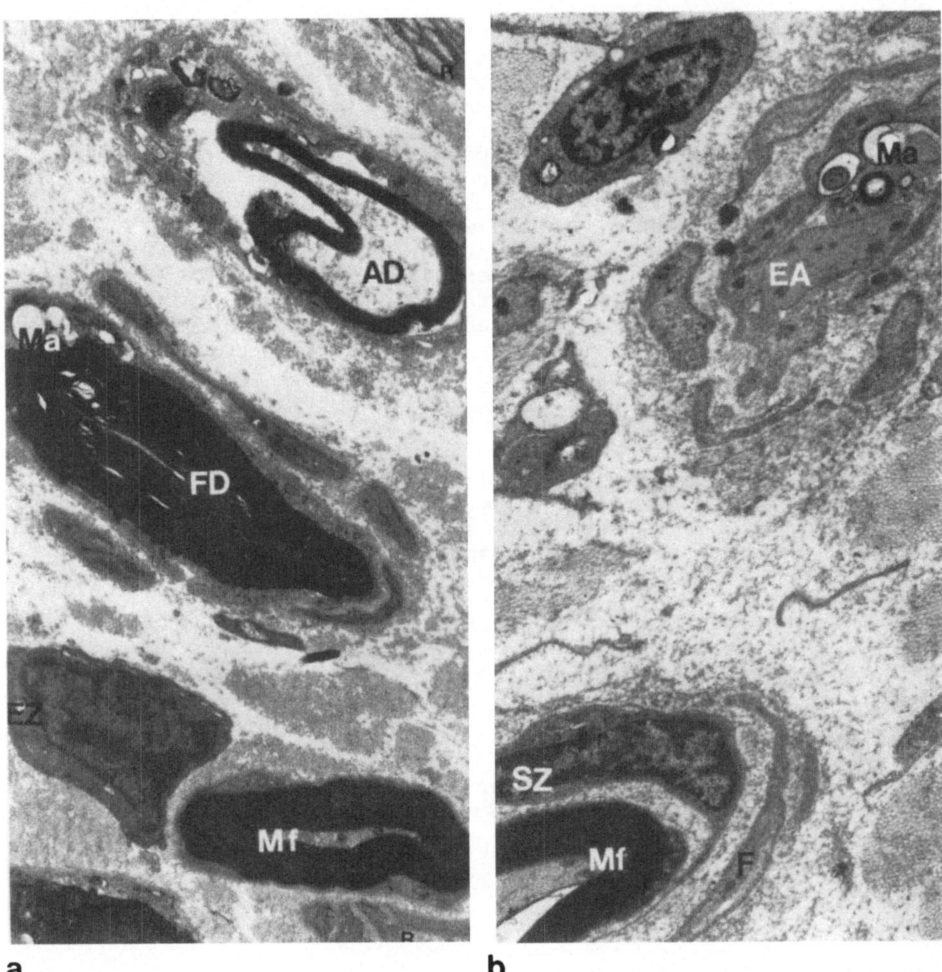


Abb. 8. Ultrastruktur der Grundläsionstypen peripherer Nervenfasern.
(a) Primär axonale Läsion: AD - Axondegeneration bei noch erhaltener
Markscheide. Die Axonläsion ist desintegrativ - mit Zerfall der Neurofilamente. FD - Komplette Faserdegeneration mit Axon- und Markschei-
denzerfall, Ma - Markabbauprodukte. Mf - Markfaser. EZ - Endoneural-
zelle. R - marklose Nervenfasern. PN ungeklärter Genese. Vergr. 6.ooo.
(b) Demyelinisierende Fasererkrankung: EA - komplett entmarktes Axon,
strukturell unverändert. Die zuletzt abgespaltenen Marklamellen und
Markabbauprodukte-Ma liegen in den zugehörigen Begleitzellen. Mf -
noch normal bemarkte Nervenfaser. SZ u. F - Schwannzellen und ihre
Fortsätze; konzentrisch geschichtete Anordnung. Peroneale Muskelatrophie. Vergr. 6.000

---

Schema 2 (Fortsetzung). E - Elektronenmikroskopische Darstellung des
reifen kompakten Myelins. Intraperiodische Zwischen- und periodische
Hauptlinien (dick) alternieren regelmäßig. F - Schematisch dargestell-
ter Vergleich der cytotopischen Ordnung von Feinstruktur und biochemi-
schem Aufbau von Myelin

Diese Primär-Veränderungen der Nervenfasern, die elektronenmikroskopisch direkt zu erfassen sind, traten entweder als *Axon*-Veränderungen mit oder ohne konsekutive Markscheidenläsionen (Abb. 8a) oder als selbständige *Markscheiden*- Veränderungen bei primär intakten Axonen auf (Abb. 8b). Selten kamen beide Veränderungen nebeneinander vor. Begleitet waren diese Grundläsionstypen der Nervenfasern von sekundären bzw. assoziierten Veränderungen unterschiedlicher und jeweils charakteristischer Art, wodurch auch bei Fällen ohne rezente PrimärVeränderungen eine Zuordnung möglich wurde.

Die Grundtypen der Nervenfaserläsionen sind also bei elektronenmikroskopischen Untersuchungen schon am Einzelfall bestimmbar.
Unter den 65 Biopsien mit ausgeprägten pathologischen Veränderungen waren vertreten:

  35 mal (54%) primär axonale Läsionen,
  25 mal (38%) primäre Markscheidenläsionen (Demyelinisierungen)
und 5 mal (8%) Mischformen.

Die eigentlichen <u>Befundanalysen</u> setzen im Feinstrukturbereich erst nach diesen Resultaten der Einzeluntersuchungen ein und wurden für die verschiedenen Gruppen von Faserläsionstypen getrennt durchgeführt, wieder nach Einzelveränderungen und speziellen Syndromen aufgegliedert.


## 1. Primäre axonale Läsionen


Sie betrafen markhaltige und/oder marklose Nervenfasern.

Die Veränderungen der Axone traten entweder nur an einzelnen Innenstrukturen oder als Desintegration, Atrophie bzw. Abbau in Erscheinung.

Folgende <u>Einzelveränderungen</u> wurden angetroffen:

A. AN MARKFASERN

a) Primäre Axonveränderungen:
   Sie zeigten sich als Verminderung oder Vermehrung intra-axonaler Strukturen.

   <u>Verminderung</u> axonaler Innenstrukturen
   - Betroffen sind initial und vorwiegend Neurofilamente und Neurotubuli, die rarefiziert und degeneriert waren (Abb. 8a, 9).
     Im Axoplasma erschienen krümelige Substanzen (Abb. 9a), mehrfach dazwischen grobkörniges Material.
     In diesem Stadium sind Mitochondrien, Axonbegrenzung und umgebende Markscheide noch überwiegend erhalten (Abb. 8a, 9a).
   - Die <u>weiteren Veränderungen</u> dieser Axone ließen sich nur mehr als deren <u>Desintegration</u> erfassen. Degeneration und Desintegration des ganzen betroffenen Nervenfaserabschnittes samt der Markscheide stellte sich ein, und frische Myelin- und Axonfragmente traten in den zugehörigen Schwannzellen auf (Abb. 9b, 8a).

   <u>Vermehrung</u> intra-axonaler Strukturen
   - Betroffen sind die verschiedensten Strukturelemente des Axons.
   α) Am häufigsten waren <u>Mitochondrien</u> beteiligt, die focal angehäuft, gelegentlich allein, mehrfach gemeinsam mit Vermehrung anderer Strukturen (Abb. 1oa u. b) auftraten. Sie zeigten

normale Feinstruktur (Abb. 1oa) oder Degenerationserscheinungen,
wie Verdichtung der Matrix, Cristae-Verlust, Auftreten von dense
bodies (Abb. 1ob, 11a).

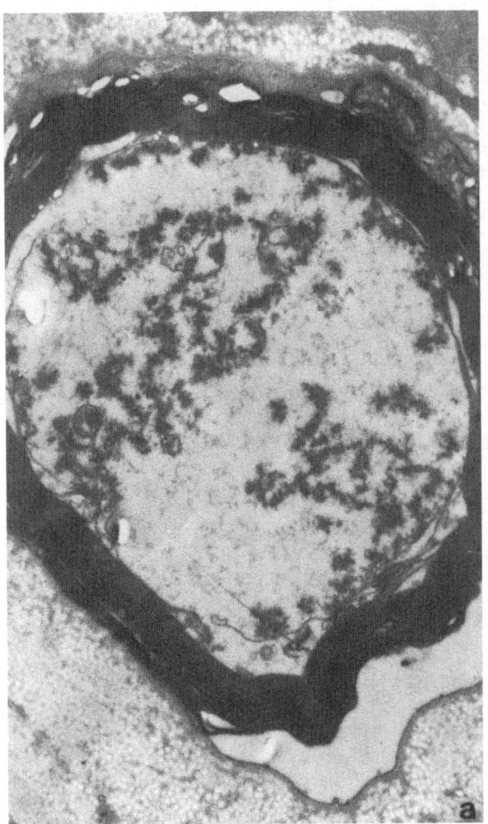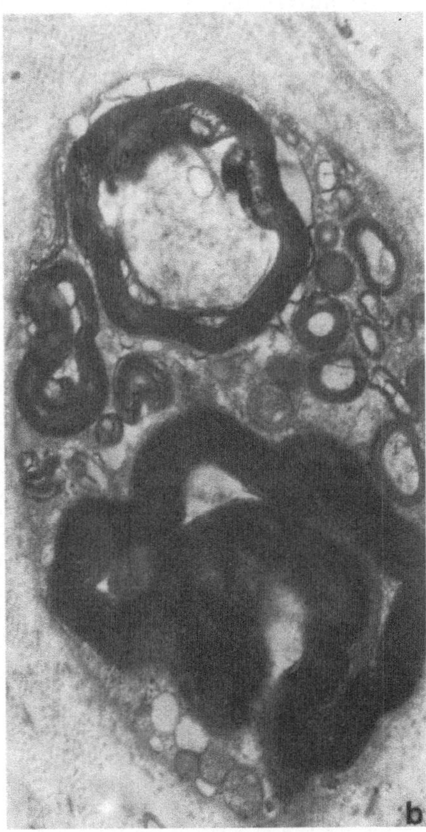

Abb. 9. Axonale Markfaserläsionen vom desintegrativen Typ. (a) Die
Axonveränderungen: Desintegration und Rarefizierung von Neurofilamenten bzw. Neurotubuli, Auftreten krümeliger Substanzen. Noch ist
das Axolemm, Mitochondrien und auch die Markscheide überwiegend erhalten. PN ungeklärter Genese. Vergr. 2o.4oo. (b) Die Markfaserdege-
neration: Axon und Markscheide zerfallen - desintegrieren. Auftreten
zahlreicher Abbauprodukte in der zugehörigen Schwannzelle. Urämische
PN. Vergr. 18.ooo

β) Mehrfach waren Neurofilamente bzw. Neurotubuli diffus vermehrt
und irregulär angeordnet (Abb. 1ob-d).
γ) An einigen Axonen traten zahlreiche vesiculäre Strukturen verschiedener Größe auf. Diese Vesikel waren von einfachen oder
Doppelmembranen umgeben. Größere Exemplare ließen ihre Prove-
nienz aus Mitochondrien vermuten, einige kleinere hatten dunkle
Kerne, ähnlich dense core vesicles, die kleinsten Bläschen erschienen leer (Abb. 1oe).
Der Neurofilamentengehalt solcher Axone war auffallend dicht.
Geschichtete Membrankörper, in der Art von Myelinfiguren, waren
anzutreffen.

δ) Besonders auffällige Veränderungen boten Axone, die in einem
umschriebenen Anteil  dichte Aggregationen tubulärer Strukturen
erkennen ließen (Abb. 1og). Die Tubuli waren verzweigt, wiesen
keine orientierte Ordnung auf und hatten einen Durchmesser von
∿2oo Å (Abb. 1oh).
Solche Areale gingen kontinuierlich in Zonen mit normalen Neurofilamenten (Dicke und Ordnung) über (Abb. 1oh). Mehrfach waren
im ganzen Axon auch Vesikel verschiedener Größe anzutreffen.
Mitochondrien konnten vacuolige Auflockerungen haben (Abb. 1og).

ε) Wiederholt waren vermehrt Glykogengranula vorhanden, selten
diffus verteilt, häufiger in Form größerer, vesiculär gebun-
dener Aggregate (Abb. 1of). Letztere konnten von einer einfachen oder stellenweise auch doppelten Membran umgeben sein
(Abb. 1of). Doppelmembranfragmente fanden sich manchmal auch im
Innern. Myelinfiguren traten auf (Abb. 1of). Die Entstehung
solcher Formationen ist aus Mitochondrien mit zunehmender Gly-
kogeneinlagerung anzunehmen.

ζ) Selten anzutreffen waren Lipopigment-artige Ablagerungen.
Das weitere Schicksal dieser Axone und damit der ganzen Nerven-
faser war nicht ganz einfach zu verfolgen. Desintegration des
Axons bzw. der ganzen Markfaser wurde kaum angetroffen. Aber
Nervenfasern mußten zugrunde gegangen sein, denn ihre Gesamtzahl war reduziert und Markabbauprodukte waren vereinzelt,
mehrfach noch in Schwannzellen anzutreffen.
Gezielt gesuchte degenerative Axonveränderungen fanden sich in
den untersuchten Nervenabschnitten selten:
Gelegentlich zeigte ein Axon Degenerationen der vermehrten
Strukturen, bes. der Mitochondrien (Abb. 1ob, 11a), gelegentlich war eine Cyste in strukturvermehrten Regionen aufgetreten (Abb. 1od), manchmal kamen focale Myelinveränderungen
zur Beobachtung (Abb. 1og).
Etwas häufiger aber waren Nervenfasern anzutreffen, bei denen
das Axon im Vergleich zur Markscheide auffallend schmal erschien, vereinzelt sogar abnorme Strukturen enthaltend (Abb. 11).
Ein breiter cytoplasmatischer Saum fand sich zwischen innerer
Schwannzellmembran und 1. Myelinlamelle (Abb. 11a u. b), und
beginnende Markveränderungen schienen einen Nervenfaserzerfall
einzuleiten (Abb. 11c). Daß es sich dabei um atrophisierende
Axonveränderungen handeln könnte, wurde als möglich erachtet.

---

Abb. 1o. Axonale Markfaserläsionen vom dystrophischen Typ. Axonveränderungen: (a) Vermehrung von Mitochondrien mit normaler Struktur.
Metaneoplastische PN. Vergr. 24.ooo. (b) Focale Anhäufung degenerier-
ter Mitochondrien in einem Axon mit vermehrten und irregulär angeordneten Neurofilamenten. Metaneoplastische PN. Vergr. 54.ooo.
(c) Vermehrung von Neurofilamenten. Irreguläre Ordnung dieser (längs
⬆ und quer ⬆ verlaufend). M. Friedreich. Vergr. 38.4oo. (d) Vermehrte neurotubuläre Strukturen. Irregulärer Verlauf (längs und quer).
Cystenbildung. Friedreich-ähnliche Systematrophie. Vergr. 24.ooo.
(e) Auftreten zahlreicher vesiculärer Strukturen von unterschiedlicher
Größe und Inhalt in einem Axon mit dichtem Neurofilamentenbestand.
Einige Vesikeln sind dense-core-like ▲. Friedreich-ähnliche Systematrophie. Vergr. 24.9oo. (f) Glykogenvermehrung, umschrieben, in
Membran-(Doppelmembran?)-begrenzter Struktur mit Myelinfiguren.
Diabetische PN. Vergr. 24.9oo. (g) Aggregation tubulärer Strukturen
in umschriebenen Axonarealen. Vermehrt vesiculäre Strukturen, einige
dense-core-like. Focale Myelinveränderungen. Vergr. 25.5oo. (h) Detail
von (g). Die abnormen Tubuli sind verzweigt ⬆ und verlaufen regel-
los, oft wie vernetzt. Angrenzend Zone mit geordneten Neurofilamenten
- Z.M. Friedreich. Vergr. 88.2oo

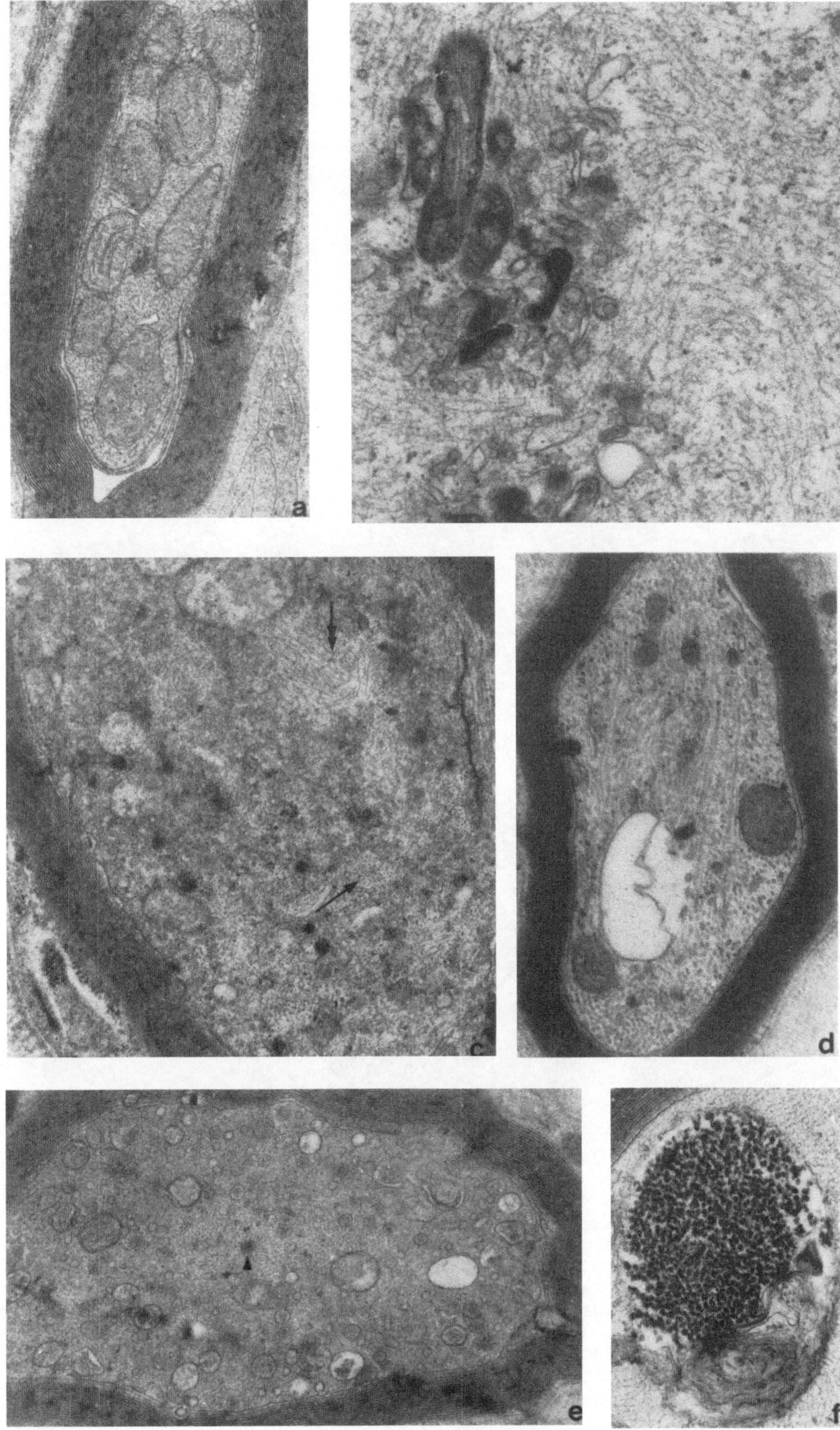

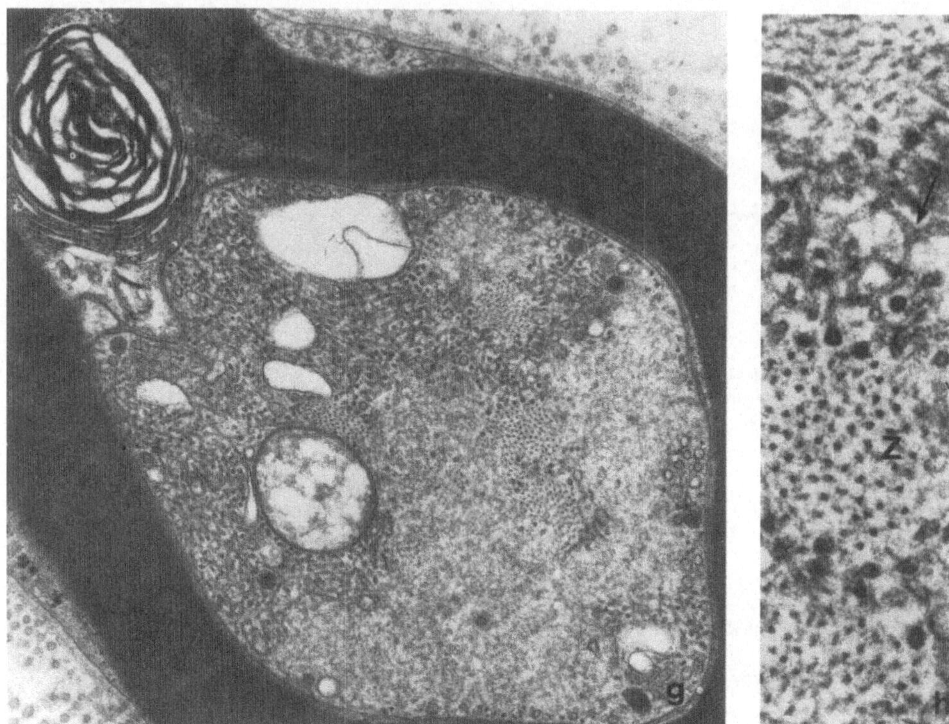

Abb. 1o g-h. Legende s. Seite 3o

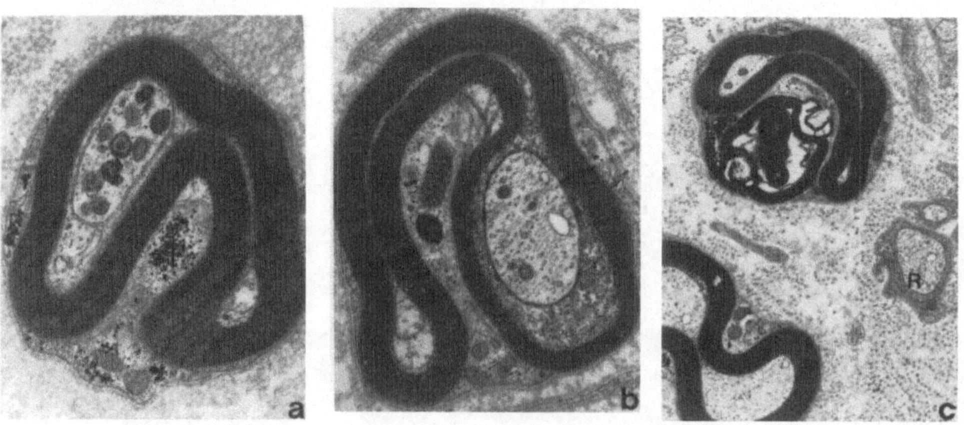

Abb. 11. Axonale Markfaserläsionen vom dystrophischen Typ. Die Markfaserdegenerationen: Atrophietyp? (a) und (b) Schmale Axone. Die
Proportion Axon:Markscheide ist zuungunsten der Axone verändert.
Breiter Cytoplasmasaum zwischen Axon und 1. Myelinlamelle - atrophisierende Axonveränderungen? (a) Axon mit vermehrten Strukturen - dege-
nerierte Mitochondrien. (b) Axon lokal ohne Strukturvermehrung. M.
Friedreich. Vergr. 1o.79o/12.95o. (c) Focale Myelinveränderung an
Markfaser mit unproportional kleinem Axon. Dessen Durchmesser ist
kleiner als jener markloser Nervenfasern - R. M. Friedreich. Vergr. 6.ooo

Axone, die durch vermehrte intra-axonale Strukturen verändert
werden, scheinen also kaum über desintegrative, sondern vorwiegend über atrophisierende Veränderungen zu degenerieren.
Ist aber die Axondegeneration einmal eingetreten, folgen ihr,
entsprechend den manifesten Markabbauprodukten, auch Veränderungen der anderen Anteile der Markfasern, und der Nervenfaser-
abbau setzt ein.

b) Sekundärveränderungen
   traten nach einmal erfolgter Nervenfaserdegeneration bei allen
   Arten der axonalen Markfaserläsionen obligatorisch auf. Sie waren
   für die ganze Gruppe qualitativ gleichartig, hatten aber Ausmaß
   und erreichtes Stadium unterschiedlich ausgeprägt.

   Es zeigte sich
   - der Abbau der degenerierten Markfasern vor allem durch die De-
     gradation der Markabbauprodukte faßbar. Diese erfolgt, wie schon
     lichtmikroskopisch beschrieben, intracellulär (in Schwannzellen
     und Endoneuralzellen). Bei Prozessen mit starkem Markfaseraus-
     fall traten Abbauprodukte massiv auf, in späten Stadien waren
     dann zahlreiche Fettkörnchenzellen anzutreffen.
   - Proliferative und vielfach auch regenerative Veränderungen wur-
     den angetroffen und traten stets in einer gewissen zeitlichen
     Folge auf.
   α) Proliferation: 1. Deutliche Fortsatzsprossung der nach der Fa-
     serdegeneration axonleeren Schwannzellen; aus den abgerundeten
     Hüllzellen wurden polygonale Zellfortsatzkomplexe (Abb. 12a).
     2. Vermehrung ortsständiger Schwannzellen durch Teilung der
     axonleeren Zellen (Abb. 12a).
     3. Zugleich erschienen auch schon geschlossene Gruppen von
     Schwannzellfortsätzen, die, von einer Basalmembran umgeben, den
     bekannten Büngnerschen Bändern entsprachen (Abb. 12a u. b).
   β) Regeneration. 1. Auftreten von Axonsprossen, die in die proli-
     ferierten Schwannzellen und Büngner-Bänder (Abb. 12c) einwach-
     sen. Die Identifizierung axonaler Regenerate erfolgte a) nach
     der Lagebeziehung, b) durch die mehrfach auftretenden Regenerat-
     kolben (Abb. 12d) und c) durch die oft besonders kleinen und
     stark wechselnden Kalibergrößen der Axone (Abb. 12e).
     Bei Fortschreiten der Regeneration kommt es:
     2. zum Auftreten immer größer werdender Gruppen markloser
     Axone (Abb. 12e), die in mehreren Schwannzellen oder deren
     Fortsätzen lokalisiert waren;
     3. zu zunehmender Aufspaltung der großen Axonregeneratgruppen
     und zum Verlust der ursprünglich geschlossenen Basalmembranbe-
     grenzung (Abb. 12f);
     4. zum Wiederauftreten kleiner, den Normalverhältnissen mehr
     angepaßter Gruppen markloser Axone (Abb. 12f). Die Axonkaliber
     nehmen an Größe zu.
     5. In einigen Fällen kommt es auch zur Remyelinisierung einzel-
     ner, aus den Regeneratgruppen sich isolierender Axone (Abb. 12f-i).
     Gelegentlich waren um solche remyelinisierende Nervenfasern
     einige zwiebelschalenartig gelagerte Schwannzellfortsätze anzu-
     treffen (Abb. 12i, s. auch Abb. 14f). Degeneration remyelini-
     sierter Markfasern kam vor und hinterließ entweder wieder axon-
     leere Schwannzellen oder gelegentlich eine axonleere Zwiebel-
     schale (s. Abb. 14g).

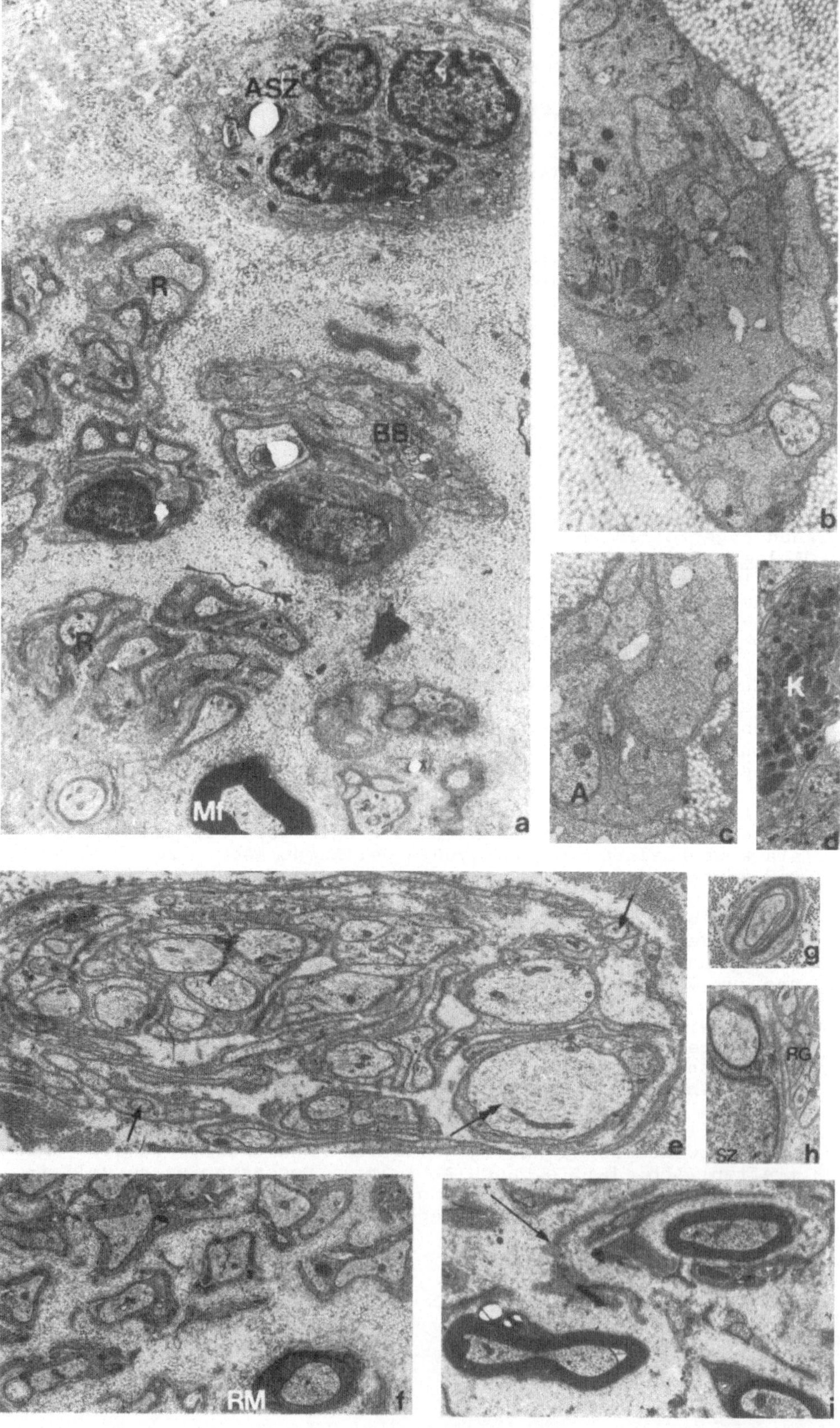

ASZ
R
BB
R
Mf
A
c
K
d
b
e
g
RG
SZ
h
RM
f
i

## B. AN MARKLOSEN NERVENFASERN

a) Primäre Axonveränderungen
- Schollig-wolkiger Zerfall der Axonstrukturen (Abb. 13a) mit Auftreten von elektronendichtem Material (Abb. 13b).
- Partielle Umwandlung des Axoplasmas in ein dichteres, granuläres Material, in dem myelinfigurenartige Membranfragmente enthalten waren (Abb. 13c).
  Die betroffenen Axone konnten auffallend große Kaliber zeigen (Abb. 13c)!
- Myelinfigurenartige Strukturen ohne andere pathologische Veränderungen waren an marklosen Axonen sehr häufig zu finden. Sie ließen mehrfach einen Zusammenhang mit originären Membranen z.B. dem Axolemm (Abb. 13d) oder Mitochondrien erkennen.
- Der _weitere Axonabbau_ konnte auch bei den marklosen Nervenfasern nicht direkt verfolgt werden. Als nächstes Stadium fanden sich "axonleere Nischen" in zugehörigen Schwannschen Zellen und Fortsätzen (Abb. 14a, b u. g). Manchmal enthielten diese Nischen kollagene Fasern.

b) Sekundärveränderungen
   bestanden aus Proliferation und Regeneration:
   α) Die _proliferierten_ Schwannzellen markloser Nervenfasern zeigten eine erhebliche Fortsatzbildung, die zum Auftreten einer Unzahl feiner miteinander verzahnter oder nebeneinanderliegender dünner Fortsätze führte (Abb. 14a u. b, 13d). Diese sind als "plate-like processes" (OCHOA, 1967) bekannt.
   Die Fortsatzwucherung konnte an Nerven, die früh und überwiegend marklose Fasern betroffen hatten, erhebliche Ausmaße erreichen und bis zu "hirschgeweihartigen Formationen" anwachsen (Abb. 14a).

---

Abb. 12. Sekundärveränderungen axonaler Markfaserdegenerationen. Proliferation und Regeneration. _Frühe Stadien:_ (a) Ortsständige Vermehrung und Fortsatzproliferation der axonleeren Schwannzellen - ASZ. Auftreten von Büngner-Bänder - BB. Subtotaler Markfaserausfall, einzelne kleinkalibrige Markfasern - Mf - noch erhalten. Überwiegend gut erhaltene marklose Nervenfasern - R. Desintegrativer Neuropathietyp. PN multifaktorieller Genese. Vergr. 6.ooo. (b) Büngner-Bandformationen - geschlossene Gruppe von Schwannzellfortsätzen von einer Basalmembran umgeben. PN ungeklärter Ätiologie. Vergr. 1o.8oo. (c) Beginnende Re-Innervation eines Büngner-Bandes. A - regenerierende Axone. PN ungeklärter Ätiologie. Vergr. 1o.8oo. (d) Axon mit Regeneratkolben - K. Nitrofuran-PN. Vergr. 24.9oo. _Reifere Stadien:_ (e) Fortgeschrittene Re-Innervation von Büngner-Bänder. Ausbildung großer Gruppen markloser Axone mit zunehmender Auflockerung der geschlossenen Gruppenformationen. Die Kaliber der regenerierten Axone sind stark unterschiedlich - von Miniaxonen ⬆, bis zu großkalibrigen Strukturen ⬆. Letztere zeigen bereits eine gewisse Isolierungstendenz aus der Gruppe. Dystrophischer Neuropathietyp. Metaneoplastische PN. Vergr. 6.ooo. (f) Aufspaltung der großen Regeneratgruppen zu kleineren Gruppen markloser Nervenfasern. Verlust der geschlossenen Basalmembranbegrenzung. Beginnende Remyelinisierung - RM. Desintegrativer Neuropathietyp, aber exogen-toxischer Art. Nitrofuran-PN. Vergr. 6.ooo. (g u. h) Remyelinisierungsphasen einzelner Axone aus reiferen Regeneratgruppen: (g) Initial, Auftreten einiger Lamellen losen Myelins. Metaneoplastische PN. Vergr. 6.ooo. (h) Ausbildung der ersten kompakten Myelinschichten. SZ - Schwannzelle, RG - Regeneratgruppe. Metaneoplastische PN. Vergr. 6.ooo. (i) Reife Regeneratgruppe mit mehreren wiederbemarkten Fasern. Einzelne davon sind von zwiebelschalenartig gelagerten Schwannzellfortsätzen ⬆ umgeben. PN bei Friedreich-ähnlicher Systematrophie. Vergr. 6.ooo

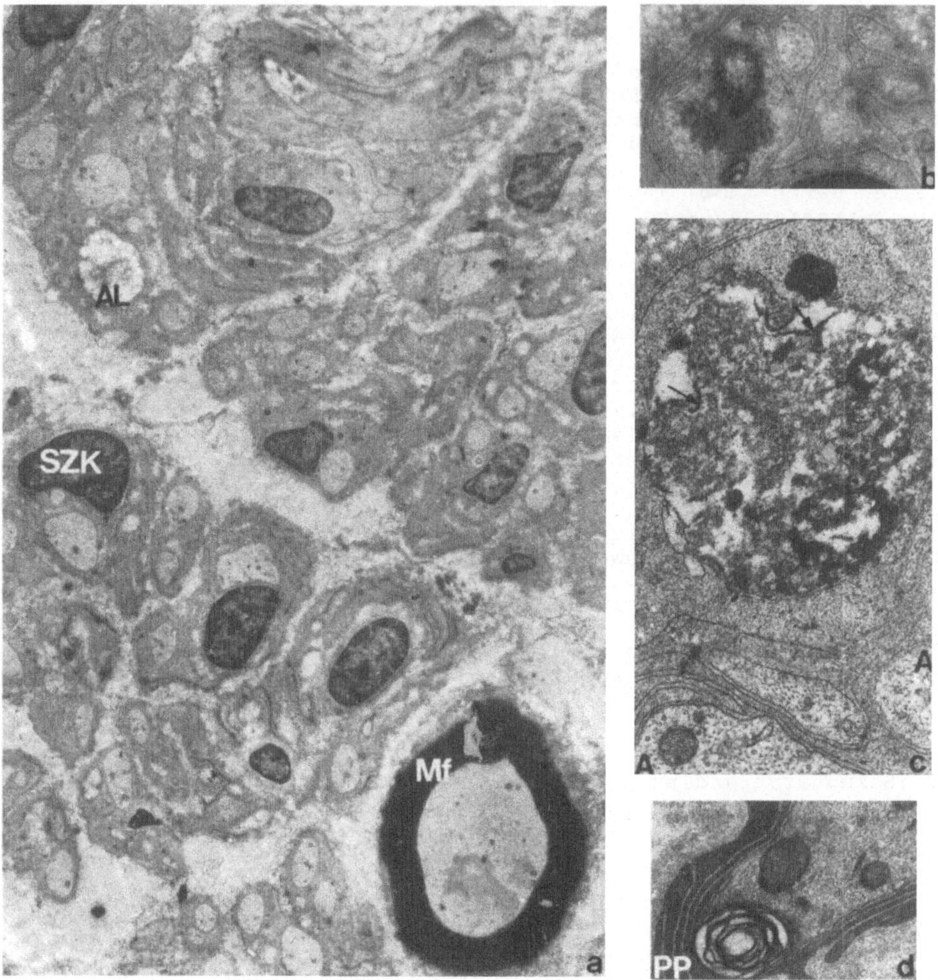

Abb. 13. Axonale Läsionen markloser Nervenfasern. Axonveränderungen:
(a) Gruppe markloser Nervenfasern (teilweise bereits Regenerate?) mit
desintegrativen Axonläsionen - AL - schollig-wolkiger Zerfall von Axonstrukturen, Mf - noch unveränderte Markfasern, SZK - Schwannzellkerne.
Sensorische Neuropathie. ( ♀ ). Vergr. 5.55o. (b) Verändertes Axon
mit Auftreten von strukturlosem elektronendichtem Material. Sensorische Neuropathie. Vergr. 18.ooo. (c) Axon mit partieller Umwandlung
des Axoplasmas in ein dichtes granuläres Material, in dem einzelne
myelinfigurenartige Membranfragmente ✦ auftreten. Auffallend großes
Kaliber des betroffenen Axons. A - noch erhaltene Axone. Sensorische
Neuropathie ( ♀ ). Vergr. 24.9oo. (d) Myelinfigur an marklosem Axon,
im Zusammenhang mit dem Axolemm. Dünne, plattenartig-geschichtete
Schwannzellfortsätze - PP - umgeben das Axon. Sensorische Neuropathie
( ♀ ). Vergr. 18.ooo

β) Axonregenerate wurden in diesen proliferierten Schwannzellen
   angetroffen, besonders reichlich wiederum bei den vorwiegend
   marklosen Nervenfaserprozessen (Abb. 14c-f).

c) <u>Degeneration</u> markloser Axone wurde auch an <u>Regeneraten</u> gefunden:
aus einer Regeneratgruppe in der Folge einer Markfaserläsion wurde
dann eine Zelle mit "plate-like processes" (s. auch Abb. 17e).

Aus dieser Gesamtskala der <u>Einzelveränderungen</u> axonaler Nervenfaserläsionen waren bei <u>gemeinsamer Betrachtung</u> der jeweils vorliegenden
primären und sekundären Veränderungen charakteristische Gruppierungen
zu finden, die über eine Stadienabhängigkeit hinaus unterschiedliche
<u>Gewebssyndrome</u> abgrenzen ließen.

1. Von den 35 Nerven des axonalen Läsionstyp war das Gewebsbild

     31 mal vom Veränderungsspektrum der Markfaserläsionen und
      4 mal vom Läsionsmuster markloser Nervenfasern

geprägt.

2. Unter den 31 Nerven mit einem <u>axonalen Markfaserläsionssyndrom</u>
waren wiederum 2 verschiedene <u>Syndromenkonstellationen</u> anzutreffen:

a) Das Syndrom vom desintegrativen Typ.
Es trat häufig auf (18 von 31) und umfaßte
- desintegrative Axon- und Nervenfaserveränderungen mit Befall
  stets *zahlreicher* Nervenfasern,
  meist erheblicher Faserausfall, neben mehrfach noch rezenten
  Veränderungen,
  diffuse Verteilung,
  stets Markfasern bereits verschiedener Kaliber, vor allem aber
  große betroffen.
- Reichlich Abbauprodukte, oft in wenig unterschiedlichen Degra-
  dationsstufen (s. Abb. 8a, 9b).
- Von den Sekundärveränderungen waren Zell-. und Fortsatzprolifer-
  ationen reichlich, axonale Regenerationen aber nur spärlich
  und in frühen Stadien anzutreffen (s. Abb. 12a).
  Hinsichtlich der nervösen Regeneration machten einige Nerven
  eine <u>Ausnahme</u> - sie hatten zahlreiche Regeneratkolben und erreichten reife Stadien bis zur Wiederbemarkung. Faserdegenerationen waren überwiegend bereits abgelaufen. Es sei vorweggenommen, daß es sich dabei um die kleine Gruppe exogen-toxischer
  Polyneuropathien handelt, bei denen das toxische Agens bereits
  ausgeschaltet war (Abb. 12f).
- Mehrfach waren Mitläsion markloser Nervenfasern und deren Sekundärveränderungen anzutreffen.

b) Das Syndrom vom produktiv-atrophisierenden Typ.
Es trat bei 13 der 31 Nerven auf und umfaßte
- Axonveränderungen mit Strukturvermehrungen und atrophisierenden
  Faserdegenerationen,
  Befall *jeweils* nur *einzelner* Nervenfasern,
  meist mittelgradiger Faserausfall neben stets spärlichen re-
  zenten Veränderungen (müssen gesucht werden!),
  disseminierte Verteilung,
  lange nur große und mittelgroße Markfasern betroffen,
- wenig Abbauprodukte (s. Abb. 11).
- Von den Sekundärveränderungen waren sowohl Zell- und Fortsatz-
  proliferationen als auch axonale Regenerationen reichlich.
  Letztere erreichten reife Stadien bis zur Wiederbemarkung (s.
  Abb. 12e, g-i). Auch die Sekundärveränderungen waren dissemi-
  niert verteilt.
- Selten waren Mitläsionen markloser Nervenfasern anzutreffen,
  eher in späten Stadien.

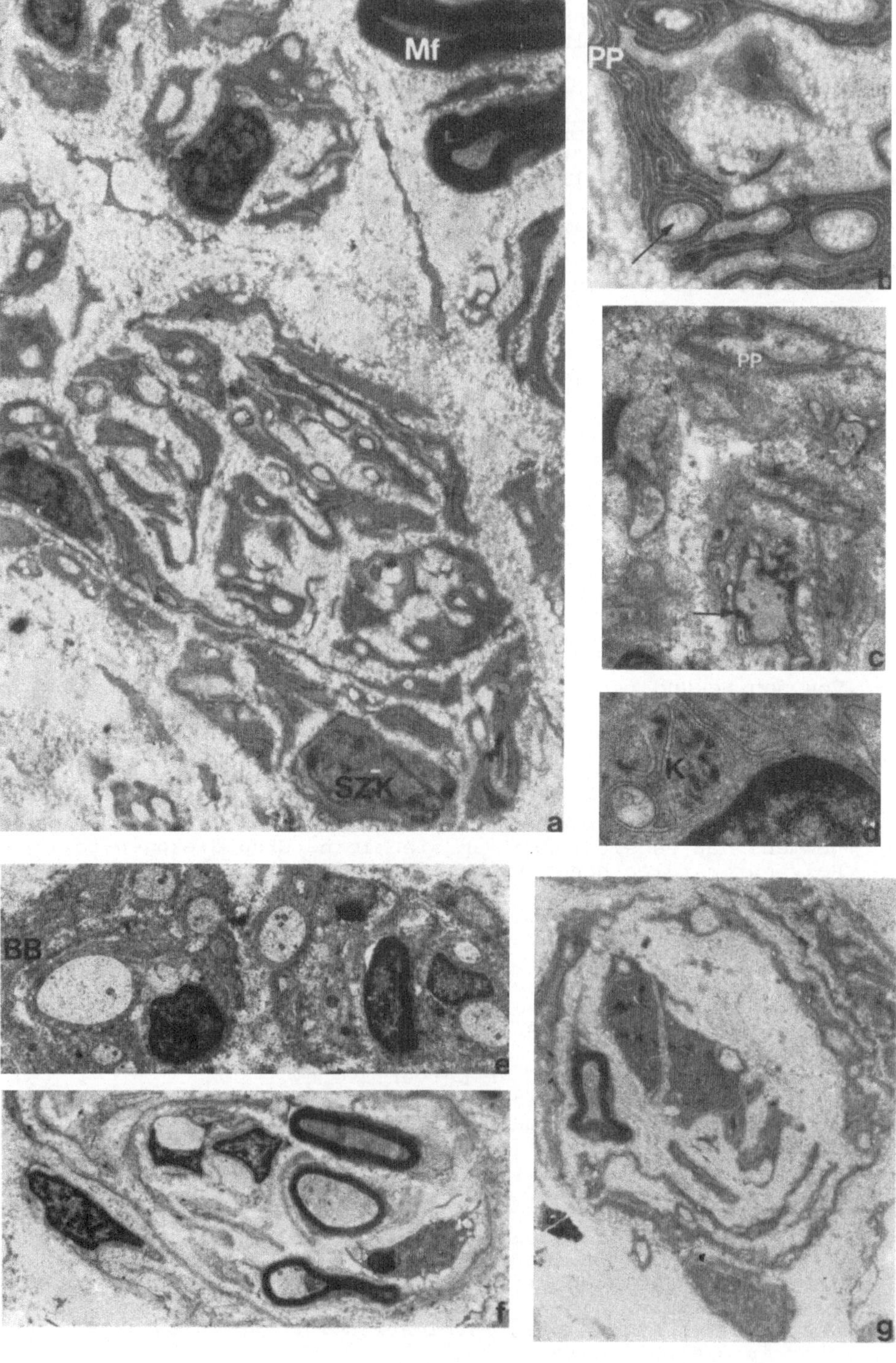
Mf
PP
PP
SZK
K
BB
a
b
c
d
e
f
g

- Eine gewisse Uneinheitlichkeit zeigte dieses Gewebssyndrom hinsichtlich der vermehrten Axonstrukturen, die nicht immer gleichhäufig oder gleichartig angetroffen wurden. Mitochondrien- und Glykogenvermehrung waren wiederholt, diffuse Neurofilamenten bzw. Neurotubulivermehrung und Vesikeln mehrfach manifest, das Auftreten der Aggregate verzweigter Tubuli aber war einer kleinen umschriebenen Nervengruppe vorbehalten.

3. Das <u>Syndrom der marklosen Nervenfaserläsionen</u> zeigte sich bei den vier Nerven
   - einheitlich hinsichtlich der Axonveränderungen und den Sekundärreaktionen dieser Fasergruppe.
   - Unterschiede waren nur stadienabhängig manifest, denn mit zunehmender Krankheitsdauer wurden zunehmend Markfasern mitinvolviert.
   Bei späteren Stadien war daher das ganze Nervenfaserspektrum betroffen und auch Sekundärreaktionen des Markfaserläsionstyps fanden statt (s. Abb. 14e).
   - Stets wurden zahlreiche Fasern befallen, häufig auch Regenerate wieder betroffen.
   Die axonalen Regenerationen waren erheblich, erreichten reife Stadien mit Wiederbemarkung und oft auch beträchtliche Zwiebelschalenformationen (Abb. 14f). Diese verblieben nach Degeneration der Regenerate nicht selten "axon-leer" zurück (Abb. 14g).
   - Bei diesem Gewebssyndrom war besonders die Vielfältigkeit der nebeneinander ablaufenden degenerativen und proliferativ-regenerativen Veränderungen imposant, die in mittleren Stadien ein recht bizarres, vielgestaltiges Bild boten (s. Abb. 13a, 14a).

<u>Ergebnisse elektronenmikroskopischer</u> Untersuchung für die Gruppe *axonaler Läsionen*:

1. Für eine anteilig große Gruppe von Nervenbiopsien ließ sich die primäre Läsion des peripheren Nerven als Axonveränderung identifizieren und damit eine Gruppe *axonaler Neuropathien* abgrenzen.

---

Abb. 14. Axonale Läsionen markloser Nervenfasern. <u>Axondegenerationen</u> und <u>proliferative Sekundärveränderungen</u>: (a) Übersicht: Auftreten <u>"axonleerer"</u> Nischen in marklosen Nervenfasergruppen. Erhebliche Fortsatzproliferation der Schwannzellen zu stark verzweigten, bizarren "hirschgeweihartigen" Gebilden. SZK - Schwannzellkerne. Markfasern - Mf - noch immer vielfach erhalten. Vergr. 5.5oo. (b) Detail: Die Fortsatzproliferation der Schwannzellen markloser Nervenfasern führt zu dünnen parallel gelagerten "plate-like processes" - PP. Axonleere Nischen ⬆, manche enthalten kollagene Fasern. Sensorische Neuropathie ( ♀ ). Vergr. 12.ooo. <u>Sekundärveränderungen von repetitiver Regeneration und Proliferation</u>: (c) In den proliferierten und stark verzweigten Schwannzellen treten Axonregenerate auf, einzelne erreichen größere Kaliber ⬆. PP-plate-like processes. Sensorische Neuropathie ( ♂ ). Vergr. 5.55o. (d) Regeneratkolben - K - als Zeichen der Axonsprossung in einer proliferierten Schwannzelle. Sensorische Neuropathie ( ♀ ). Vergr. 18.ooo. (e) Gruppen von Axonregeneraten, teilweise bandförmige - BB (? bereits Mitläsion von Markfasern), teilweise in proliferierten verzweigten Schwannzellen. Sensorische Neuropathie ( ♀ ). Vergr. 5.55o. (f) An einzeln Stellen erreichen Regeneratgruppen Wiederbemarkung und Zwiebelschalen-artige Formationen der Schwannzellen. Sensorische Neuropathie ( ♂ ). Vergr. 6.ooo. (g) Degeneration der regenerierten und remyelinisierten Nervenfasern. Auftreten von im Zentrum axonleeren Zwiebelschalen mit mehreren leeren Nischen. Sensorische Neuropathie ( ♂ ). Vergr. 5.55o

2. Diese direkt einsehbaren primären Veränderungen an den Axonen waren nicht einheitlich, sondern nach den betroffenen Nervenfasertypen und nach der Art verschieden. Schon damit imponierte die Gruppe axonaler Neuropathien als *uneinheitlich*.

3. In enger Abhängigkeit zur Primärveränderung zeigten sich Art und Ausmaß der Nervenfaserdegenerationen.

4. Die obligatorisch auftretenden Sekundärveränderungen waren verschieden, jedoch in spezieller Weise mit den unterschiedlichen Primärveränderungen und deren Faserläsionen assoziiert.

5. Aus der Kombination der verschiedenen primären Veränderungen und ihrer jeweils assoziierten besonderen Folgeerscheinungen ergaben sich schließlich *spezielle Gewebssyndrome*, die verschiedene Läsionsmuster hatten. Sie lassen für die axonalen Neuropathien *unterschiedliche neuropathische Prozesse* erkennen und verschiedene *Formen* abgrenzen.

a) Das <u>Markfaserläsionssyndrom</u> charakterisiert die große, aber uneinheitliche Gruppe axonaler *Neuropathien* vom *Typ* des *Markfaserbefalls*. 2 spezielle Läsionsmuster hatten sich zugehörig gezeigt. Von diesen wiesen die Veränderungen des <u>desintegrativen</u> Gewebssyndroms auf ein Prozeßgeschehen hin, das mit Strukturzerfall und einer rasch einsetzenden Totalläsion des Axons bzw. der ganzen Nervenfaser einhergeht und einem <u>desintegrierenden</u> Degenerationsprozeß entspricht. Die Veränderungen des <u>produktiv-atrophisierenden</u> Gewebssyndroms aber zeigen ein Prozeßgeschehen an, das lange produktive Leistungen (? kompensatorischer Art) erlaubt, erst spät über Atrophien zur Faserdegeneration führt und für das Axon bzw. den axon-zugehörigen Neuronanteil offenbar nur eine Partialläsion darstellt. Hier liegt gleichsam eine nur "mangelnde oder fehlerhafte Ernährung" des Axons bzw. Neurons vor, ein Verhalten, das einem <u>dystrophischen</u> Degenerationsprozeß entspricht.

Axonale Neuropathien vom *Markfaserläsions*typ umfassen daher

*Neuropathien* vom *desintegrativen* Typ und
*Neuropathien* vom *dystrophischen* Typ.

Ob die dystrophische Neuropathiegruppe nach den unterschiedlich produzierten Axonstrukturen weitere Differenzierungen erlaubt, soll zur Diskussion gestellt werden.

b) Das Gewebssyndrom der <u>Läsion markloser Nervenfasern</u> zeigte sich einem Prozeßgeschehen zugehörig, das bisher einheitlich, zumindest in den untersuchten Abschnitten, desintegrative Veränderungen manifestierte (bei mehrfach auffallend großkalibrigen Axonen). Diese kleine Gruppe axonaler Neuropathien läßt sich vorläufig lediglich und einheitlich als eine vom *marklosen Nervenfaserläsionstyp* abgrenzen.


## 2. Primäre Markscheidenläsionen - Demyelinisierungen


Sie betrafen initial bzw. vorwiegend großkalibrige Markfasern und zeigten sich durch <u>Myelin-Veränderungen</u> um intakt erscheinende Axone an.
Die primären Entmarkungs-Veränderungen der Nervenfasern traten stets als zunehmende Abspaltung von Myelinlamellen in Erscheinung und konnten bis zum Auftreten "nackter Axone" führen (Abb. 15, 16).

Solche waren als demyelinisierte Strukturen dadurch zu identifizieren, daß in einer Schwannzelle nur *ein* markloses oder besser
markfreies Axon vorliegt, dessen Kaliber größer und stets über jenem markloser Axone (etwa ab 2μ) war (Abb. 15a-d, 16f, 18d).
Die zur Demyelinisierung führenden Lamellenabspaltungen zeigten
überwiegend *gleichartige* fein*strukturelle* Veränderungen, und überwiegend waren auch an den abgespaltenen Lamellen bzw. an den noch originären Markscheiden *keine speziellen* Strukturveränderungen zu erfassen (Abb. 16, 18). Lediglich *eine* Nervenbiopsie mit entmarkenden Veränderungen machte davon eine *Ausnahme* (Abb. 19).

Bei den demyelinisierenden Nervenfaserveränderungen konnten also
aus den Strukturveränderungen des primär betroffenen Faseranteils
selbst nur wenig verschiedene und spezielle Befunde erfaßt werden.
- Solche zeigten sich aber häufig aus den der Entmarkung <u>assoziierten</u>
  <u>Veränderungen</u> der Schwannzellen und Axone. Diese ließen sehr *unter-*
  *schiedliche* Verhältnisse erkennen, die in ihrer Gesamtheit jeweils
  spezielle, scharf voneinander abgegrenzte <u>Gewebssyndrome</u> ergaben.

Die Feinstrukturanalysen setzten daher hier, anders als bei den
axonalen Neuropathien, direkt mit einer Syndromenanalyse ein.

Folgende <u>Gewebssyndrome mit Demyelinisierungen</u> boten sich an:


## a) Das Syndrom der hypertrophen Neuropathien

Es war am häufigsten (bei 18 der 25 Entmarkungssyndrome) anzutreffen
- "Hypertroph" - wegen der speziellen Reaktion der Schwannzellen,
  die durch Bildung erheblicher Zwiebelschalenformationen (ZS) um
  eine zentrale nervöse Struktur das Syndrom charakterisieren (Abb.
  15, 16). Eine Fascikelvergrößerung mußte nicht manifest sein.
- Die Abgrenzung eines hypertrophen Neuropathiesyndroms bedurfte
  jedoch nicht nur der ZS-Formationen, sondern auch anderer syndrom-
  bildender Einzelveränderungen, besonders der Demyelinisierung
  (Abb. 15, 16). Denn ZS-Bildungen können auch in späten Stadien
  axonaler Prozesse im Zusammenhang mit Remyelinisierungen manifest
  werden (s. Abb. 12i, 14 f u. g).
Folgende <u>Einzelveränderungen</u> gehörten dem Syndrom zu:
1. <u>Primäre Entmarkungsveränderungen</u>
   waren selten rezent ablaufend, mehrfach bereits abgelaufen.
   <u>Bereits abgelaufene Demyelinisierungen</u>
   - Sie zeigten sich am Auftreten "nackter" Axone (Abb. 15a-d, 16f,
     8b). Ihre Zahl war sehr uneinheitlich. Zumeist waren einige
     (Abb. 15e), seltener mehrere entmarkte zwischen reichlich noch
     bemarkten Nervenfasern (Abb. 15d) anzutreffen, und nur einmal
     zeigte sich der Markfaserbestand komplett entmarkt (Abb. 15c).
   - Die Entmarkung betraf, soweit an Längsschnitten einsehbar, zu-
     meist einzelne Segmente; an einem komplett entmarkten Nerv war
     sie über die gesamte vorliegende Faserlänge ausgebildet
     (Abb. 15b).
   <u>Rezente Entmarkungsveränderungen</u>
   - Sie waren in wenigen Nerven und jeweils nur an einzelnen Mark-
     fasern anzutreffen, deren Markmäntel zeigten sich entweder noch
     proportional dick oder bereits verschmälert (Abb. 16).
   - Der Ablauf der Entmarkung ging stets gleichartig mit folgenden
     erfaßbaren <u>Myelinveränderungen</u> einher:
   α) <u>Abspaltung</u> von Myelinlamellen der kompakten Ordnung aus Mark-
     scheiden mit regelrecht imponierender Lamellenordnung (s.
     Abb. 16). Abgespalten wurden jeweils Lamellengruppen, die vom
     originären Markmantel meist schon durch Cytoplasmaareale ge-
     trennt waren (Abb. 16a u. b).

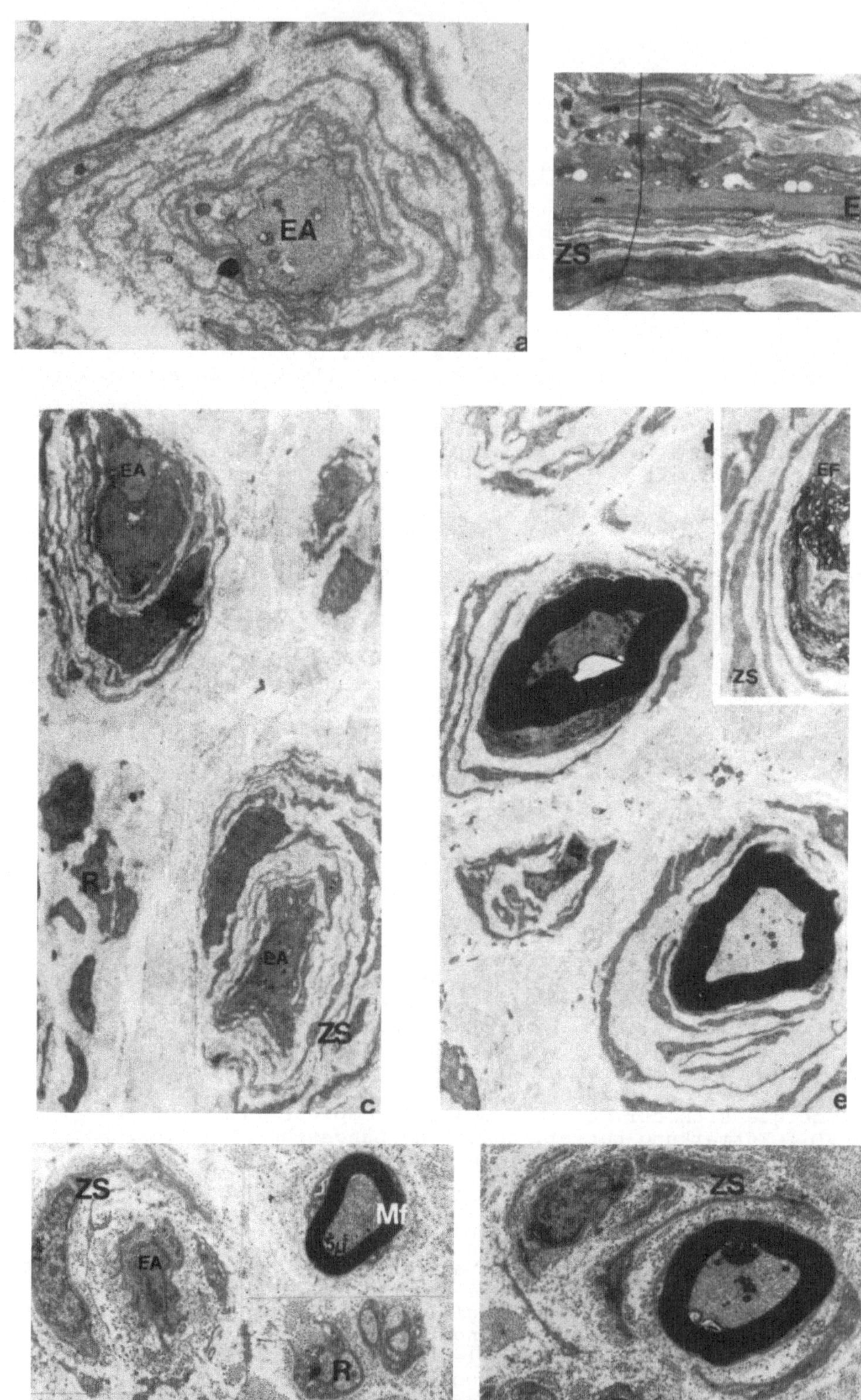

Die Struktur, entlang der abgespalten wurde, war nicht immer
zu verfolgen. Meist erschien in Abspaltungszonen die Hauptlinie
(major dense line) wieder als Doppelmembran mit cytoplasmati-
schem Inhalt (Abb. 16b), - Verhältnisse wie sie dem, der kompakten Myelinbildung vorangehenden losen Myelin entsprechen.

β) Die abgespaltenen Lamellenpakete wurden von den Hüllzellen aufgenommen (Abb. 16f) und dort offenbar rasch abgebaut.
Markabbauprodukte waren immer nur spärlich und stets von unspezifischer Art (entsprechend einem orthochromatischen Abbau)
vorhanden (Abb. 16a, f).
Es gab keine Speicherung von Abbauprodukten, der Markabbau fand
stets vollständig statt.

γ) Markfasern mit schmalem Markmantel aus kompaktem Myelin traten
auf (Abb. 16c), offenbar als Folge der zunehmenden Lamellen-
abspaltung. Diese endete schließlich mit der kompletten Denudierung des Axons (Abb. 16f).

δ) Es ließen sich keine Strukturabnormitäten an originären Markmänteln (Abb. 16b, $c_2$) oder den sich abspaltenden Myelinmembranen (Abb. 16b, $d_2$-$f_2$) erkennen.

## 2. Begleitveränderungen

traten stets in charakteristischer Weise an den Schwannzellen auf,
hatten jedoch erhebliche Unterschiede hinsichtlich der Axonbeteiligung und deren Folgeerscheinungen.

α) Die mit der Demyelinisierung einhergehenden Veränderungen der
Schwannzellen waren Proliferation der Fortsätze und Zellen mit
einer einheitlichen Ordnung dieser Strukturen zu den konzentrisch
geschichteten Gebilden der Zwiebelschalen (ZS) (Abb. 15, 16).
ZS formieren sich um zentrale nervöse Strukturen, die in den
untersuchten internodalen Segmenten als noch normal bemarkte
(Abb. 15d u. e), als demyelinisierende (Abb. 16) oder als entmarkte Nervenfasern in Erscheinung traten (Abb. 15a-d).
Nicht alle noch regelrecht bemarkten Axone waren schon von ZS

---

Abb. 15. Demyelinisierende Nervenfaserveränderungen vom hypertrophen
Typ. (a) Komplett demyelinisiertes "nacktes" Axon - EA - , im Zentrum
einer Zwiebelschale gelegen. Das Axon hat größeres Kaliber, liegt
einzeln in der Begleitgliazelle und erscheint strukturell intakt.
Die Zwiebelschalen werden aus konzentrisch geschichteten Schwannzellfortsätzen formiert. Dazwischen liegen Kollagen-Fasern. Peroneale
Muskelatrophie des Kindesalters. Vergr. 8.8oo. (b) Komplett entmarktes Axon - EA - im Längsschnitt. Hier bereits diffuse Entmarkung, die
mehrere Segmente betrifft, häufig jedoch umschriebene segmentale Veränderungen. Dichte Zwiebelschalenbildungen - ZS. Kindliche peroneale
Muskelatrophie. Vergr. 5.55o. (c) - (e) Hypertrophe Neuropathiesyndrome: (c) Syndrom mit elektiven, ausgeprägten Entmarkungen. Bereits
komplette Entmarkung aller Markfasern, es werden nur mehr "nackte"
Axone - EA - angetroffen, diese aber bleiben. Erhebliche Zwiebelschalen-Bildungen - ZS. Marklose Nervenfasern - R - sind erhalten.
Kindliche peroneale Muskelatrophie. Vergr. 4.8oo. (d) u. (e) Kombi-
nierte Entmarkungssyndrome: (d) Mehrere entmarkte - EA - neben vielen
noch bemarkten Nervenfasern, davon einige von ZS-Formationen mäßigen
Ausmaßes umgeben, einige Markfasern mittlerer Kaliber (Ø ∿ 4-6µ) erscheinen ohne umgebende reaktive Schwannzellveränderungen - Mf. Marklose Nervenfasern - R - überwiegend gut erhalten. Kindliche peroneale
Muskelatrophie. Vergr. 4.8oo. (e) Zahlreiche bemarkte und einige mark-
veränderte - EF - (Inset) Nervenfasern im Zentrum von erheblichen
Zwiebelschalen-Formationen. Große Areale arm an marklosen Nervenfasern, - in die Zwiebelschalen-Bildung mit einbezogen? Adulte
peroneale Muskelatrophie. Vergr. 4.8oo/5.55o

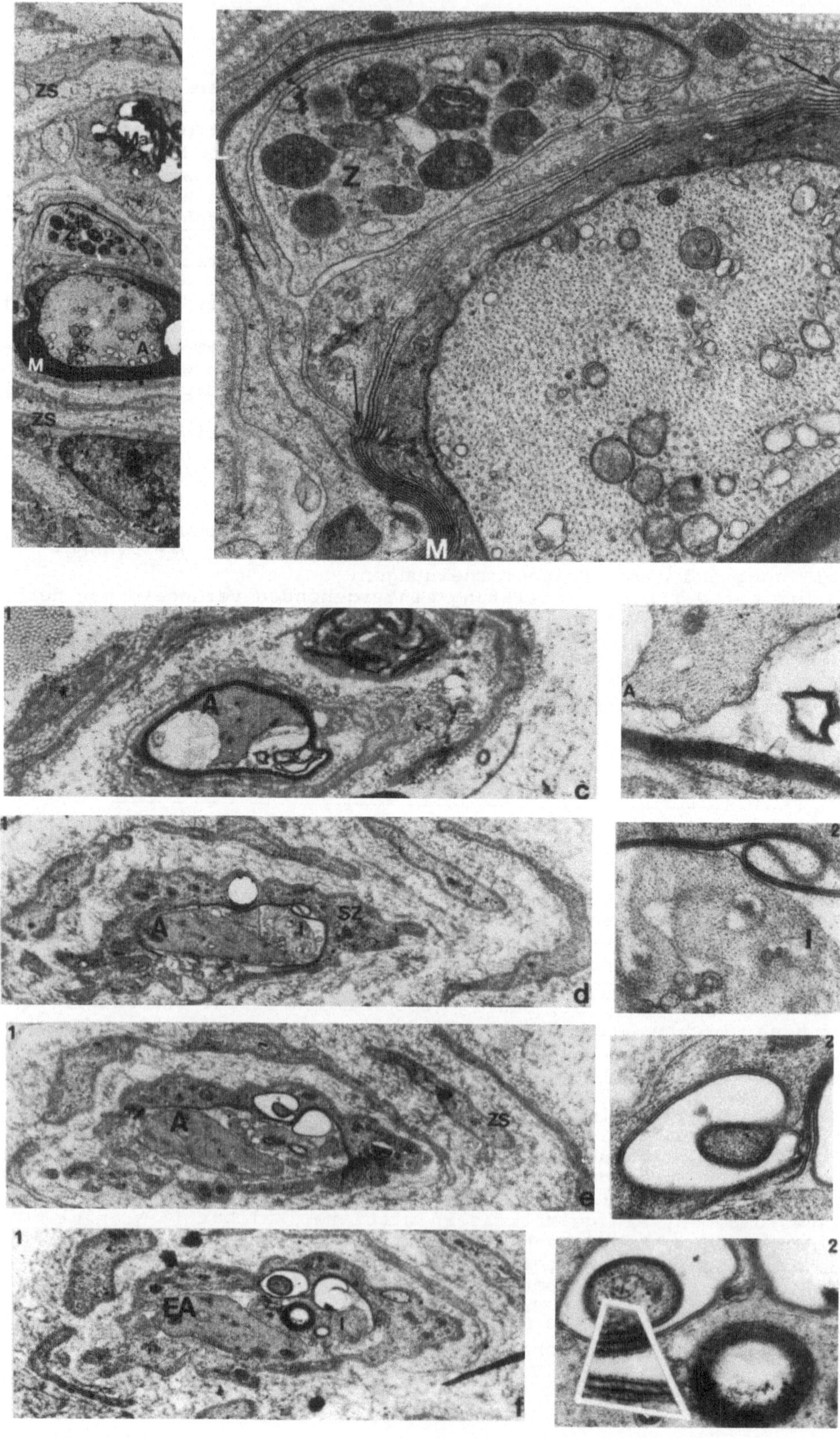

umgeben, aber alle demyelinisierenden oder demyelinisierten
Nervenfasern lagen nur innerhalb solcher Formationen vor.
Die Zahl der ZS und die Anzahl der konzentrischen Fortsatzschichten war unterschiedlich (Abb. 15a-e), zunehmend reichlicher
je fortgeschrittener die Nervenfaserveränderungen wurden -,
allerdings nur bis zu einem gewissen Stadium des Prozeßgeschehens.
Dann wurden die Veränderungen an den Schwannzellen uneinheitlich:
- Nur bei einzelnen Nerven blieben auch in fortgeschrittenen
Stadien die ursprünglichen ZS-Formationen weiter bestehen und
nahmen sogar an Ausmaß zu. Dies traf für Nerven mit zahlreichen
oder kompletten Faserentmarkungen (Abb. 15c u. b) zu.
- Bei der größeren Anzahl der hypertrophen Syndrome wurden die
ZS-Formationen umstrukturiert. Zunehmender Verlust der konzentrischen Schichtung und bandartige Formationen (Abb. 17) traten
auf. Damit nahm auch die Zahl kleiner markloser Axone in den
Fortsätzen der ZS zu. Solche sind in Frühstadien dort nur vereinzelt anzutreffen. Diese Veränderungen betrafen Nerven mit
jeweils nur einigen entmarkten Fasern (Abb. 15d u. e).
β) Die Umstrukturierung der ZS und das zunehmende Auftreten markloser Axone erwiesen sich im Zusammenhang mit Axonveränderungen.
Solche waren der Entmarkung nachgeordnet und betrafen die "nackten Axone" der ursprünglich markhaltigen Fasern. In diesen Axonen fanden sich gelegentlich Strukturanhäufungen besonders Mitochondrien und manchmal deren Degradation. Der Axonausfall selbst
war nur mittelbar am Verschwinden der entmarkten Axone zu erfassen und ging mit dem Auftreten von im "Zentrum axonleeren"
ZS einher (Abb. 17a).
In diesen "axonleeren" ZS traten zunehmend, zuerst zentral
(Abb. 17b), kleine Gruppen von Schwannzellfortsätzen in Büngner-
Band-Formation auf. Dann erschienen sowohl in diesen Büngner-
Bändern (Abb. 17b) als auch in den Fortsätzen der ZS (Abb. 17
a-c) zahlreiche kleine marklose Axone, die Regeneraten entspra-
chen.

---

Abb. 16. Demyelinisierende Nervenfaserveränderungen vom hypertrophen
Typ. Die rezent ablaufenden Entmarkungsveränderungen: (a) u. (b) Demyelinisierende Markfaser mit noch mittelstarkem Markmantel von regel-
rechtem kompakten Myelin-M-anteil. Eine Gruppe kompakter Myelinlamellen ist von der originären Markscheide durch ein Cytoplasmaareal -
Z - getrennt. A - Axon. (a) Übersicht: Das demyelinisierende Axon
liegt im Zentrum einer beträchtlichen Zwiebelschalen-Formation - ZS.
Spärliche Markabbauprodukte - Ma. Vergr. 6.ooo. (b) Detail: Im Bereich der Entmarkungszone wird das kompakte Myelin entlang der periodischen Hauptlinie jeweils wieder in 2 Lamellen aufgespalten ↑. Zwischen diesen tritt cytoplasmatischer Inhalt auf, wie beim losen Myelin. Die sich abspaltenden Marklamellen - L - von regelrechter Struk-
turordnung. Roussy-Levy-Syndrom. Vergr. 24.9oo. (c) - (f) (jeweils
1 und 2). Gestufte Schnittserie einer progredient-demyelinisierenden
Markfaser mit nur mehr dünnem Markmantel, im Zentrum einer mäßig ausgeprägten Zwiebelschalen-Formation - ZS. A - Axon, EA - entmarkte
Axone. (c) Bemarktes Axon mit dünnem Mantel aus kompaktem Myelin (1)
von regelrechter Ordnung und Struktur der Lamellen (2). (d) u. (e)
Zunehmende Abspaltung einer Gruppe regulärer Myelinlamellen. Inva-
dierter Zellfortsatz - I - zwischen Axolemm und erster Myelinlamelle,
SZ - Schwannsche Hüllzelle. (f) Demyelinisiertes "nacktes" Axon.
Die abgespaltenen Marklamellen sind von der umgebenden Hüllzelle und
dem invadierten Zellfortsatz - I - aufgenommen und werden abgebaut.
Inset: Auch die abgespaltenen Markanteile, soweit noch die Lamellen-
struktur erhalten ist, zeigen eine regelrechte Ordnung (Vergr. 88.2oo).
Kindliche peroneale Muskelatrophie. Vergr. (1): 6.ooo/(2): 24.9oo

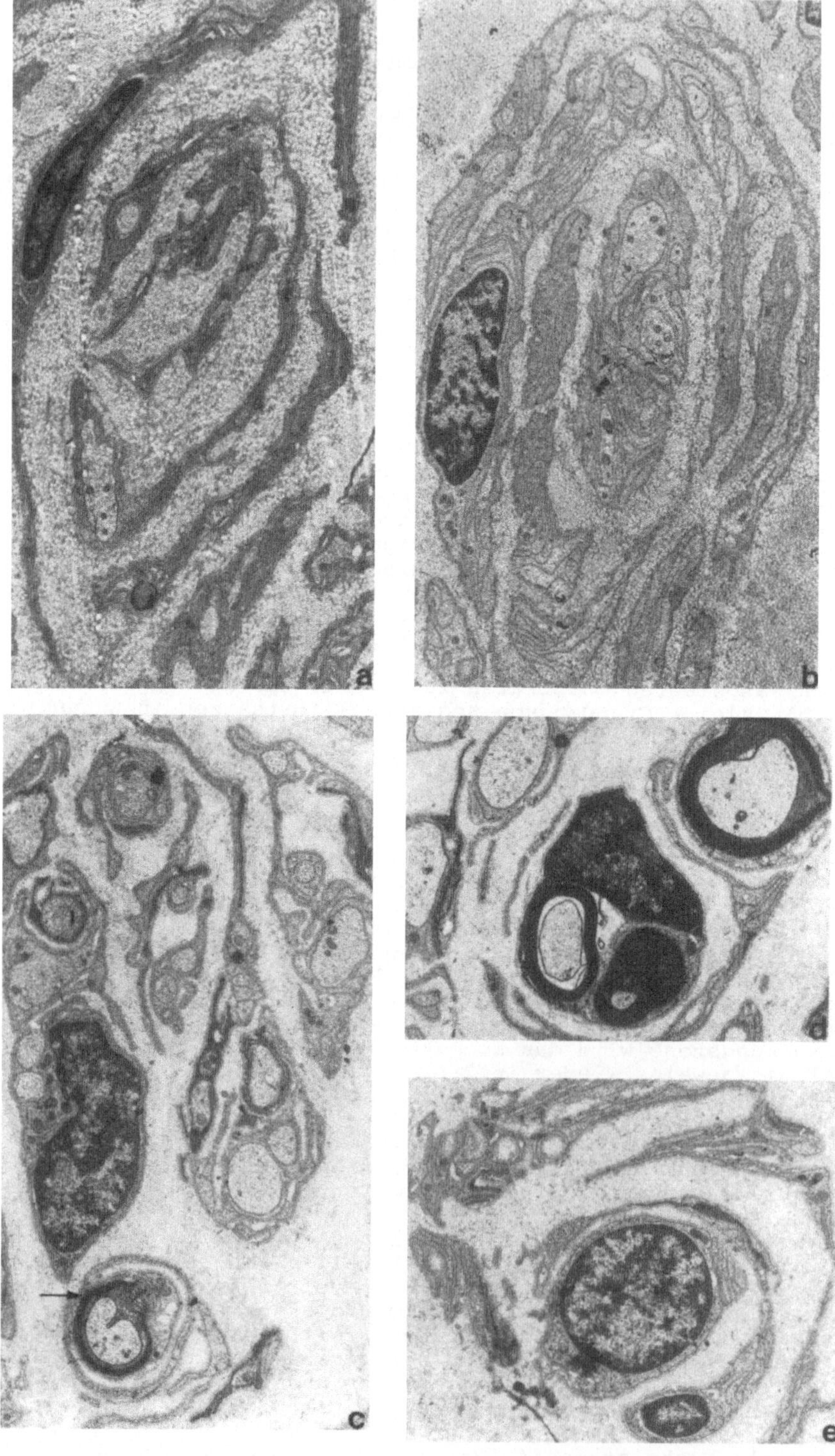

Es folgten also den Axondegenerationen wiederum jene speziellen
reparative Sekundärphänomene, wie sie für axonale Markfaserläsionen typisch sind.
Mit Zunahme der Axonveränderungen verloren die ZS zunehmend
ihre konzentrisch Schichtung und wurden immer mehr zu bandähnlichen re-innervierten Gruppen (Abb. 17c).
Schließlich traten auch noch freie Bandformationen, meist reinnerviert auf, und damit war bei diesem ursprünglich demyelinisierenden Prozeß das Spektrum der Sekundärveränderungen axonaler Prozesse komplett.
γ) Marklose Nervenfasern blieben bei den hypertrophen Syndromen
lange erhalten. Bei jenen mit Axondegenerationen konnten in
späten Stadien marklose Nervenfasern, auch solche von Regeneraten, mitbetroffen sein, und Schwannzellen mit "plate-like
processes" traten auf (Abb. 17e).
Die Teilnahme markloser Nervenfasergruppen an der Bildung einzelner Schichten der ZS-Formationen ist möglich, besonders dort,
wo umschriebene Areale auffallend arm an diesen Fasertypen werden (Abb. 15e).
δ) Remyelinisierungen wurden an Nerven mit hypertrophen Syndromen
nicht einheitlich angetroffen.
Keine Remyelinisierungen oder vielleicht keine mehr waren bei
den wenigen Fällen anzutreffen, bei denen ZS-Formationen und
ausgeprägte Demyelinisierung das Gewebsbild beherrschten (Abb.
15c).
Bei allen Fällen aber mit Axonde- und -regenerationen waren
wiederholt remyelinisierende Axone zu finden, die entweder durch
einige Lamellen losen Myelins oder bereits dünnen Markmänteln
mit noch losen Myelinlamellen (Abb. 17c) zu erkennen waren. Sie
zeigten sich häufig als zentrale nervöse ZS-Strukturen, seltener in peripheren ZS-Schichten, vielfach in re-innervierten
Bandformationen später Stadien (Abb. 17d u. c).
Vielleicht entsprechen auch einige jener Markfasern mit unproportional dünnen kompakten Myelinscheiden (Abb. 16) remyelinisierten Gebilden. Die an solchen Fasern beobachteten Entmarkungsveränderungen würden dann auf die Möglichkeit einer erneuten
Demyelinisierung von remyelinisierten Faseranteilen hinweisen.
Ein besonderes Problem bleiben bei den mit Axondegenerationen
einhergehenden hypertrophen Syndromen einige der Markfasern
mittleren Kalibers (4-6μ). Sie wurden in späteren Stadien mehrfach gut erhalten mit kompaktem Myelin und ohne ZS-Bildungen
angetroffen (Abb. 15d). Remyelinisierte oder eher, wegen der
fehlenden Begleitveränderungen, noch erhaltene Markfasern bleiben die offene Frage.

---

Abb. 17. Sekundärveränderungen der kombinierten Demyelinisierungs-
syndrome vom hypertrophen Typ. Umstrukturierung der Zwiebelschalen-
Formation bei Axonmitbeteiligung und Remyelinisierungen: (a) Im
Zentrum "axonleere" Zwiebelschale, Auftreten markloser Axonsprossen
in den Fortsatzschichten. Beginnende irreguläre Lagerung der konzentrischen Schichtung. Vergr. 6.000. (b) Auftreten von Büngnerband-
artigen Formationen mit Regeneraten im Zentrum "axonleerer" Zwiebelschalen. Zunahme der peripheren Axonsprossen. Vergr. 6.000. (c) Zunehmende Umbildung der Zwiebelschalen-Formationen zu bandähnlichen,
re-innervierten Formationen mit zahlreichen marklosen Axonen. Einzelne Axone beginnen zu remyelinisieren ↑ . Vergr. 6.000. (d) Mehrere re-myelinisierte Axone in einer re-innervierten Bandformation.
Vergr. 6.000. (e) Auftreten von Schwannzellen mit plate-like processes
und leeren Axonnischen - nach Degeneration von Regeneraten bzw. marklosen Axonen (nur in fortgeschrittenen Stadien zu finden). Adulte
peroneale Muskelatrophie. Vergr. 6.000

Die <u>gemeinsame</u> Betrachtung dieses <u>Spektrums</u> der <u>Einzelveränderungen</u> ließ erkennen, daß dem hypertrophen Gewebssyndrom *einheitlich* Entmarkungsveränderungen und ZS-Bildung zugehören, jedoch *Uneinheitlichkeit* hinsichtlich des Ausmaßes der Entmarkung und ZS-Bildungen bzw. der Involvierung von Axonen und deren Sekundärreaktionen besteht.

Aus der Konstellation der Primär- und Begleitveränderungen grenzten sich <u>2 Gewebsmuster</u> ab:
1. Ein Syndrom vom ausschließlich "hypertrophen" Typ mit *elektiven* schweren diffusen Entmarkungen, ohne Axondegeneration und ohne erfaßbare Remyelinisierung.
2. Ein hypertrophes *Misch-* Syndrom, das mäßig ausgeprägte disseminierte Entmarkungen mit Axonläsionen kombiniert und erfaßbare Remyelinisierungen aufweist. Das initiale Gewebsbild des hypertrophen Entmarkungssyndroms wird hier zunehmend durch ein solches von axonalem Markfaserläsionstyp ersetzt.

<u>Ergebnisse</u> der Syndromenanalyse für <u>hypertrophe Neuropathien</u>:

1. Entmarkungsveränderungen waren durchwegs als primär-nervöse Läsionen anzutreffen, wodurch sich die Gruppe *einheitlich als demyelinisierende Neuropathien* erweist.
2. Die Demyelinisierung selbst läuft unter strukturell gleichartigen Delamellierungsveränderungen am Myelin ab und läßt mit den obligat assoziierten ZS-Phänomenen und dem stets vollständigen Markabbau einen für die ganze Gruppe *gemeinsamen Typ der Entmarkung* annehmen. Als Läsionsmodus dieses Entmarkungstyps ergaben sich, entsprechend der blanden Abspaltung intakter Marklamellen, lediglich Hinweise für eine *Störung der Aufrechterhaltung* von Myelinmembranen, besonders jenen der kompakten Ordnung. Zeichen einer Ordnungs-, Auf- oder Abbaustörung des Myelins waren strukturell nicht erfaßbar.
3. Die im Ablauf hypertropher Neuropathien erscheinenden *unterschiedlichen* 2 Gewebssyndrome aber weisen daraufhin, daß dem gruppen-gemeinsamen <u>Entmarkungstyp</u> 2 *verschiedene* oder zumindest 2 verschieden ablaufende *neuropathische Prozesse* zugrunde liegen. Diese waren als rein demyelinisierendes Prozeßgeschehen bzw. als ein kombinierter Entmarkungs- und Axon-Prozeß zu erkennen.

Neuropathien vom hypertrophen Typ lassen sich damit in

      diffuse, *elektive* Entmarkungsneuropathien und
      disseminierte, *kombinierte* Entmarkungsneuropathien

abgrenzen.

---

Abb. 18. Demyelinisierende Nervenfaserveränderungen bei Leukodystrophien (LD). <u>Metachromatische LD:</u> (a) Auftreten metachromatischer Granula - mGr - in Schwannzellen bemarkter Nervenfasern - Mf. Myelin von regelrechter Struktur. Vergr. 15.600. (b) Auftreten von mGr in Schwannzellen markloser Nervenfasern. A - Axon. Vergr. 18.000. (c) Zunahme der Speichergranula in Schwannzellen von Markfasern - Mf - mit beginnender Entmarkung. Auftreten von unspezifischen Markabbauprodukten - Ma. Originärer Markmantel von regelrechter Struktur. Vergr. 19.800. (d) Fortschreiten der Entmarkung bis zur kompletten Denudierung des Axons. Es bleibt ein "nacktes" Axon - EA - mit gut erhaltenen Strukturen und vermehrte Speichergranula. Unspezifische Markabbauprodukte überwiegend bereits abgebaut. Vergr. 18.000. (e) Parakristalline Strukturen im Speichermaterial von Endoneuralzellen. Vergr. 16.800. <u>Globoidzellige Leukodystrophie</u> (M. Krabbe): (f) Die Entmarkung - B - beginnt mit Auftreten von Markabbauprodukten und Speichermaterial. Erhebliche Speicherung in Endoneuralzellen - EZ. Mf - Markfasern, SZ - Schwannzelle. Inset: Das Speichermaterial zeigt nadelförmige Strukturen. Vergr. 4.800/14.000

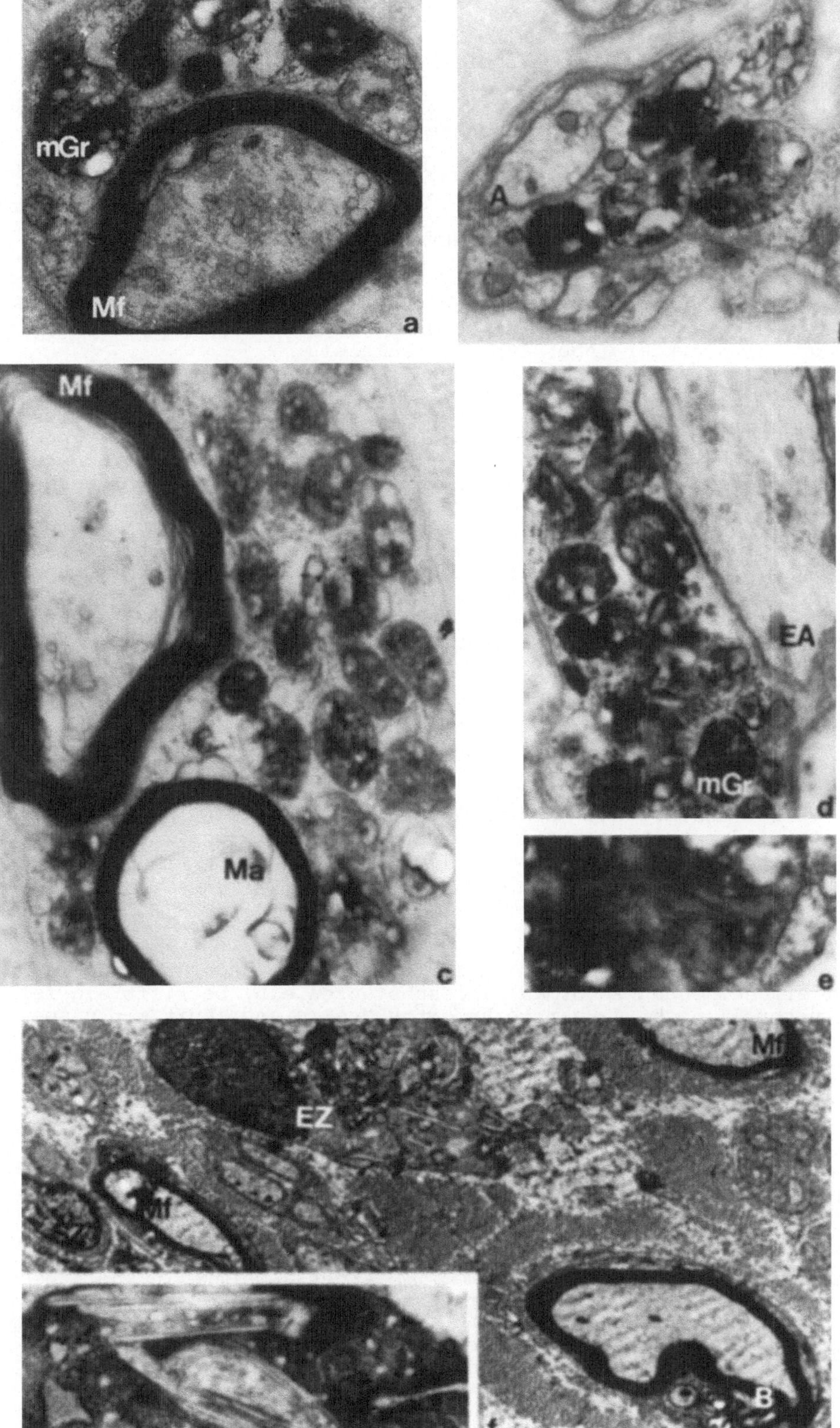

mGr
Mf
a
A
A
b
Mf
Ma
c
EA
mGr
d
e
EZ
Mf
Mf
EZ
Mf
B
f

## b) Das Syndrom der Leukodystrophien

war durch das Auftreten abnormer Lipidsubstanzen charakterisiert.
- Es wurde bei 5 (u. 1) Nerven angetroffen.
  An diesen waren schon lichtmikroskopisch die Syndromendiagnose
  und deren weitere Differenzierung möglich.
- Folgende speziellen Syndrome gehörten den Leukodystrophien (LD) zu:

A. Das Syndrom der METACHROMATISCHEN LD (MLD)
   trat an 4 Nerven in Erscheinung.
   Einzelveränderungen:
   a) Frühzeitiges Auftreten abnormer Strukturen in Form metachroma-
      tischer Granula (mGr) in Schwannzellen bemarkter (Abb. 18a)
      und unbemarkter (Abb. 18b) Nervenfasern.
   b) Erst nach dem Auftreten dieser Granula Einsetzen von Entmarkungs-
      veränderungen :
      -: Dabei lassen die originären Markscheiden keine Strukturver-
      änderungen erfassen (Abb. 18a u. c).
      -: Die Entmarkung läuft wieder mit Lamellenabspaltung und zu-
      nehmender Verschmälerung der Markmäntel ab und beginnt segmental.
      Unspezifische Degradationsprodukte in Form von Markballen traten
      auf (Abb. 18c) und wurden in und aus den Schwannzellen abge-
      baut. Jene Substanzen, die der mGr entsprechen, blieben in den
      Schwannzellen unverändert liegen und nahmen an Zahl mit zuneh-
      mender Entmarkung progredient zu (Abb. 18c u. d).
      -: Die abgelaufene Entmarkung hinterließ eine mit mGr angefüllte,
      speichernde Schwannzelle und ein "nacktes" entmarkendes Axon
      (Abb. 18d), das bei diesem Syndrom lange erhalten bleibt.
   c) Begleitveränderungen:
      An den Schwannzellen waren keine reaktiven Formationsbildungen,
      insbesondere keine Zwiebelschalen anzutreffen.
      Bis in fortgeschrittene Stadien traten keine Axondegenerationen
      oder Veränderungen markloser Nervenfasern auf.
      In einigen Endoneuralzellen, die besonders reichlich lipides Ma-
      terial aus mGr und Markabbauprodukten enthielten, konnten Struk-
      turbildungen parakristalliner Art mit einer regelmäßigen Perio-
      dik beobachtet werden (Abb. 18e).

Ergebnisse der Syndromenanalyse für MLD:

1. Eine elektive *Entmarkungsneuropathie* liegt vor.
2. Die Demyelinisierung setzt erst mit Auftreten und Anhäufung der als
   mGr erscheinenden abnormen Lipidsubstanzen ein, betrifft ein feinstrukturell nicht faßbar verändertes Myelin und läuft mit unspezifischer Delamellierung ab.
3. Der Markabbau ist bei diesem Syndrom *unvollständig*, mGr bleibt liegen.
4. Die metachromatischen Granula erweisen sich als *nicht mehr weiter
   metabolisierbare*, d.h. abbaubare, krankheits-*spezifische* Verbindungen,
   die sowohl unabhängig (vor der Entmarkung, an marklosen Nervenfasern), als auch im Zusammenhang mit Markscheidenveränderungen
   (an demyelinisierenden Markfasern) auftreten, zunehmend gespeichert
   werden und sich entsprechend ihrer Lokalisation als Stoffwechselprodukte der Schwannzellen anbieten.
5. Ihr Erscheinen und Verhalten weist auf einen *neuropathischen Prozeß*,
   der mit einer speziellen *Abbaustörung* eines auch myelinkonstituierenden Lipids beginnt und über dessen abnorme Anhäufung zur *Demyelinisierung* und zunehmenden *Speicherung* führt. In diesem Sinne darf die
   bei der MLD auftretende Entmarkung als eine solche vom Typ der
   Abbaustörung des Myelins klassifiziert werden.

B. Das SYNDROM der GLOBOIDZELLIGEN LD (M. Krabbe) (GLD)
   wurde an einem Nerven identifiziert.
   Es besteht aus:
   a) Auftreten abnormen Lipidmaterials in Form nadelförmiger Tubuli
      (Abb. 18f, Inset). Dieses wird vorwiegend in mesenchymalen
      Endoneuralzellen (Abb. 28f), weniger in Schwannzellen bemark-
      ter Nervenfasern, nie in Hüllzellen markloser Nervenfasern ge-
      speichert. In Schwannzellen bemarkter Nervenfasern trat dieses
      lipide Speichermaterial immer erst im Zusammenhang mit Entmar-
      kungsveränderungen und Manifestationen unspezifischer Markbal-
      len auf (Abb. 18f).
   b) Entmarkungsveränderungen betrafen strukturell regelrecht erschei-
      nendes Myelin und gingen mit Lamellenabspaltung, progredienter
      Verschmälerung der Markmäntel und letztlich kompletter Denudie-
      rung der Axone einher.
   c) Begleitveränderungen: "Nackte" Axone blieben lange erhalten.
      Keine Veränderungen markloser Nervenfasern.
      Keine reaktiven Formationsbildungen der Schwannzellen.

Ergebnisse der Syndromenanalyse für die GLD:

1. Eine elektive *Entmarkungsneuropathie* liegt vor.
2. Die Demyelinisierung zeigt sich im Zusammenhang mit dem Auftreten
   abnormer Substanzen, ist diesem jedoch nicht nachgeordnet. Sie
   betrifft strukturell intaktes Myelin und läuft mit unspezifischer
   Delamellierung ab.
3. Der Markabbau ist auch bei diesem Syndrom *unvollständig*, abnorme
   Substanzen bleiben liegen.
4. Diese *abnormen* tubulus-artigen *Substanzen* erweisen sich wieder als
   *nicht mehr weiter metabolisierbare*, krankheits*spezifische* Verbindungen,
   treten jedoch erst mit der ablaufenden Demyelinisierung gemeinsam
   in Erscheinung und werden vorwiegend in mesenchymalen Zellen (den
   Globoidzellen des ZNS entsprechend) gespeichert.
5. Ihr Erscheinen und Verhalten weisen auf einen *neuropathischen Prozeß*,
   der auch mit einer spezifischen Abbaustörung eines myelinkonstituierenden Lipids beginnt, der jedoch dann *synchron* zur *Demyelinisierung*
   und *Speicherung* führt. Auch die bei der GLD auftretende Entmarkung
   kann damit in die Läsionstypengruppe der Abbaustörung des Myelins
   eingereiht werden.

C. An dieser Stelle soll auch die Beobachtung einer *ORTHOCHROMATISCHEN
   LEUKODYSTROPHIE* erwähnt werden, obwohl bei diesem Syndrom keine abnormen Lipidspeicherprodukte, sondern ausschließlich ein vollstän-
   diger "orthochromatischer" Markabbau vorlag.

   Die Entmarkung lief unspezifisch ab. Axondegenerationen, Büngner-
   Band-Formationen und Axonregenerate traten auf. Keine Zwiebelschalen oder Remyelinisierungen.

   Hinweise auf die spezielle Art des ablaufenden Prozesses fehlen.

c) Demyelinisierendes Neuropathiesyndrom mit Strukturveränderungen
   der Marklamellen

Nur einmal wurde ein *demyelinisierendes Neuropathiesyndrom mit Strukturveränderungen der Marklamellen* selbst angetroffen.
Es stellte damit die Ausnahme in dieser Neuropathiegruppe dar.

An Einzelveränderungen lagen vor:
a) Die primären Markscheidenveränderungen:
-  Sie wurden an zahlreichen Markfasern rezent ablaufend gefunden

52

(Abb. 19a) und betrafen anfänglich nur umschriebene Zonen (innere,
äußere, mittlere) der Markmäntel (Abb. 19a$_1$,a$_2$, b), später erst
die ganze Myelinscheide (Abb. 19a$_3$).
Die betroffenen Markscheidenanteile zeigten
- Die <u>Strukturordnung</u> des <u>kompakten Myelin</u> gestört - der Abstand der
  Hauptlinien war jeweils verdoppelt, von 15o auf 3oo Å vermehrt
  (Abb. 19b). Dieser Periodenverschiebung lagen <u>Veränderungen der
  Marklamellen</u> selbst zugrunde.
  Anstelle der normalen intraperiodischen Zwischenlinie waren 3 La-
  mellen der Dicke und Dichte dieser Linie aufgetreten (Abb. 19c),
  Diese abnorm verdickten Marklamellen blieben nicht in kompakter
  Ordnung erhalten, sondern wurden entlang der Hauptlinien in ein-
  zelne Lamellen abnormer Dicke und Struktur aufgespalten (Abb. 19b).
- Die Demyelinisierung erfolgte mit der zunehmenden Aufsplitterung
  der veränderten Myelinlamellen (Abb. 19a, b), die in der Folge des-
  integriert und komplett regelrecht abgebaut wurden. Abnorme Abbauprodukte traten nicht auf.
b) Begleitveränderungen:
  Es fanden sich keine "nackten" Axone, daher mußten mit erfolgter
  Entmarkung auch unmittelbar <u>Axone degenerieren</u>.
  Dies zeigten auch die auftretenden Büngner-Band-Formationen an,
  deren spärliche Zahl mit der nur mäßigen Gesamtfaserreduktion
  übereinstimmt.
  Außer den Bandformationen lagen keine reaktiven Schwannzellveränderungen, insbesondere keine ZS-Bildungen vor.
  Keine faßbaren Veränderungen markloser Nervenfasern.

Weitere elektronenmikroskopische Untersuchungen:
Die nähere Aufklärung dieser abnormen Myelinstrukturen wurden mittels
<u>topochemischer Verfahren</u> versucht.
<u>Enzymatische Verdauungen</u> am ultradünnen Schnitt wurden durchgeführt.
Von den verwendeten Enzymen (Diastase, Hyaluronidase, Ribonuclease,
Pepsin, Trypsin, Pronase) konnte nur mit jenen proteolytischer Akti-
vität (besonders Pronase) ein spezifischer Effekt erzielt werden.
Die abnormen Strukturen wurden komplett verdaut, die originären Mark-
lamellen jedoch blieben unverändert erhalten (Abb. 19 d u. e).
Die abnormen Markscheidenstrukturen erwiesen sich damit als myelinfremde Proteine. Ihre Lokalisation im Bereich der intraperiodischen
Linie, der Verschmelzungszone des ursprünglich extracellulären Raumes,
legt die Vermutung nahe, daß sie auf extracellulärem Wege an das Myelin herangebracht und dort eingelagert wurden.

---

Abb. 19. Demyelinisierende Nervenfaserveränderungen bei <u>Struktur-
störung des Myelins</u>. (a) Übersicht: Zahlreiche Markfasern mit rezent
ablaufenden Myelinveränderungen. Diese können die äußere Zone des
Markmantels - 1, die mittlere Zone - 2 und schließlich den ganzen
Markmantel betreffen - 3. Sie gehen mit Veränderungen von Struktur
und Ordnung der Myelinlamellen einher. Vergr. 5.55o. (b) Demyelinisierende Nervenfaser mit rezenten Myelinveränderungen im äußeren
Markmantelbereich. Die betroffenen Myelinlamellen sind verdickt -
die Periodik ist verdoppelt. Aufspaltung der abnormen Lamellen entlang der periodischen Hauptlinie (major dense line) ↑ . Vergr. 24.ooo.
(c) Detail aus einer demyelinisierenden Nervenfaser mit Veränderungen
der inneren Markmantelzone. Die abnormen, verdickten Marklamellen
lassen zwischen 2 Hauptlinien jeweils 3 Lamellen der Dicke und Dichte
der intraperiodischen Linie erkennen. A - Axon. Vergr. 115.2oo.
(d) u. (e) Markmantel einer demyelinisierenden Nervenfaser <u>nach enzy-
matischer Verdauung</u> mit Pronase. Die abnormen Lamellenstrukturen sind
komplett verdaut, während die originären Marklamellen unverändert erhalten sind (Kontrastabschwächung durch Voroxydation). Paraproteinämische PN. Vergr. 115.2oo/54.ooo

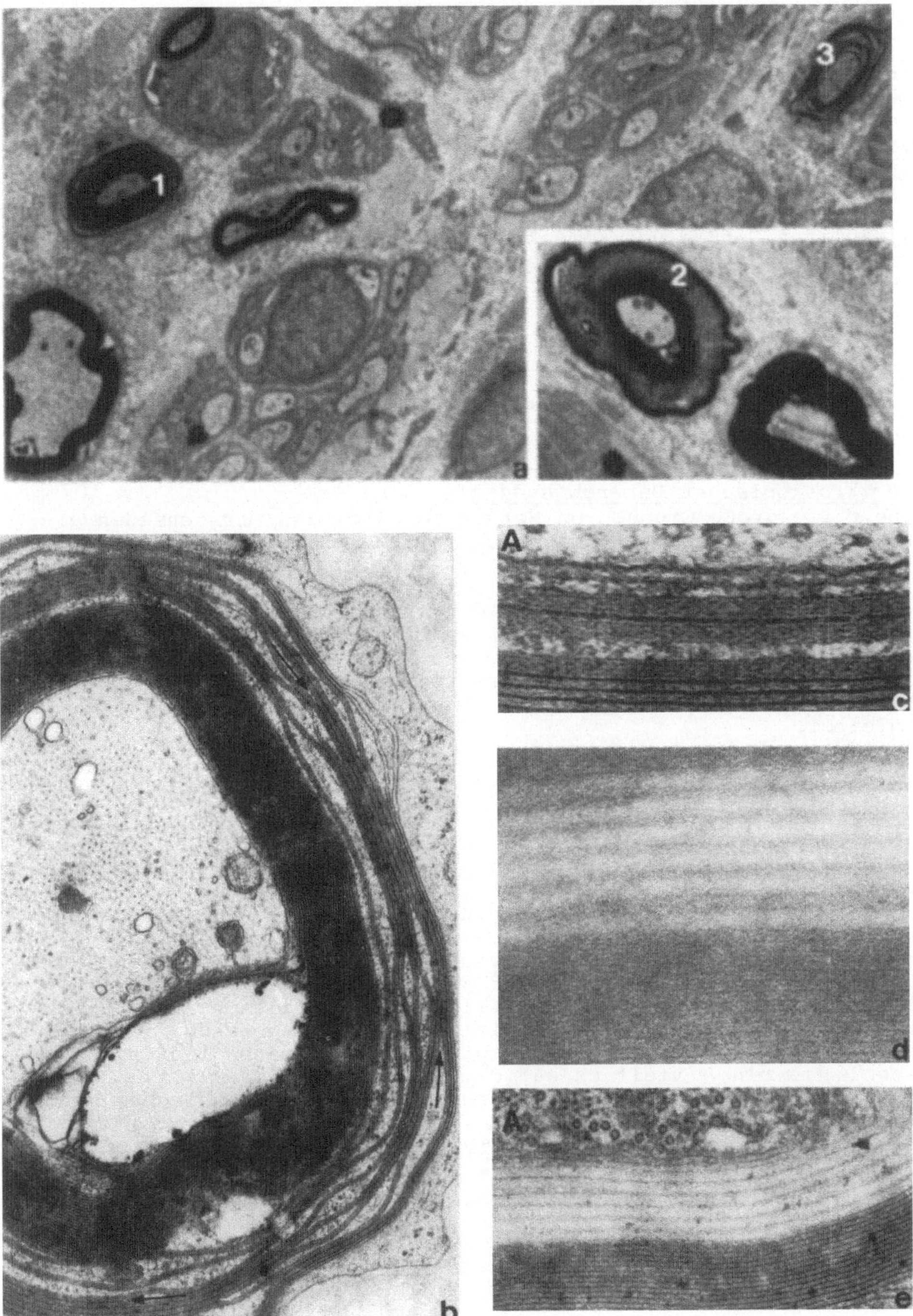

<u>Ergebnisse</u> der Analyse dieses <u>Syndroms</u>:

1. Eine primäre *Entmarkungsneuropathie* liegt vor.
2. Die Demyelinisierung tritt erst an einem bereits abnorm strukturierten Myelin in Erscheinung, läuft mit einer speziellen Delamellierung ab und ist im weiteren Verlauf von Axondegenerationen begleitet.
3. Veränderungen der originären Markscheiden sind bei diesem Syndrom *primär* anzutreffen, bestehen aus einer Ordnungsstörung im makromolekularen Gefüge des kompakten Myelins und kommen durch Einlagerung myelinfremden Eiweißes mit Bildung *abnormer Lamellenstrukturen* zustande.
4. Das Syndrom entspricht einem neuropathischen Prozeß, der über eine *Strukturstörung* des *kompakten Myelins* zur Demyelinisierung führt.


d) Zusammenfassung der Entmarkungssyndrome

Zusammenfassend ergab sich für die *Gruppe* der mit selbständigen *Markscheidenläsionen* einhergehenden Prozesse folgendes <u>Ergebnis</u> der <u>elektronenmikroskopischen Untersuchungen</u>:
1. Eine mittelgroße Gruppe von Nervenbiopsien ließ Markscheidenveränderungen als primäre Läsion des peripheren Nerven identifizieren und damit *demyelinisierende Neuropathien* abgrenzen.
2. *Einheitlich* waren früh und vor allem große Markfasern betroffen.
3. *Uneinheitlich* waren die Markscheidenveränderungen:
Strukturstörungen, Störungen der Aufrechterhaltung oder Abbaustörungen des Myelins wurden abgegrenzt.
Die Strukturstörung war von einer speziellen, die beiden anderen Läsionstypen gleichartig von einer unspezifischen Demyelinisierung begleitet.
4. *Spezielle Gewebssyndrome* lagen vor. Sie hatten aus den besonderen *Begleit*veränderungen und deren *Myelin*läsionen unterschiedliche Läsionsmuster erkennen lassen, aus denen sich *verschiedene neuropathische Prozesse* und *Formen* der demyelinisierenden Neuropathien abzeichneten.
<u>Hypertrophe Neuropathien</u> traten in zwei Formen auf und hatten Störungen der Aufrechterhaltung des Myelins, die <u>Leukodystrophien</u> entsprachen Prozessen mit Abbaustörungen und Speicherung, und die eine Form der <u>Strukturstörung</u> kam durch Einlagerungen myelinfremder Substanzen zustande.
5. Ein besonderer Aspekt dieser Neuropathiegruppe war, daß den verschiedenen Neuropathieformen mit jeweils unterschiedlichen, speziellen Störungen des Myelinlamellengefüges vielfach ein gleichartiger, einheitlicher Demyelinisierungsablauf gegenüber stand.
Daraus wird die Annahme nahegelegt, daß die letztendlich symptomgebende *Entmarkung* vielfach auf dem Wege eines *unspezifischen* Prozesses bzw. einer "*gemeinsamen Strecke*" verschiedener neuropathischer Prozesse abläuft.
Dies würde für Markprozesse vom Typ der hypertrophen Neuropathien und der Leukodystrophien in Frage stehen.


3. Mischformen


Sie waren bei 5 Biopsien anzutreffen, deren peripher-nervöses Gewebssyndrom weder primären Axondegenerationen noch primären Entmarkungen zuzuordnen war.

Folgende <u>Veränderungen</u>, <u>Syndrome</u> und <u>Ergebnisse</u> waren abzugrenzen:
1. 3 mal waren sowohl Axondegenerationen vom Markfasertyp mit Büngner-
   Bandbildungen als auch Entmarkungen mit ZS-Formationen anzutreffen. Sie zeigten diffuse Verteilung (Abb. 2oa).
   Dieses Gewebssyndrom entspricht einer *Mischform* diffuser Art mit
   Auftreten von zwei *selbständigen* Typen *neuropathischer Veränderungen*,
   die nicht erst durch Sekundärreaktionen, sondern nebeneinander
   manifest werden.

   Man könnte dieses Syndrom als *Neuropathieform* vom *kombinierten* Mischtyp bezeichnen.
-  Begleitet war diese Form der Mischsyndrome jeweils von pathologischen Gefäßveränderungen, deren Abgrenzung bereits lichtmikroskopisch erfolgte:
      1 mal bestand das Gefäßsyndrom einer Periarteriitis nodosa,
      2 mal lag eine mäßige altersgemäße Arteriosklerose vor.
   Damit grenzt sich der zu gemischten axonalen und demyelinisierenden Läsionssyndromen führende neuropathische Prozeß als ein solcher *vasculärer* Genese ab. Der Entstehungsweg dieser Syndrome kann
   nach Art und Verteilung der Veränderungen durch eine diffuse *Mangeldurchblutung* angenommen werden. Abhängig von deren Intensität
   könnten einmal nur die Markscheiden, einmal auch die Axone mitbetroffen werden.
-  Im Zusammenhang mit Mischsyndromen dieser Art sollen auch einige
   hypertrophe Neuropathieformen beim Diabetes zur Diskussion gestellt
   werden, die den Verdacht auf Zugehörigkeit zu dieser Gruppe neuropathischer Prozesse nahelegen.
2. Die beiden noch ausstehenden Nervenbiopsien wiesen ein Mischsyndrom
   anderer Art auf.
   Es waren sowohl Axone als auch Markscheiden betroffen, jedoch nicht
   durch elektive Läsionen, sondern durch nekrobiotische Gewebsveränderungen (Abb. 2ob). Diese zeigten jeweils eine areoläre Verteilung.
   Diese Art von Mischsyndromen haben den Charakter von kleinen *Infarkten*, die Neuropathieform könnte entsprechend als eine solche
   vom *Infarkttyp* abgegrenzt werden.
   Auch diese Mischformen waren von Gefäßveränderungen begleitet, die
   sich aber als ausgeprägte diabetische Angiopathien erwiesen.
   Sie zeigten ein typisches feinstrukturelles Bild mit Verdickung
   bzw. Vervielfältigung der Basalmembranen an Capillaren (Abb. 2oc).
   Die vasculäre Genese der *Mischformen mit areolären Nekrobiosen* scheint
   ohne Zweifel. Der infarktartige Charakter dieser Syndrome läßt
   für den Entstehungsweg eine für einzelne Gefäßbezirke umschriebene
   *Ischämie* annehmen.

<u>Zusammenfassung der elektronenmikroskopischen Ergebnisse</u>
Als wesentliche Aspekte der Feinstrukturanalyse ergeben sich, daß *Ort*
und *Art* der Primärläsion des nervösen Parenchyms *direkt* zu identifizieren sind, und diese gemeinsam mit charakteristischen Begleit- bzw.
Sekundärveränderungen des Ablaufes spezielle Gewebssyndrome bilden,
die pathogenetisch differente neuropathische "Zwischenprozesse" anzeigen und die Abgrenzung verschiedener *Läsionstypen* bzw. Formen von
Neuropathien ermöglichen.

Der <u>Ort</u> der Primärläsion, d.h. der primär betroffene Anteil der peripheren Nervenfasern, ergab die große Gruppierung in *axonale* und *entmarkende* Neuropathien und konnte für alle Fälle sichergestellt werden
(direkt oder indirekt). *Mischformen* kommen vor.

Die <u>Art</u> der Primärläsion bzw. der primär betroffene Nervenfasertyp
ließen aus diesen großen Gruppen von Neuropathien jeweils verschiedene

*spezielle Neuropathieformen* abgrenzen. Unter den axonalen Neuropathien waren es die Markfaserläsionstypen mit desintegrativen oder dystrophen Axonprozessen bzw. der Befallstyp markloser Nervenfasern. Die demyelinisierenden Neuropathien umfaßten drei Myelinläsionstypen, und Mischformen traten unter zwei Arten auf. Ihre Charakterisierung und Abgrenzung wurde in den Ergebnissen jeder Gruppe ausgeführt.

Die bei Polyneuropathien als monomorph und wenig spezifisch diskreditierten Veränderungen am peripheren Nerven haben sich also durch die Erweiterung der Untersuchungen in die Feinstrukturdimensionen als polymorph und schon recht speziell erwiesen.

## IV. Vergleich der Teilergebnisse

Vergleicht man die Ergebnisse der Befundanalysen aller drei Untersuchungsabschnitte, so zeigt sich, daß die *lichtmikroskopisch* erfaßbare Gruppierung tatsächlich zwei nach Läsionsmustern differenten Neuropathiegruppen entspricht und so eine erste Differenzierung neuropathischer Prozesse ermöglichen kann.

Die durch *Zählverfahren* abgegrenzten Modi des Nervenfaserbefalls stimmten mit einzelnen der elektronenmikroskopisch differenzierten Läsionstypen überein. Absteigend waren die axonalen Markfaserläsionen, aufsteigend der Läsionstyp markloser Nervenfasern, und den diskontinuierlichen Faserausfall zeigten die Entmarkungsneuropathien vom hypertrophen Typ.

---

Abb. 2o. Mischformen. (a) <u>Kombiniertes Mischsyndrom</u>. Nebeneinander Auftreten von axonalen Markfaserdegenerationen - AD - und Demyelinisierungen mit Zwiebelschalen-Bildungen. Spätmanifestation von peronealer Muskelatrophie (bei altersgemäßer Arteriosklerose). Vergr. 6.ooo. (b) <u>Mischsyndrom vom Infarkttyp</u>. Nekrobiose in einem umschriebenen Gewebsareal. Randständig treten wieder nervöse Strukturen auf: marklose Nervenfasern - R, Markfasern - Mf. Diabetische Neuropathie bei Angiopathie. Vergr. 6.ooo. (c) Diabetische Angiopathie. Capillare mit Vervielfältigung der Basalmembran ↑ . ED - Endothelzellen. Diabetische PN. Vergr. 6.ooo

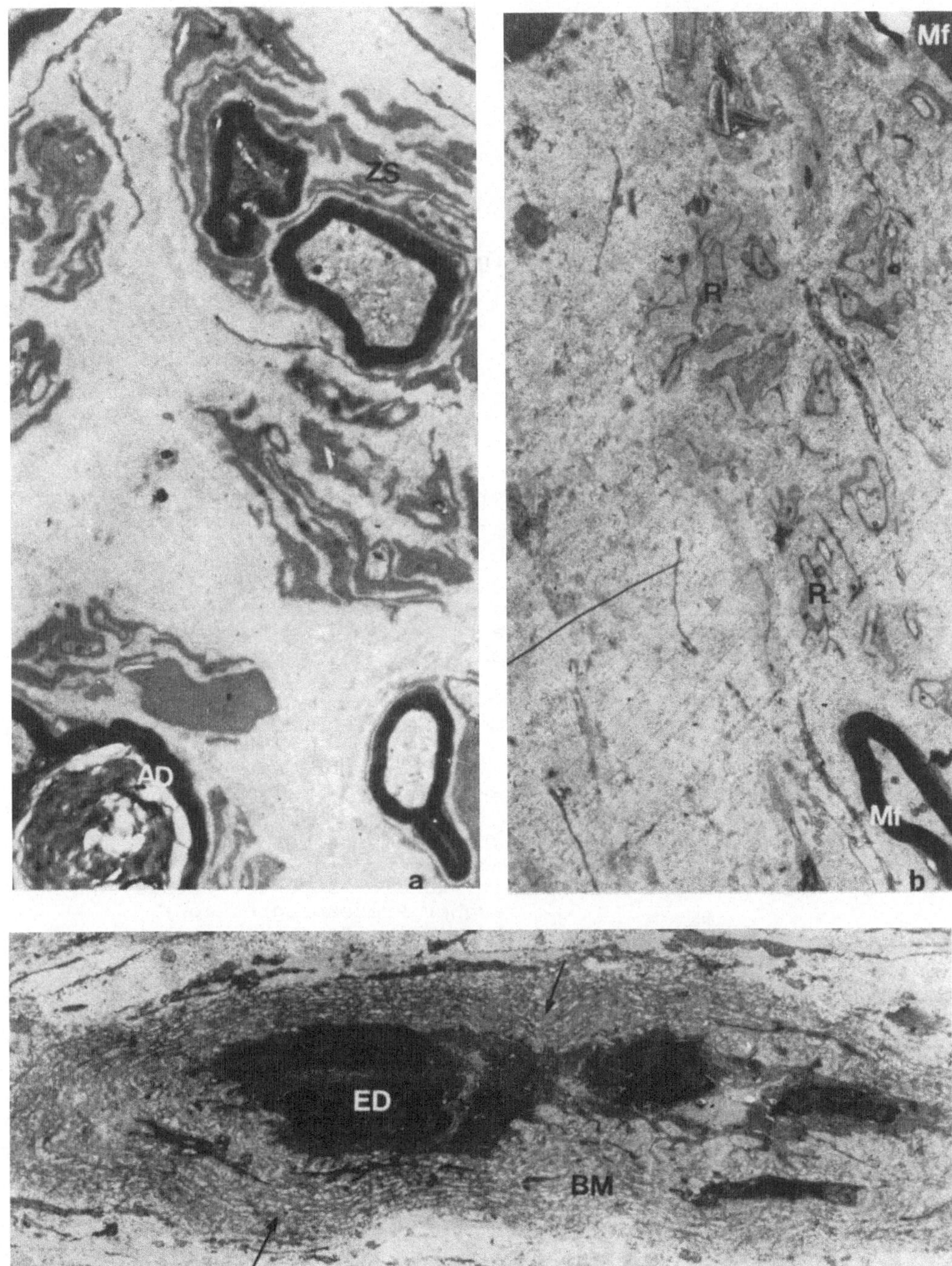

ZS
AD
a
Mf
R
R
Mf
b
ED
BM
c

# B. Gesamtergebnisse der Befundanalysen (Läsionstypen-Schema)

Betrachtet man die Ergebnisse aller drei Untersuchungsabschnitte gemeinsam, so läßt sich im Hinblick auf die Fragestellungen des allgemeinen Teiles feststellen:
Elektronenmikroskopie, Zählverfahren und Lichtmikroskopie lassen erkennen, daß bei Polyneuropathien zwischen kausalem Agens und klinischem Erscheinungsbild neuropathische "Zwischenprozesse" manifest werden, die vielfältig sind und nach Ort, Art und Ablauf der Parenchymveränderungen speziellen Läsionsmustern differenter Pathogenese entsprechen.

Diese "Muster" ergaben *Läsionstypen*, die bei Polyneuropathien folgende *Neuropathieformen* abgrenzen lassen:

I. Gruppe der axonalen Neuropathien
   Dazu gehören:
   1. Axonale Neuropathien vom Markfaserläsionstyp
      mit kontinuierlich-absteigendem Nervenfaserausfall
      a) Desintegrative Formen (mit axonalem Strukturzerfall und
                               rascher Prozeßprogression)
      b) Dystrophische Formen (mit axonaler Strukturvermehrung und
                              langsamer Prozeßprogression)
         Mögliche Differenzierung nach Art der vermehrten Axonstrukturen.
   2. Axonale Neuropathien vom Läsionstyp markloser Nervenfasern
      mit kontinuierlich-aufsteigendem Nervenfaserausfall

II. Gruppe der Entmarkungsneuropathien
    Dazu gehören:
    1. Entmarkungsneuropathien vom hypertrophen Typ
       mit Störung der Aufrechterhaltung des Myelins
       a) Elektive diffuse Entmarkungsneuropathien
       b) Kombinierte Entmarkungsneuropathien mit Axondegenerationen
    2. Entmarkungsneuropathien vom Typ der Leukodystrophien
       mit Abbaustörungen des Myelins
       a) Metachromatische Form
       b) Globoidzellige Form
       (c) Orthochromatische Form?)
    3. Entmarkungsneuropathien mit Strukturstörungen des Myelins

III. Mischformen
     1. Neuropathien vom kombinierten Mischtyp
     2. Neuropathien vom Infarkttyp

# C. Analyse der Spezifität der abgegrenzten Läsionstypen

Welche Spezifität kommt nun den verschiedenen Läsionstypen der Poly-
neuropathien zu? Sind sie Repräsentanten von Einzelkrankheiten oder
Reaktionsmuster von Krankheitsgruppen bzw. mit welchen Faktoren aus
Klinik und Ätiologie lassen sie sich in Beziehung setzen? Diese
Frage war nicht einheitlich zu beantworten.

*Axonale* Neuropathien vom *Markfaserläsionstyp* waren mit 31 von 35 Nerven
die größte Gruppe und kamen bei Fällen mit sehr verschiedenen peripheren Nervenkrankheiten vor. Diesem Läsionstyp kann keine Spezifität
für Einzelkrankheiten zukommen. Dies traf auch für seine beiden speziellen Formen zu. Bei den *desintegrativen* Neuropathien waren urämische,
Nitrofuran, INH, alkoholische, diabetische und ätiologisch ungeklärte
PN anzutreffen, und in der *dystrophischen* Gruppe zeigten sich metaneoplastische PN, peroneale Muskelatrophien, M. Friedreich und Friedreich-ähnliche Systematrophien sowie möglicherweise auch einige Formen von alkoholischen und diabetischen PN (s. Schema 5). Mit dieser
Repräsentanz erweisen sich auch diese speziellen Formen der axonalen
Markfaserläsionen als nicht für Einzelkrankheiten spezifisch, sondern
als krankheitsgruppen-bezogene *Reaktionsmuster*.

Das weist nun daraufhin, daß sehr verschiedenartige PN offenbar durch
einen gemeinsamen Läsionsmodus entstehen. Ist dieser für die jeweilige Krankheitsgruppe aber auch ein spezieller, d.h. besteht zwischen
den heterogenen PN der einzelnen Gruppen ein Zusammenhang, so fragt
sich:
1. ob ein und welcher gruppengemeinsame Parameter abzugrenzen ist,
in dem sich ein einheitlicher Läsionstyp wiederfinden könnte und
2. ob und wieso prinzipiell so verschiedene PN überhaupt zu einem
gemeinsamen Abschnitt der Krankheitsentstehung kommen können?

Ad 1.: Anfänglich schien es, als würde sich weder für die desintegrativen noch für die dystrophischen Neuropathieformen ein gruppenbezo-
genes Korrelat finden lassen. Erst bei besonderer Beachtung der Verlaufsformen ergaben sich gewisse Übereinstimmungen. Beim desintegrativen Neuropathietyp fanden sich vorwiegend PN mit akut-subakuten
und weniger mit subakut-chronischen Verläufen. PN der dystrophischen
Gruppe aber verliefen fast ausschließlich chronisch oder subakut.
Eine Gemeinsamkeit war also durch die Verlaufsform und damit durch
die Prozeßdynamik gegeben. Wenn sich aber in der Prozeßdynamik gemeinsame bzw. differenzierende Kriterien der axonalen Markfaserlä-
sionsgruppe manifestieren, dann sollten die verursachenden Faktoren
auch für die Manifestation von Desintegration und Dystrophie ent-
scheidend sein. Ob diese ursächlichen Faktoren dabei prinzipiell unterschiedlich oder nur von unterschiedlicher Intensität sind, bleibt vorläufig noch eine Frage der Diskussion.

Ad 2.: Wieso aber so verschiedene PN zu gemeinsamen ursächlichen
Faktoren, z.B. der Prozeßdynamik kommen, ist im Einzelnen auch noch
der Diskussion, nach Berücksichtigung spezieller Daten aus der Literatur, vorbehalten.

*Prinzipiell* zeichnet sich jedoch ab, daß die Entstehung eines <u>gruppen-gemeinsamen Reaktionsmusters</u> nicht an den verschiedenen primär-ätio-logischen Bedingungen liegen kann, sondern einer pathogenen Konstella-tion bedarf, die offenbar *intermediär* einheitlich von diesen ausgelöst wird. Damit kann ein für die ganze Gruppe gemeinsamer Abschnitt des neuropathischen Prozeßgeschehens gestartet werden, der sich dann im jeweils gleichartigen gruppenspeziellen Läsionstyp manifestiert.

Anders zeigen sich die Verhältnisse bei der kleinen Gruppe (4) des *Läsionstyps markloser Nervenfasern*. Diesem kommt eine *syndromenspezifische* Beziehung zu - er war ausschließlich bei sensorischen Neuropathien (vom ulcero-mutilierenden Typ) vertreten. Der primär betroffene Fa-sertyp prägt offenbar das spezielle klinische Syndrom.

<u>*Entmarkungsneuropathien*</u> hatten bereits differenzierte Spezifitätsbezie-hungen. Der Läsionstyp der *Strukturstörung* und die verschiedenen Formen der *Abbaustörungen* des Myelins erwiesen sich als für Einzelkrankheiten spezifisch. Diese Neuropathieformen sind Manifestationen spezieller Stoffwechselstörungen, die beim Typ der Strukturstörungen den Eiweiß-stoffwechsel (paraproteinämische PN), bei den Leukodystrophien den Lipidstoffwechsel betreffen. Speicherung der Produkte des gestörten Stoffwechsels ist den Leukodystrophien gruppengemeinsam.

Die häufig anzutreffenden (18 von 25) *hypertrophen* Entmarkungsneuro-pathien waren wiederum in mehreren Krankheitsgruppen vertreten und damit krankheitsbezogene *Reaktionsmuster*. Ein gemeinsamer Bezugsfaktor bot sich für diese Neuropathiegruppe weder aus den verschiedenen Grund-krankheiten, noch den klinischen Syndromen an. Festzustellen war nur, daß hypertrophe Neuropathien vor allem bei peronealen Muskelatrophien, aber auch beim Roussy-Levy-Syndrom und bei einigen Formen der diabe-tischen PN vorkommen. Mögliche gemeinsame Entstehungsfaktoren können bisher wiederum nur diskutiert werden.

Für die beiden speziellen Formen der hypertrophen Neuropathien ließen sich unter den peronealen Muskelatrophien, inklusive Roussy-Levy-Syndrom, jeweils gewisse, gemeinsame Bezugspunkte finden, die durch das Manifestationsalter charakterisiert waren. So traten bei den erst im Erwachsenenalter symptomgebenden Erkrankungen stets nur die mit *Axonläsionen kombinierten* Entmarkungssyndrome auf, während bei den pero-nealen Muskelatrophien mit schon im Kindesalter ausgeprägten klini-schen Syndromen die *elektiven* Formen ausschließlich, aber auch kombi-nierte Syndrome in Erscheinung traten. Eine Gemeinsamkeit scheint hier durch das Manifestationsalter bzw. den Verlauf und damit wiederum durch die Prozeßdynamik gegeben. Es stellt sich wieder die Frage, ob diese Differenzen der Dynamik nur unterschiedlich schweren, in ver-schiedenen Stadien angetroffenen oder aber prinzipiell unterschied-lichen Prozessen entsprechen.

Diabetische PN vom hypertrophen Typ waren ausschließlich beim kombi-nierten Entmarkungstyp anzutreffen.

Unter den Entmarkungsneuropathien war, im Hinblick auf die schon dif-ferenzierten Spezifitätsverhältnisse, das häufig vorkommende Phänomen (34 von 35) der unspezifischen Demyelinisierung bemerkenswert. Für dieses wird bei Leukodystrophien und hypertrophen Neuropathien eine gleichsam "letzte gemeinsame Endstrecke" der verschiedenen neuropa-thischen Prozesse erwogen.

Bei den <u>*Mischformen*</u> der Neuropathien erwiesen sich sowohl der *kombi-nierte* als auch der *Infarkttyp* als gruppenbezogene *Reaktionsmuster*. Sie hatten bereits jeweils gruppengemeinsame intermediäre Prozeßgeschehen bei verschiedenen primär-ursächlichen Erkrankungen abgegrenzt, die als diffuse oder lokale Mangeldurchblutung bei differenten Gefäßerkrankungen erfaßt wurden.

<u>Zusammenfassend</u> kann also festgestellt werden, daß die verschiedenen Läsionstypen der PN unterschiedliche Spezifität haben. Die Entmarkungsneuropathien vom Typ der Abbau- und Strukturstörung sind für Einzelkrankheiten spezifisch. Axonale Neuropathien, hypertrophe Entmarkungsneuropathien und Mischformen aber entsprechen speziellen krankheitsgruppen-bezogenen Reaktionsmustern, die Beziehung zu jeweils gemeinsamen Faktoren wie klinische Syndrome (sensorische Neuropathien) oder Prozeßdynamik (Verlauf, Schwere, Manifestationsalter) haben, oder aber bereits gemeinsame Intermediärprozesse erfassen lassen.

Schon aus der Allgemeinanalyse ergibt sich damit, daß die verschiedenen neuropathischen Prozesse der PN durch krankheitsspezifische oder/und krankheitsgruppen-spezielle Prozeßabläufe geprägt werden.

# D. Diskussion der Ergebnisse und pathogenetische Aspekte

Der Versuch, aus einer Allgemeinanalyse peripherer Nervengewebsveränderungen jene "Zwischenprozesse" bei Polyneuropathien zu erfassen,
die von den verschiedenen Grundkrankheiten ausgehend letztlich erst
zur neurologischen Erkrankung führen, hat überraschend vielfältige
und spezielle Resultate erbracht.

Es hat sich gezeigt, daß den Polyneuropathien (PN) verschiedenartige
Neuropathieformen von unterschiedlichem Läsionstyp zugrunde liegen,
die auf pathogenetisch differente Prozeßgeschehen hinweisen und als
"Zwischenprozesse" von Einzelkrankheiten oder Krankheitsgruppen impo-
nieren.

Dieses Ergebnis bringt für menschliche PN neue Daten. Aber es bringt
auch die Frage, ob sich die differenzierten Läsionstypen von Neuropathien als Manifestationen eigenständiger Entstehungsprozesse für
PN auch beweisen lassen dadurch, daß ihnen jeweils besondere kausale
Bedingungen der verschiedenen Grundkrankheiten zugehören.

Was die neuen Daten betrifft, haben PN bisher im Einzelnen mehrfach
Beschreibungen ihrer peripher-nervösen Veränderungen gefunden, als
Läsionsmodus aber standen immer noch nur die Wallersche Degeneration
oder die segmentale Entmarkung zur Abgrenzung. Nach deren überwiegen-
dem Auftreten wurden die PN zugeordnet. Dieser Zuordnung entspricht
die Gruppierung in axonale und entmarkende Neuropathien, und sie umfaßt damit lediglich die beiden Grundläsionstypen. Ihnen wurden zahlreiche Untersuchungen gewidmet, die Voraussetzung für die weitere
Differenzierung waren. Ohne Kenntnis dieser grundlegenden Läsionsmuster hätte sich die Vielfalt der beobachteten Phänomene am peripheren Nerven nicht so lückenlos einordnen lassen. Die Resultate der
vorliegenden Studie entsprechen daher einer Weiterführung der bisherigen Erkenntnisse, die durch die Abgrenzung der speziellen Läsionstypen auch erweitert werden konnten. Dieser unmittelbare Anschluß
an bekannte Ergebnisse von PN-Untersuchungen macht es erforderlich,
die Literatur dem Diskussionskapitel einzugliedern, ermöglicht es
aber auch, bisher bekannte Aspekte der Pathogenese für die eigenen
Untersuchungen anzuwenden. Damit erst konnten die Fragen nach den
Kausalfaktoren der verschiedenen speziellen Neuropathieformen diskutiert werden.

## I. Die axonalen Neuropathien

Sie hatten als PN mit Waller-artigen Syndromen die bisher umfangreich-
sten Beobachtungen in der Literatur gefunden.

## 1. Das Waller-Syndrom und "waller-artige" Neuropathien

Der Wallerschen Degeneration entspricht ein Gewebssyndrom von Sekun-
därveränderungen, die gesetzmäßig distal einer Nervenfaserläsion (an
der Kontinuitätsdurchtrennung beobachtet) ablaufen. Als Starter dieser
Veränderungen wurde in zahlreichen Untersuchungen (lichtmikroskopisch -
WALLER, 185o/1852; CAJAL, 1928; KRÜCKE, 1955; elektronenmikroskopisch -
TERRY u. HARKIN, 1959; VIAL, 1958; GLIMSTEDT u. WOHLFARTH, 196o;
WEBSTER, 1962; WECHSLER u. HAGER, 1962; LEE, 1963; NATHANIEL u. PEASE,
1963; O'DALY u. IMAEDA, 1967; SEILER u. SCHRÖDER, 197o) stets die
Schädigung des Axons gefunden. Es ist daher verständlich, daß jede
Erkrankung, die mit Axonveränderungen einhergeht, obligatorisch sekundär ein Waller-Syndrom ausbildet. Daß aber dieses Sekundärsyndrom
lange Zeit zur Charakterisierung und Bezeichnung einer ganzen Gruppe
von Neuropathien Verwendung fand, läßt sich nur daraus verstehen, daß
es im Gewebsbild axonaler Neuropathien die dominierenden und manchmal
sogar alleinigen Veränderungen stellt.

Diese *Veränderungen* des Waller-Syndroms wurden in zahlreichen Beobachtungen von Experimenten und Erkrankungen abgegrenzt. Sie bestehen
aus der Markscheidendesintegration, die als Kollaps um das degenerier-
te Axon aufgefaßt wird (SCHLAEPFER u. HAGER, 1964; LAMPERT, 1967) und
mit Markabbauprodukten einhergeht (TERRY u. HARKIN, 1959; GLIMSTEDT
u. WOHLFARTH, 196o; WECHSLER u. HAGER, 1962; NATHANIEL u. PEASE, 1963),
und weiter aus reaktiven Schwannzellveränderungen (Ribosomen-, Filamen-
ten- und Glykogen-Vermehrung: NATHANIEL u. PEASE, 1963; BLÜMCKE, 1963;
BLÜMCKE et al., 1965; BLÜMCKE u. NIEDORF, 1966; SEILER u. SCHRÖDER,
197o), mit Zellvermehrung (exp. 13-fach: ABERCOMBRIE u. JOHNSON, 1946)
und Bildung von Büngner-Bändern (BÜNGNER, 1891; GLIMSTEDT u. WOHLFARTH,
196o; OHMI, 1961; WECHSLER u. HAGER, 1962; LEE, 1963; NATHANIEL u.
PEASE, 1963; THOMAS, 1964; SEILER u. SCHRÖDER, 197o). In späten Phasen
treten dann mesenchymale Reaktionen mit zunehmender Fibrosierung (NA-
THANIEL u. PEASE, 1963; THOMAS, 1964) und auch Regenerationsphänomene
mit Axonsprossen und Regeneratkolben auf. Die Axonregenerate nehmen
vom proximalen Nervenstumpf ihren Ausgang und innervieren zunehmend
die Büngnerschen Bänder des distalen Stumpfes (ESTABLE-PUIG et al.,
1957; WECHSLER u. HAGER, 1962; WETTSTEIN u. SOTELO, 1963; BLÜMCKE u.
NIEDORF, 1965; TERRY u. HARKIN, 1957; OHMI, 1962). Für die bei Neuropathien ablaufenden Waller-Syndrome wurden noch einige weitere Details
beobachtet; so die Hyperneurotisation Büngnerscher Bänder (SCHRÖDER:
exp. INH, 1968), die dem Vorwachsen der im Überschuß neugebildeten
Axone entspricht, oder die Veränderungen später Regenerationsphasen,
die durch Aufsplitterung zu reifen Regeneratgruppen und durch Remyeli-
sierungen charakterisiert sind (SCHRÖDER, 1968/7o). Zusätzliche Daten
wurden auch über die Veränderungen markloser Axone und ihrer zugehörigen Schwannzellkomplexe gewonnen (SCHRÖDER: INH, 197o; s. OCHOA,
Zsfs. 197o), die bei der Wallerschen Degeneration vor allem von TAXI
(1959) sowie O'DALY u. IMAEDA (1967) Aufmerksamkeit gefunden haben.
Für die Schwannzellveränderungen konnten *fasertypen-spezifische* Reaktionen
nachgewiesen werden: es folgen die Büngner-Bandformationen den axonalen Markfaserdegenerationen, während sich nach Degenerationen markloser Nervenfasern Schwannzellen mit "plate-like processes", d.h. mit
zahlreichen dünnen, plattenartig-parallel gelagerten Fortsätzen entwickeln (OCHOA: INH, 197o; OCHOA u. VIAL: chron. Neuropathien, 1967;
OCHOA u. MAIR: Altersveränderungen, 1969). OCHOA konnte aus den verschiedenen Studien auch nachweisen, daß das *Neben* einander degenerativer
und regenerativer Veränderungen ein charakteristisches "pattern"
chronischer Neuropathien ist.

Alle diese Daten haben das Veränderungsspektrum des Waller-Syndroms
in seiner ganzen Breite abgegrenzt. Den Beobachtungen bei Neuropathien,
insbes. der Differenzierung fasertypenspezifischer Phänomene kommt
dabei besondere Bedeutung in der Diagnose zu, erlauben sie doch auch
bei Fehlen rezenter, degenerativer Axonveränderungen die Zuordnung
zum Läsionstyp. Und rezente Veränderungen fehlen, besonders bei subakut-chronischen Neuropathien, nicht selten, wie am eigenen Material
an 25 von 65 Nerven beobachtet wurde.

Die eigenen Untersuchungen ließen das ganze Spektrum dieses Waller-
Syndroms bei den axonalen Neuropathien wieder antreffen, und die oft
im Vordergrund stehenden Veränderungen an Markscheiden und Schwannzellen sowie die Regenerationszeichen konnten als *Sekundärphänomene* abgegrenzt werden. Formationsbildungen der Schwannzellen erlaubten fa-
sertypenspezifische Zuordnungen, und die Folge ihres Auftretens gab
mehrfach Hinweise auf die Folge des Nervenfasertypenbefalls. An
Schwannzellen mit "plate-like processes" wurden beim Läsionstyp markloser Nervenfasern bizarre und erhebliche Proliferationen gefunden.
Beim Markfaserläsionstyp waren die Sekundärsyndrome nach dem Ausmaß
der Veränderungen und dem erreichten Reifegrad der Regeneration unterschiedlich.

Durch ein Waller-Syndrom charakterisierte *Neuropathien* wurden zahlreich
beschrieben und sind besonders als toxische Formen und bei Mangelsyn-
dromen anzutreffen. Zugeordnet waren ihnen unter den experimentellen
Formen die Neuropathien durch INH und Nitrofurane (KLINGHARDT, 1963/65/
67; INH: SCHLAEPFER u. HAGER, 1964; SCHRÖDER, 1968/7o), durch Hg-
Intoxikation (MIYAKAWA et al., 197o), im Hinblick auf die Minimata-
Krankheit (s. KURLAND et al., 196o) von besonderem Interesse, durch
organische P-Verbindungen wie TOCP (Tri-ortho-kresyl-phosphat: CAVANAGH,
1954/64; BISCHOF, 1967; PRINEAS, 1969), bekannt aus verschiedenen In-
toxikationsepidemien (z.B. USA 193o "ginger paralysis") oder pBAU (p-
Brom-phenylacetylharnstoff: CAVANAGH et al., 1968; BLAKEMORE u. CAVA-
NAGH, 1969). Aber auch die Acrylamid-Neuropathie (PRINEAS, 1969) und
periphere Nervenveränderungen durch Cytostatica, untersucht am Vincristin (GOTTSCHALK et al., 1968; SCHLAEPFER, 1971) sowie die Thiamin-
mangel-Neuropathie (COLLINS et al., 1964; PRINEAS, 197o) gehören
diesem Neuropathietyp zu.

Unter den Humanerkrankungen fanden sich die Nitrofuran- (COLLINS, 196o
ELLIS, 1962; LOUGHRIDGE, 1962; ASHBURY, 1963; VOLLES et al., - axonal
1972) und INH-Neuropathie (OCHOA, 197o), die Neuropathien durch Thalidomid (FULLERTON u. O'SULLIVAN, 1968; KLINGHARDT, 1965), As (CHUTTANI,
1969; OHTA, 197o) und durch Vincristin (MORESS, 1967; GOTTSCHALK et
al., 1968; BRADLEY et al., - axonal - 197o). Oxychinoline werden ursächlich für die im japanischen Raum beschriebene SMON (subacute
myelo-optico-neuropathy) diskutiert (TSUBAKI et al., 197o), deren
Neuropathie Axonläsionen (MIYAKAWA et al., 197o) von waller-artigem
Charakter aufweist. In unseren Breiten sind einzelne Kasuistiken über
Polyneuropathien (auch Opticusatrophien) bei Oxychinolinen beobachtet
worden (Enterovioform, Mexaform: KAESER u. WÜTHERICH, 197o). Chronischer Alkoholabusus (DYCK et al., 1968; WALSH u. McLEOD, 197o), Beri-
Beri (PEKELHARING u. WINKLER, 1893; DENNY-BROWN, 1958), Urämie
(MARIN u. TYLER, 1961; ASHBURY et al., 1963; THOMAS et al., 1971) und
intermittierende Porphyrie (CAVANAGH u. MELLICK, 1965) scheinen als
weitere Ursachen auf.

Diese Beobachtungen haben die Häufigkeit des Vorkommens waller-artiger
Neuropathien erfaßt, und die Vielfalt an Erkrankungen und Auslöser-
bedingungen gibt einen ersten Hinweis auf die Komplexität der Ent-
stehungsmechanismen von axonalen Neuropathien.

Aber eine noch so subtile und umfangreiche Erfassung des Waller-
Syndroms erbrachte den axonalen Neuropathien keinen weiteren Zuwachs
an Differenzierung.

Eine Gruppe von Erkrankungen nach ihren *Sekundär*veränderungen zu klas-
sifizieren, bedeutet aber auch, ein Pferd vom Schwanz her aufzuzäumen.
Bei einer Betrachtungsweise, die nach zwar dominierenden, aber doch
stets nur konsekutiven Veränderungen orientiert ist, findet das *spezifische Substrat* der neuropathischen Prozesse, das im speziellen Fall
die Veränderungen der Axone ist, keine Berücksichtigung - weder nach
der Art noch der Verteilung.


## 2. Die verschiedenen Typen axonaler Prozesse

Erst mit der Erfassung von Veränderungen, die für das Nervengewebe
*primär* sind, lassen sich prozeß-spezifische Kriterien und damit eine
Differenzierung von Läsionstypen finden.


## a) Verteilungstypen

Aus Untersuchungen der *Verteilungsmuster* hatten sich erste Hinweise
auf die Heterogenität axonaler Neuropathien ergeben. Berücksichtigung
fand die Verteilung in der Längsausbreitung und im Nervenfaserspektrum.

α) Die Ausbreitung in der *Längsrichtung*, am autoptischen Material untersucht, läßt bei axonalen Degenerationsprozessen einen distal akzentu-
ierten Verteilungstyp erkennen, der besonders bei subakut-chronischen
Prozessen einem "dying back" Muster entspricht. Dieses konnte wiederum
in einen INH- oder Prophyrie-Typ und einen organischen P-Typ aufgegliedert werden (CAVANAGH, 1967/54/65). Nur letzterer ist ausschließlich distal lokalisiert und betrifft jeweils die längsten Neurone.
Er geht mit spinalen Strangdegenerationen, besonders der Hinterstränge,
einher. Der INH-Typ zeigt wohl eine distale Akzentuierung, jedoch auch
proximale Veränderungen. Als determinierender Faktor wird die Größe
der motorischen Einheit diskutiert. Spinale Strangdegenerationen treten eher selten und spät auf.

β) Dieser Differenzierung axonaler Prozesse nach der Längsverteilung
entsprach auch schon eine gewisse Verteilung der Veränderungen im *Nervenfaserspektrum*. Beim organischen P-Typ waren vor allem die großen,
sensorischen Nervenfasern betroffen, während beim INH-Typ diese länger ausgespart blieben und motorische neben sensorischen Fasern betroffen wurden.

Dieser qualitativen Aufschlüsselung der Faserspektrumsveränderungen
stehen zahlreiche *quantitative* Untersuchungen gegenüber, die den Befall
der einzelnen kaliber-differenten Nervenfaserklassen erfaßten. Sowohl
für das Spektrum bemarkter als auch unbemarkter Nervenfasern waren
Normalwertbereiche und Verteilungstypen (Markfaser - bimodal, marklose Nervenfasern - unimodal, im Alter bimodal) abgegrenzt (O'SULLIVAN
u. SWALLOW, 1968; DYCK u. LAMBERT, 1966; OCHOA u. MAIR, 1969). Pathologische Veränderungen wurden bisher vor allem am Markfaserspektrum
($2\mu$-$14\mu$ bzw. $17\mu$) untersucht. Sie zeigten bei der Mehrzahl der axonalen Neuropathien vor allem die großkalibrigen Markfasern reduziert bis
ausgefallen, meist von Faserreduktionen im Gesamtspektrum begleitet.
Solche Verhältnisse wurden angetroffen für Neuropathien bei Urämie
(THOMAS et al., 1970), Alkoholismus (WALSH u. McLEOD, 1970), Thali-

domid (FULLERTON u. O'SULLIVAN, 1968; O'SULLIVAN u. SWALLOW, 1968)
und INH (OCHOA, 197o), ebenso wie beim M. Friedreich (McLEOD, 1971;
DYCK et al., 1968) und der sensorischen Neuropathie (DYCK, 1966).
Ein vorwiegender Befall kleinkalibriger Markfasern zeigte sich bisher
lediglich an einem Fall einer Amyloidneuropathie (DYCK u. LAMBERT,
1969), bei der elektronenmikroskopische Untersuchungen ein besonderes
Betroffensein markloser Nervenfasern erkennen ließen.

Über quantitative Untersuchungen an marklosen Nervenfasern liegen
Befunde bei der INH-Neuropathie (OCHOA, 197o) und bei Altersveränderungen (OCHOA u. MAIR, 1969) vor, die vor allem die Regenerate be-
werten.

Die eigenen quantitativen Untersuchungen des Markfaserspektrums bei
den axonalen Neuropathien ergaben 2 *Läsionstypen des Nervenfaserbefalls*,
die eine unterschiedliche, elektive Schädigung der einzelnen Nervenfaserklassen erkennen ließen.

Der *kontinuierlich-absteigende* Faserläsionstyp betraf vor allem großkalibrige Markfaserklassen, er kam häufig und bei sehr verschiedenen
PN vor. Diabetische, alkoholische, Nitrofuran- und ungeklärte Neuropathien, M. Friedreich und einzelne peroneale Muskelatrophien waren
vertreten.

Der *kontinuierlich-aufsteigende* Läsionstyp war selten und ausschließlich bei sensorischen Neuropathien zu finden. Er betraf unter den
Markfasern zuerst die kleinkalibrigen, startet aber an marklosen Nervenfasern, wie die elektronenmikroskopischen Untersuchungen gezeigt
haben.

Lassen sich nun für diese Differenzierung schon besondere pathogenetische Faktoren bzw. Besonderheiten hinsichtlich klinischer Manifestationen finden?

Bezüglich der *Pathogenese* ergaben sich bisher wenig konkrete Hinweise
für das Substrat solcher fasertypischen Läsionen.

Denn es gibt weder Daten über die für einzelne Fasertypen dominierenden
Stoffwechselkompartements, noch läßt die Vielzahl der ursächlichen Erkrankungen bisher gemeinsame pathogene Konstellationen erkennen. Die
bekannten Fakten, daß großkalibrige Markfasern eher druckempfindlich
und die kleinkalibrigen, vor allem marklosen Fasern, eine gewisse
Vulnerabilität gegenüber chemischen Substanzen (Cocain, Lokalanästhe-
tica) aufweisen, helfen für die Fragestellung nicht weiter.

Konkreter stellten sich aber die Beziehungen zwischen den lädierten
Nervenfasertypen und den *klinischen Manifestationen* dar.

Die Differenzierungen der Faserpopulationen peripherer Nerven hinsichtlich Faserdicke, Leitgeschwindigkeit und Funktion haben gezeigt, daß
die dicken, großkalibrigen A-Fasern mit den schnellsten Leitgeschwindigkeiten, in der Subgruppe $A_\alpha$ motorische Funktionen und propriocep-
tive Reize leiten, in der $A_\beta$ Gruppe taktile Empfindungen, in der $A_\gamma$
Gruppe Efferenzen zu den Muskelspindeln führen und der Gruppe $A_\delta$ neben
gewissen Druckqualitäten Temperaturempfindungen und Schmerzsensationen (schneller Schmerz) zukommt. Die B-Gruppe findet sich nur in prä-
ganglionären Fasern des vegetativen Nervensystems vertreten, und für
die kleinst-kalibrigen, langsam leitenden Fasern der C-Gruppe werden
vor allem Schmerzsensationen (langsamer Schmerz), auch gewisse Tempe-
raturqualitäten und vegetative Funktionen (postganglionäre Fasern)
angegeben.

In den Hautnerven, wie bei Neuropathien quantitativ untersucht, finden sich aus diesen Nervenfasergruppen nur die $A_\beta$, die $A_\delta$ und die
C-Fasern vertreten.

Jeder Funktionsgruppe kommen Nervenfasern eines bestimmten Durch-
messerbereichs zu, dessen Werte jedoch bisher nicht ganz einheitlich
abgegrenzt wurden. Von den Funktionsgruppen der Hautnerven werden der
$A_\beta$-Gruppe Nervenfasern von 5µ-12µ bzw. 12µ-14µ zugeordnet, für die
$A_\delta$-Gruppe 2µ-5µ bzw. 1µ-9µ dicke Nervenfasern beschrieben, und die
C-Fasern zwischen o,5µ-2µ bzw. o,4µ-1,2µ angegeben (ERLANGER u.
GASSER, 1937; GANONG, 1971).

Wo immer der Durchmesserbereich der einzelnen Gruppen seine endgülti-
gen Grenzen erhalten wird, für die im Nervenfaserspektrum erfaßten
Veränderungen und deren Funktionsausfälle lassen sich wohldefinierte
Beziehungen ableiten.

*Ausfall kleinkalibriger Nervenfasern* (1µ-4µ), wie beim kontinuierlich-auf-
steigenden Läsionstyp, bedeutet jedenfalls früh vegetative Störungen
und eine Beeinträchtigung von Schmerz- und Temperaturempfindungen.
Erst mit dem aufsteigenden Befall des Faserspektrums werden auch die
anderen sensiblen Qualitäten und evtl. motorische Funktionen gestört.
Dieses Verhalten entspricht dem klinischen Verlauf sensorischer Neuropathien (ulcero-mutilierender Typ), die mit trophischen Störungen
und Auftreten schmerzloser Ulcera beginnen und letztlich auch ein
peroneales Syndrom entwickeln können.

*Ausfall großkalibriger Markfasern* (17µ-1oµ), wie beim kontinuierlich-ab-
steigenden Läsionstyp, bedeutet (bezogen auf den untersuchten sensorischen N. suralis) Ausfall taktiler Qualitäten und Temperaturempfindungen bei länger erhaltenen Schmerzqualitäten. Anzunehmen wäre aus
den Bedingungen dieses Läsionstyps, daß die großkalibrige $A_\alpha$-Gruppe
(nach GANONG 12µ-2oµ) gemischter Nerven auch früh betroffen ist. Dies
würde früh einsetzende Störungen motorischer Funktionen und auch pro-
prioceptiver Sensibilitätsqualitäten verständlich machen und die beim
axonalen Markfaserläsionstyp häufig auftretenden senso-motorischen
Neuropathiesyndrome erklären.

Offen bleibt die Frage, ob sich der Läsionstyp großkalibriger Markfasern hinsichtlich des vorwiegenden Befalls motorischer und sensibler
Fasern weiter differenzieren läßt, wie nach CAVANAGH anzunehmen wäre.
Sieht man von den eigentlichen sensorischen Neuropathien ab, werden
zwar bei Polyneuropathien vorwiegend gemischte Syndrome klinisch manifest, aber unter den als axonal abgegrenzten Formen sind doch für
die Porphyrie-Neuropathie ein vorwiegend motorisches Syndrom und für
Frühstadien von alkoholischen oder diabetischen Neuropathien vorwiegend sensible Symptome zu beobachten (s. WEINGARTEN, 1971). Dies
läßt für manche Fälle doch Befallsdifferenzen motorischer bzw. sensibler Nervenanteile annehmen.

Der vorwiegende Ausfall großkalibriger Markfasern in sensiblen Nerven
bietet für Neuropathien dieses Läsionstyps aber auch eine Erklärung
der häufig vorkommenden dysaesthetischen bzw. schmerzhaften Sensationen oder Hyperpathien an.

Ein spinales präsynaptisches Kontrollsystem (Substantia gelatinosa
Rolandi) reguliert den Einfluß sensibler Impulse und zeigt sich abhängig vom normalen Proportionsverhältnis zwischen groß- und kleinkalibrigen Fasern. Mit dem Ausfall großkalibriger Nervenfasern fällt
die normale, präsynaptische Hemmung des Impulseinflusses weg, und
damit kann der "input" jeglichen Reizes der noch erhaltenen kleinka-

librigen Nervenfasern ungehindert passieren, summiert und letztlich
ein "trigger" des Aktionssystems für Schmerz (T-System-Transmissions-
zellen) werden (MELZACK u. WALL, 1965; WALL, 1964).

LOURIE u. KING (1966) konnten aus Zonen mit Hyperpathien, Hyperalgesien
oder Paraesthesien anhand neurohistologischer Befunde jeweils das
Überwiegen kleinkalibriger Nervenfasern nachweisen, und OCHOA (197o)
stellt die Proportionsverschiebung bemarkter zu unbemarkten Nervenfasern für die "imbalance" afferenter Impulse auch bei der INH-Neuropathie zur Diskussion.

Das "pattern" klinischer Symptome steht also ohne Zweifel in einer
engen kausalen Beziehung zu den betroffenen Nervenfaserklassen der
speziellen Läsionstypen.

Nach den ersten Differenzierungen axonaler Neuropathien durch die
Verteilungsuntersuchungen bot sich eine weitere Aufschlüsselung dieser Neuropathiegruppe aus den Untersuchungen über die _Art der Axon-
veränderungen_ an, aus denen sich verschiedene Typen der Axonläsionen
abzeichneten.


## b) Axonläsions-Typen und ihre Neuropathieformen

Über die _Art der Axonveränderungen_ lagen bei menschlichen Neuropathien
kaum Daten vor. Die Erfassung einzelner Axonbestandteile ist erst im
Feinstrukturbereich und damit beim Menschen nur aus Biopsieuntersu-
chungen möglich. Solche waren hinsichtlich Axonveränderungen bisher
erst bei der INH- und der Alkohol-Neuropathie des Menschen analysiert
worden (OCHOA, 197o; BISCHOFF, 1971). Bei der INH-PN werden Desintegration von Axonstrukturen mit frühen Filamentenzerfall beschrieben,
bei der alkoholischen Neuropathie treten Verklumpung und Auflösung
von Neurofilamenten sowie Proliferation des endoplasmatischen Reticulums auf.

Hier schließen nun wiederum _eigene Untersuchungen_ an, und zwar mit
jenen Daten, die sich für die Differenzierung axonaler Neuropathien
als eine wesentliche Grundlage erwiesen haben.

Waren Axonläsionen direkt erfaßbar, traten sie als Zerfall oder Vermehrung von Strukturen auf und konstituierten zwei Syndrome, die als
_desintegrativ_ und _dystrophisch_ abgegrenzt wurden.

Vergleichbare Befunde aus der _Humanpathologie_ ließen sich für den desintegrativen Typ der Axonläsionen aus den vorher erwähnten Untersuchungen finden, das Vorliegen der als dystrophisch beschriebenen Veränderungen war bei menschlichen PN bisher unbekannt.

Vergleichbare Befunde für beide Typen von Axonläsionen kamen jedoch
aus der _experimentellen Neuropathieforschung._ _Desintegrative Veränderungen_
wurden als klassischer Befund der degenerativen Phänomene bei Kontinuitätsdurchtrennung des Axons (wie z.B. bei Waller-Syndromen) sowie
bei INH-PN und anderen toxischen Neuropathien, z.B. Hg-Intoxikation,
angetroffen.

Nicht so klar lagen die Verhältnisse für die als _dystrophisch_ beschriebenen Axonveränderungen.

### α) Die Axon-Dystrophien
1. Sie waren nach _Art, Vorkommen und Pathogenese_ schwieriger zuzuordnen,
denn Vermehrung bzw. Anhäufung axonaler Strukturen treten unter ver-

schiedensten Bedingungen auf. LAMPERT (1967) hat für diese mit Strukturvermehrung einhergehenden Axonveränderungen eine Differenzierung
versucht und klassifiziert solche reaktiver, regenerativer und eigentlich dystrophischer Art.

*Reaktiv* sind Axonveränderungen, die nach Beeinträchtigung der axonalen
Kontinuität beidseits der Läsion auftreten. Sie wurden bei Durchtrennungsversuchen beobachtet, und zwar an isolierten Nervenfasern (FRIEDE,
1964), an peripheren Nerven (ESTABLE et al., 1957; VIAL, 1958; WECHS
LER u. HAGER, 1962; WEBSTER, 1962; LEE, 1963; MELAMED u. TRUJILLO-CENOZ,
1963), am Rückenmark (SCHLOTE, 1964; LAMPERT u. CRESSMANN, 1964; LAM
PERT, 1967) und am N. opticus (SCHLOTE, 197o). Sie erreichten in den
proximalen Stümpfen besonders spinaler Fasersysteme erhebliche Ausmaße, die bis zu Schollenbildungen führen können, in den distalen
Stümpfen treten sie nur passager in Erscheinung, wie besonders an peripheren Nerven beobachtet wurde (WEBSTER, 1962; VIAL et al., 1958).
Als reaktiv werden auch die Axonveränderungen im ZNS in der Nähe von
Wunden, Nekrosen, Hämorrhagien und Tumoren aufgefaßt, ebenso die focalen Axonanschwellungen im Bereich von Entmarkungszonen (LAMPERT,
1967). Die bei diesem reaktiven Typ angehäuften Axonstrukturen entsprachen elektronenmikroskopisch Mitochondrien, dense bodies, Vesikeln, tubulären Zisternen und gelegentlich Neurofilamenten. Erklärt
wurden die reaktiven Axonveränderungen durch das Phänomen des proximodistalen Axonflows, der erstmalig an ligierten Nervenfasern von WEISS
(1944, s. 1967) und seiner Schule (WEISS u. HISCOE, 1944) beobachtet
wurde. Der Unterbrechung oder Behinderung dieses "flows" folgt eine
Anhäufung der im Axon transportierten Strukturen oberhalb der Läsionsstelle. Diskutiert wird, ob eine de novo-Synthese der angehäuften
Strukturen, besonders der dem endoplasmatischen Reticulum zugehörigen
Tubuli und Zisternen, im Axon oder vor allem im Perikaryon vorgegangen
ist. Die im distalen Stumpf auftretenden Organellenanhäufungen werden
durch einen läsionsorientierten, bidirektionalen Axonplasmastrom (s.
LUBINSKA, 1964; s. ZELENA et al., 1968) erklärt.

Mitochondrien, membran bodies, Neurofilamente, vor allem aber vesiculäre und tubuläre Strukturen kennzeichnen auch die Axonveränderungen
des Wachstumskolben auswachsender *Regenerate* (WECHSLER u. HAGER, 1962;
BLÜMCKE u. NIEDORF, 1965; LAMPERT u. CRESSMANN, 1964; SCHLOTE, 1964;
LAMPERT, 1967). Regenerate entwickeln sich an peripheren Nerven bald
und reichlich aus kleinen, reaktiven Axonauftreibungen, während an
zentralen Nervenfasern (RM) die reaktiven Veränderungen mächtig, die
Regenerationsversuche jedoch spärlich und oft frustan sind (CRESSMANN
u. LAMPERT, 1964; SCHLOTE, 1964).

Schließlich bleiben noch die eigentlich *dystrophischen* Axonveränderungen.
Sie wurden feinstrukturell erstmalig beim experimentellen Vit.E-Mangel
beschrieben (LAMPERT et al., 1964/1964), bei dem sie an spinalen Fasersystemen in der Hinterstrangkernregion am.stärksten in Erscheinung
traten. Die vermehrten Axonstrukturen rekrutierten sich aus Mitochondrien, Vesikeln, dense bodies und reichlich Neurofilamenten, die in
manchen Axonabschnitten der einzig abnorme Befund waren. Weiter wurden
besondere tubuläre Strukturen in paralleler, ringförmiger oder verzweigt-netzförmiger Anordnung gefunden; gelegentlich auch ein elektronendichtes Material, das ohne Membranbegrenzung im Axoplasma auftrat.
Lokalisiert waren diese dystrophischen Veränderungen im Verlauf der
Axone vor allem in terminalen Abschnitten, gegen proximal nahmen sie
an Intensität ab. Betroffene Synapsen konnten ihre speziellen Strukturen verlieren. Die jeweils betroffenen Abschnitte der Axone werden
vergrößert und konnten bis zu *Schollenbildung* aufgetrieben werden.

Diese Schollenbildungen sind Veränderungen, die lichtmikroskopisch
als eosinophile Gebilde bekannt und bei den verschiedensten experimentellen und humanen Bedingungen (s. JELLINGER, 1973) beobachtet
wurden. Axonschollen konnten als dystrophische Veränderungen seither
mehrfach feinstrukturell identifiziert werden. Unter experimentellen
Bedingungen gelang der Nachweis dystrophischer Axonveränderungen bei
verschiedenen Intoxikationen. Früh wurden die schollenartigen "ghost
cells" der β-β'-Iminodipropionitril-Intoxikation (experimenteller
Neurolathyrismus) als Axondystrophien aufgeklärt. Sie waren allerdings in mehr proximalen Abschnitten der Vorderhornzellregionen lokalisiert (ULE, 1962; CHOU u. HARTMANN, 1964/65). Dystrophisch sind
auch die Axonveränderungen bei Intoxikationen mit organischen Phos-
phorverbindungen (TOCP: BISCHOFF, 197o; PRINEAS, 1969; p-BAU: BLAKE-
MORE u. CAVANAGH, 1969) mit Diäthyl-dithiocarbamat (HOWELL et al.,
197o) und mit Acrylamid (PRINEAS, 1969), bei denen wiederum vor allem
Hinterstrangkernregionen und terminale Abschnitte (synaptische, präsynaptische Zone) von Neuriten und Dendriten mit nach proximal abnehmender Intensität betroffen waren.

Unter den spontanen Tiererkrankungen wurden dystrophieartige Axon-
strukturvermehrungen bei der Dystonia musculorum der Mäuse (hereditäre sensorische Neuropathie) (JANOTA, 197o) und bei der Swaybacker-
krankung der Lämmer (CANCILLA u. BARLOW, 1969) beschrieben.

Elektronenmikroskopische Untersuchungen konnten auch bei Humanerkrankungen Axondystrophien nachweisen. Bei der infantilen neuroaxonalen
Dystrophie (SEITELBERGER, 1952) erscheinen solche Axonveränderungen
im gesamten Grau des ZNS, besonders sind spinale Fasersysteme des
Hinterstrangkernbereichs und ihre terminalen Abschnitte betroffen
(HEDLEY-WHITE et al., 1967/68; KAMOSHITA et al., 1968; HERMANN et al.,
1969; TOGA et al., 197o). Unter den verschiedenen vermehrten Strukturen stehen bei dieser Erkrankung besonders die enorme Proliferation
tubulärer Strukturen des endoplasmatischen Reticulums und verzweigte
tubulo-vesiculäre Profile im Vordergrund.

Dystrophische Axonveränderungen im Bereich cerebraler Synapsen wurden
auch bei diagnostisch unklaren kindlichen Fällen mit psychomotorischer
Retardation und Epi-Anfällen (GONATAS et al., 1965/67) sowie bei M.
Alzheimer (GONATAS et al., 1967; GONATAS u. GAMBETTI, 197o) an Biopsie-
untersuchungen beschrieben. Auch am Aufbau der senilen Plaques sind
veränderte terminale Axonabschnitte beteiligt (s. TERRY u. WIESNIEWSKI,
197o), und letztlich wurde auch für die im Alter auftretenden Schollenbildungen des Hinterstrangkernbereiches der Nachweis von Axondystrophien erbracht (JELLINGER u. JIRASEK, 1971).

Unter diesen menschlichen Erkrankungen mit Axondystrophien konnten
BERARD-BADIER et al. (1971) bei der infantilen neuro-axonalen Dystrophie erstmalig auch Veränderungen am peripheren Nerven eingehend analysieren. Positive Biopsiebefunde lagen schon von DUNCAN et al. (197o)
vor. BERARD-BADIER fand die dystrophischen Axonveränderungen zahlreich
vorhanden, wieder besonders distal lokalisiert (jetzt im Bereich intra-
muskulärer Nervenfasern sowie neuromuskulärer Endorgane) und qualitativ gleichartig, jedoch quantitativ deutlich geringer als zentral
ausgeprägt. Mag sein, daß diese quantitativen Verhältnisse ein Grund
sind, warum bei Humanerkrankungen im Vergleich zur Fülle der Beschreibungen an zentralen Nervenfasern kaum Beobachtungen dystrophischer
Syndrome an peripheren Nerven vorliegen.

An *peripheren* Nerven wurden dystrophische Axonveränderungen jedoch
unter experimentellen Bedingungen mehrfach beobachtet. Bei der TOCP-
Neuropathie wurden vermehrte Neurofilamente und Neurotubuli, Mito-

chondrien und eine Proliferation der Zisternen des endoplasmatischen
Reticulums beschrieben (BISCHOFF, 1967). PRINEAS kommt das Verdienst
systematischer Untersuchungen von Axonveränderungen bei experimentellen Neuropathien zu. Er fand tubulo-vesiculäre Strukturen bei TOCP-
PN, filamentöse Strukturen bei Acrylamid-PN und abgeflachte Tubuli
und Säcke bei Thiaminmangel vorwiegend angehäuft, stets neben vermehrten Mitochondrien und Membrankörpern. Distale Akzentuierung mit
nach proximal abnehmender Intensität lagen vor.

Aus all diesen Beobachtungen läßt sich erkennen, daß Vermehrung und
Anhäufung von Axonstrukturen nicht unmittelbar krankheitsspezifisch
sein können, sondern einer *Axonreaktion* entsprechen.

An solchen Reaktionen nehmen jeweils alle Axonstrukturen teil, einzelne möglicherweise bei verschiedenen Grundursachen nicht immer gleich-
stark involviert, und abnorme Formationen werden gebildet. Die Lokalisation wird durch ein häufig wiederkehrendes Verteilungsmuster mit
distaler Akzentuierung und besonderer Bevorzugung des Hinterstrang-
systems charakterisiert, vor allem bei den eigentlich dystrophischen
Formen.

Die Annahme wird nahegelegt, daß solche Axonreaktionen die Gemein-
schaftlichkeit eines *Reaktionstyps* haben, der erst über spezielle,
intermediäre Bedingungen aus zahlreichen Kausalfaktoren entsteht.

Gibt es nun für diese mit Strukturvermehrung und -anhäufung einhergehenden Axonveränderungen, im Besonderen für die eigentlich dystrophische Gruppe, einheitliche Entstehungsbedingungen? D.h. lassen sich
trotz vielfältiger Kausalmomente gleichartige spezielle Auslöserbe-
dingungen finden?

Daß die Beantwortung dieser Frage letztlich unvollständig bleibt,
sei vorweggenommen, denn die *Pathogenese* der Axondystrophien ist noch
nicht abgeklärt. Aber einzelne <u>Teilfaktoren</u> sind bekannt, und viele
Möglichkeiten oder Hypothesen werden diskutiert (s. JELLINGER, 1973).

LAMPERT z.B. hat als Folge des metabolischen Mangelsyndroms (Vit.E-
Versuche) eine kompensatorische Axonreaktion mit erhöhter metabolischer
Aktivität angenommen. An eine kompensatorische Reaktion wird auch bei
der Proliferation des endoplasmatischen Reticulums gedacht (BISCHOFF,
1967; BERARD-BADIER et al., 1971), von der bekannt ist, daß sie, z.B.
in Leberzellen durch Phenobarbital (JONES u. FAWCETT, 1966) oder $CCl_4$
(STENGER, 1966) induziert, einer Art Detoxikationsreaktion entspricht.

HEDLEY - WHITE et al. (1968) haben bei der neuro-axonalen Dystrophie
eine primäre Synapsenaffektion diskutiert mit Verlust des synaptischen
"inputs", gefolgt von einer transsynaptischen Neuronendegeneration.
BLAKEMORE u. CAVANAGH (1969) wiederum meinen, daß dystrophische und
regenerierende Axone qualitativ gleichartig sind und lediglich quantitative Differenzen aufweisen. Sie halten das Auftreten solcher Axonveränderungen für den permanenten Regenerationsversuch von nur teilweise lädierten Axonen, um einen befriedigenden Kontakt mit dem Effekt-
organ wiederherzustellen. Im peripheren Nerven können solche Regenerationsversuche gelingen, bleiben sie jedoch frustran, entstehen zunehmend die Auftreibungen der Dystrophien, wie sie an den zentralen
Fasern die Regel sind.

In letzter Zeit aber wird ein Entstehungsmechanismus immer häufiger
in Erwägung gezogen und auch zunehmend einzelne Faktoren dafür experimentell sichergestellt. Dabei handelt es sich um die Störung des *pro-
ximo-distalen Axonflows*. Die Beeinträchtigung dieses "flows" ist ja bereits

bei den reaktiven Axonveränderungen aus der Art der Versuchsanordnung
ableitbar gewesen. Bei den dystrophischen Axonveränderungen haben frühe Untersucher Anhäufungen mit Stagnation gleichgesetzt und an eine
Axostase gedacht (CHOU u. HARTMANN, 1964). Auftrieb für eine Theorie
der Transportstörung bei Axondystrophien brachten Versuche mit Substanzen, die den Axonflow nachweisbar beeinträchtigen und zu Strukturvermehrungen führen, wie die Cytostatica Colchicin und Vincristin
(SCHOCHET et al., 1968; SEIL u. LAMPERT, 1968; SHELANSKI u. WISNIEWSKI,
1969; SCHLAEPFER, 1971; WISNIEWSKI u. TERRY, 1967). Strukturvermehrungen waren auch mit Al-Verbindungen zu erreichen (KLATZO et al., 1965;
TERRY u. PEÑA, 1965; WISNIEWSKI et al., 1966/67). Von den als Spindelinhibitoren wirksamen Cytostatica wurde bekannt, daß sie Verbindungen
mit dem 6s-Protein, einer Untereinheit des die Mikrotubuli aufbauenden
Proteins, eingehen und dadurch eine Depolymerisation dieser Strukturen
verursachen (INOUÉ, 1952/64; BORISY u. TAYLOR, 1967/67; SHELANSKI u.
TAYLOR, 1967; WISNIEWSKI u. TERRY, 1970). Mikrotubuli aber sind wichtige Strukturen für die intracytoplasmatischen Motilitätsphänomene
(z.B. Mitose oder Axonflow), und deren Desorganisation führt zum Still-
stand dieser Motilität (Lit. s. SHELANSKI u. TAYLOR, 1970; SCHLAEPFER,
1971). In Nervenzellen haben sich Neurotubuli als Mikrotubuli erwiesen, sowohl hinsichtlich Struktur und Entwicklung (GONATAS u. ROBBINS,
1964) als auch im funktionellen Verhalten gegenüber Spindelinhibitoren
(SHELANSKI u. WISNIEWSKI, 1969; WISNIEWSKI et al., 1968).

Der in letzter Zeit vielfältig, vor allem durch radioaktive Marker,
untersuchte Axonflow (MIAMI, 1963; LASEK, 1966/67/68; LIVETT et al.,
1968; OCHS u. JOHNSON, 1969; SJÖSTRAND, 1970), der verschieden rasche
Komponenten aufweist (∿ 4oo mm/tgl. bzw. einige mm/tgl), zeigt sich
in seiner langsamen Komponente von der Intaktheit der Neurotubuli
abhängig (McEWEN u. GRAFSTEIN, 1968; SHELANSKI et al., 1969). Dem-
entsprechend führt z.B. Colchicin, an Subeinheiten des Tubulusproteins
gebunden, zu einer Beeinträchtigung der langsamen Komponente des Axonflows (JAMES u. AUSTIN, 1970; JAMES et al., 1970). Damit kommt es aber
tatsächlich zur Anhäufung von Strukturen, die im Falle Colchicin-Vin-
cristin einer Filamentenvermehrung vorwiegend in den betroffenen Ner-
enzellen und ihren proximalen Faserabschnitten entsprachen. Mehrfach
waren vermehrte Axonstrukturen aber auch in den distalen Faserabschnitten aufgetreten. Die Häufigkeit dieser Lokalisation zeigte sich in
einem gewissen Verhältnis zum Ausmaß der Neuronenschädigung, wie bei
Al-Phosphat-Experimenten beobachtet (WISNIEWSKI u. TERRY, 1970, Symp.)
und durch z.B. zusätzliche Rindenunterschneidung wesentlich erhöht
werden konnte.

Diese Ergebnisse der experimentellen Untersuchungen weisen darauf hin,
daß Störungen im Mechanismus des axonalen Transportes (d.h. vermin-
derter Flow der verschiedenen Substanzen) ihren Ausgang meist vom
Perikaryon nehmen, ihre Auswirkungen aber am distalen Ende der Axone
oder auch Dendriten haben können (gleichsam ein "letztes Wiesenphäno-
men") und besonders dann, wenn der gestörte flow einer Kontinuitäts-
unterbrechung (wie experimentell die akzidentelle Unterschneidung)
funktionell gleichkommt, zu der von distal nach proximal ablaufenden
pathologischen Axonveränderung führen (TERRY u. WISNIEWSKI, 1970/1970;
PRINEAS, 1969). Diese Art Wirkungsmechanismus würde dann eigentlich
einem *dying back-Prozeß auf Basis einer Transportstörung* entsprechen, eine
Möglichkeit, die für das ZNS von WISNIEWSKI für die Neuritenschädi-
gung seniler Plaques diskutiert wird, von BERARD-BADIER für die neuro-axonale Dystrophie eher abgelehnt wird, weil dabei zwar die Dystrophie, aber nicht die Faserdegeneration vordergründig auftritt.

Für periphere Neuropathien aber, die mit von distal nach proximal
fortschreitenden Faserdegenerationen einhergehen, wird diese Theorie

nicht nur diskutiert, besonders für Prozesse mit Neurofilamentenver-
mehrung (PRINEAS, 1969), sondern sie konnte auch für einige Formen
nachgewiesen werden. PLEASURE u. Mitarb. (1969) fanden mittels radio-
aktiver Substanzen ($H_3$-l-Leucin) einen Stop der langsamen Komponente
des Axonflow bei der Acrylamidneuropathie. BRADLEY berichtete jüngst
(Mai 1972) über Axonflowveränderungen bei toxischen Neuropathien der
Katze. Bisher nur diskutiert werden Störungen auch für die schnelle
Komponente des Axonflows (Thiamin-Mangel: PRINEAS, 197o), welche eine
enge Beziehung zum oxydativen Stoffwechsel hat (OCHS u. RANISH, 197o),
und für manche der dystrophischen Neuropathien wird eine Beziehung
zu Transportmechanismen wiederum in Frage gestellt (TOCP: PRINEAS,
1969).

Faktum für die Pathogenese *dystrophischer Neuropathien* bleibt vorläufig,
daß sich, zumindest einige ihrer Formen, in der *Folge einer Störung des
Axonflows* entwickeln.

Auf welchem ursächlichen Wege allerdings diese intracytoplasmatischen
Motilitätsstörungen bei peripheren Neuropathien entstehen, ist unge-
klärt. Für Veränderungen, die in das Gebiet der Neurofibrillenpatho-
logie fallen, ist - wie TERRY (1971) ausführte - zwar bekannt, daß
ursächlich stets eine kleine definierte Gruppe intraneuronaler Proteine gestört sein muß, aber die auslösenden Faktoren dieser Störung
können wiederum sehr vielfältig sein. Die Möglichkeiten reichen von
genetischen oder sekundären Strukturmodifikationen der Proteine bis
zu Störungen der den flow und seine Strukturen aufrechterhaltenden,
oxydativen Prozesse. Betroffen wird, wie PLEASURE et al. (1969) für
die periphere Neuropathie ausgeführt haben, nicht die Bildung von
Eiweiß sondern dessen Transportfunktion, die an die Strukturdifferen-
zierung gebunden ist.

Zwar ist eine Interaktion mit neuronalen Transportproteinen bisher
bei keiner der humanen dystrophischen Neuropathien direkt nachgewiesen, aber diese Überlegungen scheinen doch ein wichtiger Hinweis
für die Richtung weiterer Untersuchungen dieser Neuropathiegruppe zu
sein.

2. Welche menschlichen Erkrankungen des peripheren Nervensystems gehen nun eigentlich mit dystrophischen Veränderungen einher? D.h.,
welche sind *dystrophische Neuropathien?*

Eigene Untersuchungen ließen erkennen, daß dystrophische Neuropathieformen beim M. Friedreich, Friedreich-ähnlichen Systematrophien, axonalen Formen der peronealen Muskelatrophie, bei einigen Fällen von
diabetischer Neuropathie und bei allen Fällen von metaneoplastischen
Neuropathien vorkommen (s. Schema 5). Die dystrophischen Axonveränderungen waren nicht bei allen Krankheitsgruppen gleich ausgeprägt. Das
Vollbild der Dystrophie mit vermehrten Neurofilamenten, netzförmig
angeordneten, verzweigten Tubuli, Vesikeln, Mitochondrien und myelin-
figurenartigen Membrankörpern war bei allen Friedreich-Fällen mehrfach
zu finden. Schollenbildungen wurden nicht beobachtet, waren aber, da
präsynaptisch-synaptische Zonen in den untersuchten Axonabschnitten ﹨
nicht vorlagen, auch nicht zu erwarten. Im Gegenteil, meist waren nur
Teile des Axonquerschnittes von den abnormen Strukturen betroffen, was
mit den beschriebenen Intensitätsverteilungen der Axondystrophien gut
in Übereinstimmung ist.

Alle anderen Neuropathien dystrophischer Art ließen Strukturanhäufungen weniger dicht und seltener identifizieren, und unter den vermehrten Strukturen waren keine verzweigten Tubuliarrangements, jedenfalls
in den untersuchten Bereichen, anzutreffen. Ob dies quantitativen

oder qualitativen Differenzen entspricht, kann ohne Untersuchung terminaler Axonabschnitte noch nicht abgegrenzt werden. Das überwiegende Auftreten eines Strukturelementes, wie von PRINEAS bei den experimentellen Neuropathien beobachtet, konnte nicht gefunden werden, jedoch hatten einzelne Neuropathieformen gewisse Besonderheiten.

So war bei den diabetischen Neuropathien der Reichtum an Glykogen auffällig. Es fand sich in Vesikeln, Mitochondrien und auch frei im Axoplasma. Daneben traten auch lipopigmentartige Deposite auf. Die metaneoplastischen Neuropathien hatten, neben den vermehrten Filamenten, Vesikeln und Mitochondrien, auffallend viele, besonders mitochondriale Degenerationsformen. Vereinzelt waren auch marklose Nervenfasern verändert, in denen eine Verklumpung filamentösen Materials auffiel.

Bemerkenswert scheint es, daß unter den Neuropathien mit dystrophischen Axonveränderungen gerade jene anzutreffen sind, bei denen das *Verteilungsmuster* der pathologischen Veränderungen dem Prädilektionstyp der eigentlichen Axondystrophien nahekommt und bei denen gelegentlich auch schollenartige Gebilde lichtmikroskopisch beschrieben waren.

So ist für den M. Friedreich die Hinterstrangaffektion als Hauptveränderung bekannt (neben anderen spinalen Strangdegenerationen) und der periphere Nerv eher seltener betroffen. Eigentümliche Axonauftreibungen im Spinalganglienbereich (HUGHES et al., 1968) und spinale Schollenbildungen (CAVANAGH, zit. 1969) liegen vor. Die im peripheren Nerven identifizierten dystrophischen Axonveränderungen lassen sich daher bei M. Friedreich gut mit dem Gesamtmuster der pathologischen Veränderungen in Übereinstimmung bringen, und das ganze Syndrom legt nahe, daß dieser Erkrankung eine neuro-axonale Dystrophie mit dying back-Mechanismus entspricht. Offen bleibt natürlich weiter das primum movens dieser hereditären endogenen Systematrophie. Art und Ausbreitung der Axonveränderungen lassen sich mit einer Störung des Axonflows gut in Übereinstimmung bringen, und damit wäre an eine von der Nervenzelle selbst ausgehende Störung zu denken.

Ähnliche Verhältnisse werden auch bei den mit Axondystrophien einhergehenden peronealen Muskelatrophien angetroffen, die wohl am ehesten dem von DYCK u. LAMBERT (1968 II) beschriebenen neuronalen Typ der Charot-Marie-Toothschen Erkrankung entsprechen. Hier ist zwar vorwiegend der periphere Nerv betroffen, aber unter den Rückenmarksveränderungen ist wiederum die Hinterstrangdegeneration der auffallendste Befund (s. KRÜCKE, 1955; HUGHES et al., 1968), und sie wurde auch schon bei der ersten Beschreibung von VIRCHOW (1855) beobachtet. Als Schollen bezeichnete Gebilde sind nicht bekannt, aber KRÜCKE (1942/ 1955) erwähnt "unregelmäßige Wucherungen" von Nervenfasern und auch Gliazellen im Hinterstrangfeld, die den Veränderungen beim M. Friedreich ähnlich sein sollen. Es würde sich also auch bei den dystrophischen Neuropathieformen der peronealen Muskelatrophien das Gesamtsyndrom einem neuro-axonalen Dystrophie-Prozeß mit dying back zuordnen lassen, der aber im Gegensatz zu den rein sensorischen Formen wie dem M. Friedreich mehr motorische als sensorische Leitungswege und vorwiegend periphere Nervenfasern betreffen würde.

Der überraschendste Befund waren die dystrophischen Axonveränderungen bei den metaneoplastischen Neuropathien. Wie aus den Sektionsprotokollen von CROFT et al. (1967) bei senso-motorischen Typen zu ersehen war, sind aber auch hier Hinterstrangdegenerationen nicht selten. Eine Zuordnung zu neuro-axonalen Dystrophien könnte vertreten werden. Das reichliche Auftreten von pathologisch veränderten Axonstrukturen weist aber darauf hin, daß beim dystrophischen Prozeß der metaneoplastischen Neuropathien das "dying back" gegenüber den dystrophischen

Reaktionen rascher oder ausgeprägter aufzutreten scheint als bei den
anderen Neuropathien dieser Gruppe. Dieses Verhalten würde vielleicht
auch die meist etwas raschere Prozeßprogression erklären. Bezieht man
die Grundkonzeption der Axondystrophien auch auf diese Neuropathie,
so könnte *eine* Wirkung von Blastomen, den Nervenzellstoffwechsel möglicherweise via Transportproteine betreffen. Zu dieser Vorstellung
soll erwähnt werden, daß auch bei neurofibrillären Veränderungen im
ZNS für die Störungen des Nervenzellmetabolismus extraneuronale Faktoren, wie etwa eine Virusinteraktion (z.B. bei Encephalitis epidemi-
ca) diskutiert werden (TERRY, 1971).

Das Auftreten dystrophischer Axonveränderungen bei peripher-nervösen
Humanerkrankungen zeigte sich also bisher stets im Gesamtsyndrom eines
neuro-axonalen Dystrophieprozesses, ein Verhalten, das auf die Eigenständigkeit und pathogenetische Besonderheit dieser Veränderungen hinweist.

<u>ß) Dystrophie - Desintegration</u>
Bereits bei den <u>diabetischen Neuropathien</u>, bei denen dystrophische
neben desintegrativen Formen gefunden werden, tauchte die Frage auf,
ob nicht doch *Dystrophie* und *Desintegration* wechselweise auftreten können, lediglich durch die Intensität und nicht durch die Art des pathogenen Faktors bestimmt. Denn immer wieder wird in der Literatur bei
dystrophischen Axonveränderungen von einer Wallerschen Degeneration
des distalen Abschnittes gesprochen und auch desintegrative Axon-
Veränderungen erwähnt. Unsere eigenen Beobachtungen am menschlichen
Nervengewebe ließen solche Übergänge der Axonveränderungen an ein und
demselben Fall kaum feststellen, und die Degeneration der dystrophischen Axone zeigte sich lange nur als blande Faser-Abiotrophie und
nicht schon an normal kalibrierten Fasern als Desintegration. Natürlich lief der einmal einsetzende Faserabbau, besonders die sekundären Markscheidenveränderungen, dann wallerartig ab. Bei den desintegrativen Neuropathien wiederum waren außer gelegentlichen Mitochon-
drienanhäufungen, die wohl als reaktive Phänomene angesehen werden
dürfen, keine Strukturvermehrungen anderer Art zu finden.

Lange hat uns das Problem des Überganges auch bei der <u>alkoholischen
Neuropathie</u> beschäftigt, bei der je nach Verlauf und akzidentellen
Kausalfaktoren (Medikamentenabusus, Leberschädigung, Malabsorption)
hochgradige Faserausfälle neben solchen disseminierter Art angetroffen wurden. Hier aber hat sich gezeigt, daß am eigenen Material auch
die benigne verlaufenden Fälle, soweit sie Axonveränderungen boten,
vorwiegend Neurofilamentenzerfall und keine Anhäufung dieser zeigten.

Es ist daher die Annahme wahrscheinlicher, daß dystrophische und desintegrative Veränderungen *verschiedenen Typen* von Neuropathien mit unterschiedlichen pathogenetischen Bedingungen entsprechen.

Dafür spricht auch, daß jene Neuropathien, die ausschließlich desintegrative Läsionssyndrome ausbilden, ein gegenüber dystrophischen Neuropathien unterschiedlich akzentuiertes Verteilungsmuster ihrer Veränderungen haben. Der periphere Nerv ist vorwiegend betroffen, manchmal
auch der Wurzelbereich, die spinalen Strangaffektionen aber sind seltener, spät oder z.B. erst bei hohen Dosen beschrieben worden (z.B.
OTT et al., 1959; SCHRÖDER, 197o: INH; ASHBURY et al., 1963; MARIN u.
TYLER, 1961: Urämie; LHERMITTE et al., 1963; KLINGHARTDT, 1967: Nitrofurane).

Diesen <u>Verteilungsdifferenzen</u> wird deshalb besondere Beachtung ge-
schenkt, weil sie erkennen lassen, daß sich die nach der Art der pathologischen Veränderungen differenzierten Läsionstypen neuropathischer

Prozesse auch in differenten Verteilungsmustern wiederfinden und
diese Übereinstimmung die Eigenständigkeit der abgegrenzten Formen
axonaler Neuropathien unterstreicht. Die Ausbreitung der unterschiedlichen Verteilungen aber kommt den von CAVANAGH (1967) beschriebenen
Mustern des INH- und organischen P-Typs nahe.

γ) Neuropathien mit Axon-Desintegrationen

1. Zu den *desintegrativen Neuropathietypen* gehören am untersuchten Material
die bereits genannten diabetischen und alkoholischen PN, die PN bei
Urämie, Nitrofuranen und INH sowie bei ungeklärter bzw. multifaktorieller Genese (s. Schema 5). Es waren durchwegs Neuropathien, die mit
Markfaserläsionen vom absteigenden Typ einhergingen. Aber desintegrative Veränderungen sind nicht ausschließlich auf diesen Faserläsionstyp beschränkt. Sie treten auch bei neuropathischen Prozessen markloser Nervenfasern mit aufsteigendem Faserbefall in Erscheinung, Neuropathien, die wegen ihrer speziellen Bedingungen jedoch später getrennt
diskutiert werden sollen.

2. Bei den desintegrativen Neuropathien vom Markfaserläsionstyp hat
die *Pathogenese* bisher letztlich auch noch keine Aufklärung gefunden.
Bekannt aber sind wiederum bereits <u>Teilfaktoren</u>, und Hypothesen oder
Möglichkeiten werden diskutiert. Sie betreffen jedoch durchwegs andere
Stoffwechselkompartemente als bei den dystrophischen Formen.

Bei der <u>urämischen</u> Neuropathie wurden den einzelnen Parametern der
pathologischen Nierenfunktionsbefunde wie u.a. RN, Kreatinin-Clearance,
Elektrolyte, BB, Blutkreatinwerte besondere Aufmerksamkeit zugewandt
(s. TYLER u. GOTTLIEB, 1965; KONOTEY-AHULU et al., 1965; TENCKHOFF
et al., 1965). Es konnte jedoch für einzelne Faktoren keine unmittelbare Beziehungen zum Auftreten der Neuropathie erfaßt werden. Dies
ging auch aus Untersuchungen hervor, die gemeinsam mit MENGELE an
3 Fällen des Krankengutes dieser Studie durchgeführt wurden.

Nach den bisherigen Informationen über die urämische Neuropathie wird
heute angenommen, daß sie die Folge eines retinierten dialysierbaren
Metaboliten ist (HEGSTRÖM et al., 1962; THOMAS et al., 1971), da an
ihrer Besserung durch adäquate Dialyse (HEGSTRÖM et al., 1961; KONOTEY-
AHULU et al., 1965; TENCKHOFF et al., 1965) bzw. durch Nierentrans-
plantation (FUNCK-BRENTANO et al., 1964; TYLER u. GOTTLIEB, 1965;
TENCKHOFF et al., 1965) kein Zweifel besteht (THOMAS et al., 1971). Die
Natur dieser Substanz oder der Substanzen aber ist weiterhin unbekannt.
Diskutiert wurde anfänglich ein Vit.B-Mangel-Syndrom (ASHBURY et al.,
1963), welches aus Ernährungsgründen bei schweren und chronischen Fällen
möglich wäre (häufig Beginn nach Erbrechen oder schwerer Inappetenz -
s.TYLER u. GOTTLIEB, 1965). Später wurde ein gestörter Pyruvat-Stoff-
wechsel festgestellt (ROBSON, 1968), für den allerdings die Entstehung
durch eine Störung des Thiaminpyrophosphats ausgeschlossen wurde (ROB-
SON, 1968; PRYSE-PHILLIPS, 1970). Weiter wird die Wirkung eines Insulin-
Antagonisten diskutiert, der auch die gestörte Glucose-Toleranz bei
Urämie erklären könnte (BRIGGS et al., 1967; DAYAN et al., 1970).

Weitgehende Einblicke in pathogenetische Faktoren erbrachten die
<u>toxischen</u> Neuropathien, die experimentell gut reproduzierbar sind.

Für die von der urämischen Neuropathie nicht immer abgrenzbare <u>Nitro-
furan</u>-Neuropathie zeigt sich die Nierenfunktionsstörung als disponie-
render Faktor. Eine verminderte Eliminationsrate führt zu einem gegenüber Nierengesunden erhöhten Blutspiegel von Nitrofuranen (LOUGH-
RIDGE, 1962; HUBMANN u. BREMER, 1965). Als Wirkungseffekt der Nitrofurane konnte in vitro eine Hemmung der Bildung von Acetyl-Coenzym A
aus Brenztraubensäure (BTS) nachgewiesen werden (PAUL et al., 1954).
Die Serumwerte für BTS und Milchsäure (LA) zeigten sich erhöht (s.
KLINGHARDT, 1967). Damit aber wurde ein Effekt erfaßt, der jenem des

Vit.B$_1$-Mangels entspricht. Denn die metabolisch-aktive Form des Vit.B$_1$, das Thiaminpyrophosphat, das als Coenzym bei verschiedenen biochemischen Reaktionen Bedeutung hat, ist im Kohlenhydrat-Metabolismus als Coferment der oxydativen Decarboxylierung des Pyruvats wirksam. Es bildet die "aktivierte Acetaldehydgruppe", die über Thioctsäure zu "aktivierter Essigsäure" oxydiert und auf das Coenzym A übertragen wird. Über dieses Acetyl-Coenzym A erfolgt die Einschleusung in den Citratcyclus. Welche entscheidende Funktion das Acetyl-Coenzym A im intermediären Stoffwechsel besitzt, soll an dem von RAPOPORT gegebenen übersichtlichen Schema illustriert werden (Schema 3).

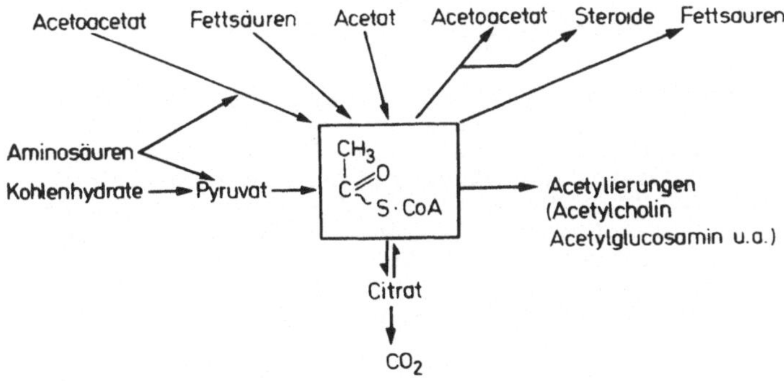


Schema 3. Rolle des Acetyl-Coenzym A im intermediären Stoffwechsel. (RAPOPORT, 1966)

Dabei sei besonders erwähnt, daß auch die Acetylierung des Transmittors Acetylcholin in Abhängigkeit von Thiaminpyrophosphat steht; in Gehirnextrakten von Thiamin-Mangeltieren wurde eine verminderte Acetylcholinproduktion nachgewiesen (BHAGAT u. LOCKETT, 1962).

Thiaminpryrophosphat ist aber auch im Citronensäurecyclus bei der oxydativen Decarboxylierung von α-Ketoglutarat in Succinat erforderlich und wurde als Coferment der Transketolasen (Pentose-Phosphat-Shunt/ Umwandlung von Pentosen in Hexosen) bekannt.

Der Effekt des Vit. B$_1$-Mangels entspricht also, auf den KH-Metabolismus bezogen, einem gestörten Abbau des Pyruvats und damit, besonders unter Belastung, einem Anstieg von BTS und LA im Serum.

Ein erhöhter Serumspiegel von Lactat wurde auch bei <u>alkoholischen</u> Neuropathien beobachtet (DELANEY et al., 1966). Diese lassen aber auch einen verminderten Thiaminspiegel im Serum (86% - FENNELLY et al., 1964; DELANEY et al., 1966) und eine gestörte Transketolaseaktivität (DREYFUSS, 1962) erkennen. Bei der alkoholischen Neuropathie scheint also nicht nur der Effekt, sondern auch der Thiaminmangel selbst eine wichtige Rolle zu spielen. Als alleiniger Kausalfaktor dieser PN wird der Vit. B$_1$-Mangel aber entschieden in Frage gestellt,

schon im Hinblick auf die spärlichen therapeutischen Ergebnisse.
FENNELLY et al. (1964) konnten verminderte Serumspiegel auch für andere Vitamine nachweisen. ERBSLÖH (197o) nimmt für die alkoholischen
Neuropathien ursächlich ein komplexes Malnutritions-Malabsorptions-
syndrom an, in dem eingebettet dem Mangel an B-Vitaminen, vor allem
Thiamin, besondere Bedeutung zukommt. Für die Ausbildung des Mangelsyndroms an Thiamin bzw. B-Vitaminen mag auch die bei Alkoholikern
beobachtete Störung der Thiaminresorption (TOMASULA et al., 1968) bzw.
der erhöhte B-Vitamin-Bedarf zur Oxydation des Äthylalkohols (LEEVY u.
BAKER, 1968) eine Rolle spielen. Beobachtungen über Kombinationen mit
Störungen der exokrinen Pankreasfunktion (ERBSLÖH, 197o) untersteichen
die Komplexität der Entstehungsproblematik von alkoholischen PN, für
die letztlich auch noch die Bedeutung der Leberschädigung, im besonderen der Lebercirrhose, offen bleibt (s. ERBSLÖH, 197o; BISCHOFF, 197o).

Für Nitrofurane wurde experimentell ein weiterer Wirkungsmechanismus
nachgewiesen, der einem Schädigungsprinzip entspricht, das auch andere toxische Neuropathien betrifft (KLINGHARDT, 1963/67).

Es handelt sich um den Wirkeffekt der <u>Carbonylreagentien</u>, die mit Al-
dehyden und Ketonen schwer lösliche, kristalline Reaktionsprodukte
bilden, deren weitere Verwertbarkeit im Stoffwechsel damit beeinträchtigt wird. Die Wirkung von Carbonylreagentien ist an die Anwesenheit
von Hydrazin- oder Hydroxylamingruppen gebunden, die entweder wie beim
Isonicotinsäurehydrazid schon das Chemotherapeuticum charakterisieren,
oder wie bei Nitrofuranen erst intermediär beim Abbau freigesetzt
werden. Diesen Carbonylreagentien haben sich nach KLINGHARDT (1963/
65/68) zahlreiche Verbindungen als zugehörig erwiesen. Die überwiegende Störung des "carbonyl-trapping effect" erfolgt, wie vom INH
bekannt, durch Blockierung des Pyridoxal (BIEHL u. VILTER, 1954;
ZBINDER u. STUDER, 1955). Dies geschieht auf dem Wege einer Inakti-
vierung (Hydrazonbildung) und nicht über einen metabolischen Anta-
gonismus. Dafür sprechen die Untersuchungsergebnisse von BIEHL u.
VILTER (1954), die eine vermehrte Harnausscheidung von Vit. $B_6$ unter
INH zeigten.

Welche Funktionen im intermediären Stoffwechsel kommen nun dem Vit.
$B_6$ zu bzw. können durch seine Blockierung gestört werden?

Das metabolische, aktive Pyridoxal-(5)-phosphat ist als Cofaktor an
zahlreichen Stellen des Aminosäurestoffwechsels von Bedeutung, und
zwar sowohl bei Transaminierungen als auch bei Aminosäuredecarboxylie-
rungen. Pyridoxal-abhängige Decarboxylasen (wie z.B. Dopa-DC-lase,
Hydroxytryptophan-DC-lase, Glutamat-DC-lase) spielen im Metabolismus
der "biogenen Amine" und damit verschiedener Transmittorsubstanzen
(Dopamin und weiter Noradrenalin-Adrenalin, Serotonin, $\gamma$-Amino-butter-
säure) eine wesentliche Rolle. Im Tryptophanstoffwechsel ist Pyridoxalphosphat an mindestens drei Stellen (s. Schema 4) eingeschaltet. Die
Kontrolle des weiteren Abbaus des Hydroxykynurenin (als Coenzym der
Kynureninase) erklärt das Auftreten von Xanthurensäure im Harn bei
Vit. $B_6$-Mangel, ein Befund, der im Tryptophanbelastungstest diagnostische Bedeutung hat (s. GLAZER et al., 1951; BIEHL u. VILTER, 1954).
Schließlich ist Pyridoxalphosphat bei der Umwandlung von Serin in Gly-
cin erforderlich, letzteres wiederum ist am Aufbau der $\delta$-Amino-lävu-
linsäure, einer Vorstufe der Porphyrine, beteiligt. Daß Pyridoxalphosphat auch ein Bestandteil der für die Glykogenolyse so wichtigen Phos-
phorylase ist, sei noch erwähnt.

Die Fülle metabolischer Reaktionen, die gestört und damit möglicherweise pathogen werden können, zeigt an, wie vielfältig trotz nachgewiesenen Teilfaktoren der Pathogenese die möglichen Auslöser-Faktoren
des neuropathischen Prozesses bleiben.

Und dabei ist noch keineswegs abgeklärt, ob die bisher nachgewiesenen
Faktoren die einzig relevanten sind, wie ERBSLÖH (197o) und BISCHOFF
(197o/71) bei der alkoholischen PN zur Diskussion stellen oder z.B.
der unter Nitrofuranen auch erniedrigte Folsäurespiegel hinweist
(MORRIS, 1966; TOOLE et al., 1968).

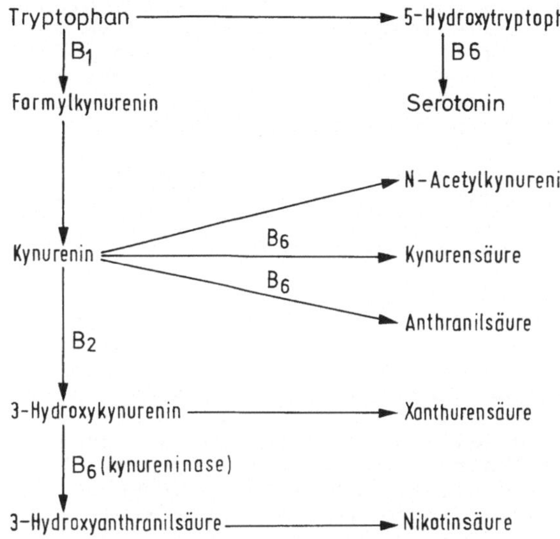


Schema 4. Einschaltung des
Vit. $B_6$ in den Tryptophan-
Stoffwechsel. Nach einem
Schema über den Tryptophan-
Metabolismus unter Beteili-
gung von Vit. $B_1$, $B_2$ und $B_6$,
von ERBSLÖH u. ABEL[2] (197o)[6]

Schließlich sind für die Pathogenese auch noch <u>Dispositionsfaktoren</u>
zu berücksichtigen. Denn nicht jeder manifestiert unter gleichartigen
pathogenen Bedingungen eine Neuropathie, was besonders bei toxischen
Formen evident wird. War es bei Nitrofuranen die eingeschränkte Eliminationsrate bei Nierenfunktionsstörungen, so konnte bei INH die
Acetylierungsrate in der Leber als Dispositionsfaktor gefunden werden
(EVANS, 1963; EVANS et al., 196o; HUGHES, 1953; HUGHES et al., 1954).
Eine niedrige Acetyltransferaseaktivität führt zu langsamer Inakti-
vierung des INH und einem höheren Neuropathierisiko (s. LE QUESNE,
197o). Die Acetylierungsrate und damit die Geschwindigkeit des Abbaus
sind genetisch bestimmt (MITCHELL et al., 1958; KNIGHT et al., 1959;
EVANS et al., 196o).

Aus der Vielzahl der möglichen pathogenen Faktoren zeichnet sich der
Entstehungsweg dieser Neuropathiegruppe nicht nur als komplex ab,
sondern es wird auch verständlich, daß akzidentelle Faktoren eingrei-
fen können. Das Zusammentreffen mehrerer Faktoren, die an der Pathogenese mitbeteiligt sein können, wird gerade bei menschlichen Neuropathien nicht selten angetrofffen.

Als solche <u>akzidentelle Faktoren</u> erscheinen bei der untersuchten desintegrativen Neuropathiegruppe einzelne Befunde der bisher ätiologisch
unaufgeklärten Polyneuropathien.

So konnte unter den 11 Fällen einmal ein Medikamentenabusus (vorwiegend
Schlafmittel), einmal eine zurückliegende Alkoholanamnese mit Antabus-
kur 1 Jahr vor Beginn der PN, einmal ein Vit.$B_{12}$-Mangelsyndrom, einmal eine 1 Jahr zurückliegende Cortisonbehandlung wegen Polyarthritis
gefunden werden. Bei einem 45 Jahre alten Mann mit einer schweren,
atrophisierenden Polyneuropathie wurde anamnestisch Alkohol und ein
Billroth II (nach Ulcus duodeni) angegeben, es fand sich eine Hämo-
chromatose und eine symptomatische hepatogene Porphyrinurie. Abnorme

Leberbefunde zeigten sich auch bei einer 45-jährigen Frau, bei der
eine feinknotige Lebercirrhose bestand, nach Cholangitis in der Vor-
geschichte.

Hepatische PN werden zwar in Einzelfällen immer wieder beschrieben,
aber weder akute noch chronische Lebererkrankungen produzieren eo
ipso eine PN (ERBSLÖH, 1955, 1970). Auch die durch Cholostase bedingte
Malabsorption für Fette soll keine Rolle in der Entstehung von PN
spielen. ERBSLÖH betont weiter, daß erst bestimmte Umstände wie porto-
cavaler Shunt, Kombinationen von Diabetes evtl. mit Pigmentcirrhose
bzw. Alkohol oder schwere, evtl. rezidivierende metabolische Krisen
des Coma hepaticum pathogene Bedingungen für Neuropathien geben.

Komplex wurden auch die pathogenen Bedingungen der "gastrogenen"
Neuropathien angenommen. Waren sie ursprünglich eher einem Thiamin-
Mangelsyndrom zugeordnet (z.B. LAURENT u. SINCLAIR, 1938; UNGLEY,
1959), erscheint heute ihr Auftreten im Rahmen eines Maldigestions-
Malabsorptionssyndroms abgegrenzt (ERBSLÖH, 1970). Das klinische Syndrom weist dann aber auch die charakteristischen Symptome wie Protein-
Mangel, Sideropenie, Fe-Mangel-Anämie sowie evtl. Steatorrhoen mit
allen Folgeerscheinungen der Fettresorptionsstörungen auf. Nicht selten tritt auch eine sekundäre Vit. $B_{12}$-Malabsorption auf, die dann zu
funiculären Syndromen und komplexen Encephalo-Myelo-Neuropathien über-
leitet (s. ERBSLÖH et al., 1969; ERBSLÖH, 1970). Den Malabsorptions-
Maldigestionssyndromen und ihren vielfältigen Entstehungsmöglichkeiten, insbesondere bei intestinalen Absorptionsdefekten (wie z.B.
idiopathischer Steatorrhoe-Cöliakie u.a., s. BOOTH, 1960; ERBSLÖH,
1970), werden in letzter Zeit bei den PN besondere Aufmerksamkeit ge-
schenkt (JANSEN, 1964; NOELLE, 1966; COOKE u. SMITH, 1966; BANERJI u.
HURWITZ, 1971). Keiner der in dieser Studie untersuchten Fälle mit
ungeklärter PN aber wies ein klassisches Maldigestions-Malabsorptions-
syndrom oder die Bedingungen rein hepatogener Neuropathien auf.

Auch bei Hämochromatosen wurden Neuropathien beobachtet, jedoch die
häufige Kombination mit Alkohol und Diabetes sowie einer konsekutiven
Pigmentcirrhose machen die pathogenen Faktoren wiederum sehr viel-
schichtig (HENSON u. URICH, 1970).

Bei keinem einzigen der untersuchten, ungeklärten PN-Fälle konnte
eine Porphyrie-Krankheit abgegrenzt werden. Lediglich eine symptomatische Porphyrinurie bei Leberschädigung wurde einmal beobachtet.
Sind über die akut intermittierende und die Variegata-Form der Por-
pyhrie auch reichlich Daten der klinischen Syndrome sowie der spezifischen Ausscheidungsprodukte bekannt (im Anfall δ-Amino-lävulinsäure
und Porphobilinogen im Harn, im Intervall beim Typ variegata Kopropor-
phyrin und Protoporphyrin im Stuhl - s. z.B. CRIPPS u. PETERS, 1970)
HENSON u. URICH, 1970), so gaben doch auch diese Stoffwechselstörungen
bisher keinen Aufschluß über die pathogenen Faktoren des neuropathischen Prozesses. Daß es sich auch bei der porphyrischen Neuropathie
um eine solche vom desintegrativen Typ handelt, zeigten jüngste Untersuchungen von JEDREZKOWSKA (mündl. Mitteilung).

Vielleicht noch ein Wort zur Antabus-Anamnese. Disulfiram-Neuropathien
sind beschrieben (s. CHILD et al., 1951; BRADLEY u. HEWER, 1966;
GARDNER-THORPE u. BENJAMIN, 1971). Bekannt ist, daß Disulfiram mit
zahlreichen Enzymsystemen, inklus. jenen, die Alkohol oxydieren, interferiert. Diskutiert wird die Möglichkeit einer konsekutiven Anhäufung
von Metaboliten mit toxischer Wirkung (s. GARDNER-THORPE u. BENJAMIN,
1971). Aber wie alle toxischen Neuropathien zeigt auch die Disulfiram-
Neuropathie nach Absetzen eine Besserung. Das Auftreten einer Neuropathie Monate nach dem Absetzen des Medikaments, wie in unserem Fall,
ist eigentlich nicht bekannt.

## δ) Läsionstypenspezifische pathogenetische Mechanismen

Überblickt man nun die bisher nachgewiesenen oder diskutierten Faktoren und Bedingungen für die *Pathogenese der ganzen Gruppe axonaler Neuropathien vom Markfaserläsionstyp*, so erscheinen sie recht vielfältig und oft noch weit von einer, besonders therapeutisch relevanten, Aufklärung des neuropathischen Prozesses entfernt. Für die Ergebnisse der eigenen Untersuchungen aber konnte aus diesen zahlreichen, von verschiedensten Seiten kommenden Informationen eine wesentliche Erkenntnis gewonnen werden:

Die Differenzierung der axonalen Neuropathien vom Markfaserläsionstyp in eine dystrophische und eine desintegrative Gruppe fand sich nicht nur in differenten Verteilungsmustern wieder, sondern war vor allem mit prinzipiell unterschiedlichen Entstehungsbedingungen in Übereinstimmung. Damit ließen sich *Läsionstypen-spezifische pathogenetische Konstellationen* erkennen.

So steht heute für die als *dystrophisch* abgegrenzten Neuropathien vorwiegend eine Störung *neuronen-spezifischer* Mechanismen zur Diskussion, die Bedingungen der Metabolitenversorgung neuronaler Fortsätze und im Besonderen den *Axonflow* betreffen. Die metabolische Störung wird in die *Nervenzelle* verlegt, der pathogene Effekt an der Forsatzperipherie mit disto-proximaler Ausbreitung gefunden, die Läsion des Axons scheint lange partiell zu bleiben. Die metabolische Störung muß nicht einheitlich sein, es werden sowohl Interferenzen mit spezifischem Transportprotein, als auch die Möglichkeit energetischer Insuffizienz zur Aufrechterhaltung der Transportmechanismen diskutiert. Gemeinsam aber ist die konsekutive axonale Transportstörung, die intermediär über ein dying back die Neuropathie manifestiert.

Für die *desintegrativen* Neuropathien jedoch sind vielfältige Störungen im *intermediären Stoffwechsel* nachgewiesen, die sich *auch* oder *besonders* im Nervengewebe auswirken können. Dabei werden oft Stoffwechselkompartements als möglicher Störungsort diskutiert, die cytotopisch auch im Verlauf des ganzen Axons anzutreffen sind. So läuft z.B. der oxydative Stoffwechsel des Citratcyclus an den Mitochondrienmembranen ab oder etwa die gesamte anaerobe Glykolyse inklusive Pyruvatmetabolismus im Cytoplasma. Man könnte also annehmen, daß die intermediären Stoffwechselstörungen der *desintegrativen* Neuropathieformen jeweils das *Axon* selbst, vielleicht manchmal sogar in seiner ganzen Länge betreffen. Letzteres wird auch von SCHRÖDER (1970) bei der INH-Neuropathie postuliert. Dabei scheint das Axon im betroffenen Abschnitt häufig von einer Totalläsion betroffen zu sein. Eine distale Akzentuierung würde auch bei diesem Entstehungsweg erklärbar sein, sind doch gerade die Synapsenzonen reich an Organellen und metabolischer Aktivität.

Aus diesen prinzipiell verschiedenen Entstehungsbedingungen erklären sich auch die verschiedenen *Besonderheiten* der einzelnen Neuropathiegruppen. So etwa die differenten Verteilungsmuster, die durch Befall aller Nervenzellfortsätze bei den Dystrophien bzw. durch lange dominierenden Neuritenbefall bei Desintegrationen entstehen. Die Differenzen der Prozeßprogression ergeben sich aus den Partialläsionen bei Dystrophien bzw. den Totalläsionen der Desintegration. Verständlich wird aber auch, warum die Erkrankungen mit dystrophischen Neuropathien, wie M. Friedreich, peroneale Muskelatrophien oder sogar metaneoplastische Neuropathien mehr eigengesetzlichen Verlauf haben, während die desintegrativen Neuropathien mit ihren komplexen intermediären Stoffwechselstörungen eher multifaktoriell determiniert oder durch akzidentelle Faktoren beeinflußt sein können.

Die Tatsache, daß die nach strukturellen Kriterien abgegrenzten Gruppen von Neuropathien jeweils mit prinzipiell differenten pathogenetischen Mechanismen übereinstimmen gibt den *Beweis*, daß die einzelnen
*Typen* axonaler Markfaserneuropathien Manifestationen *eigenständiger
intermediärer* Entstehungsprozesse von PN sind. Diese manifestieren die
PN, werden selbst jedoch durch verschiedene Kausalfaktoren manifest,
deren gemeinsames peripher-nervöses Läsionsprinzip sich im jeweiligen
Neuropathietyp repräsentiert.

ε) **Die Neuropathien vom Typ markloser Nervenfaserläsionen**
Als letzte Gruppe primär-axonaler Neuropathien stehen noch jene vom
*Läsionstyp markloser Nervenfasern* zur Diskussion. Sie gehen mit aufsteigendem Faserbefall und <u>desintegrativen</u> Axonveränderungen einher, die
vor allem zu Verklumpung von Neurofilamentenmaterial, mehrfach auch
zu vergrößerten Axonen führen. Myelinfigurenartige Membrangruppen
treten häufig auf. Axonveränderungen dieser Kombination sind bisher
an marklosen Nervenfasern nicht beschrieben worden. Beobachtet waren
die Einzelveränderungen, wie Neurofilamentendesintegration (bes. aber
an Markfasern) oder Myelinfiguren. Letztere werden vor allem im Zusammenhang mit Mitochondrienmembranen (LE BEUX et al., 1969) angetroffen und entsprechen unspezifischen Strukturphänomenen von Lipiden,
besonders Phospholipiden (STOCKENIUS, 1957/62; REVEL et al., 1958;
LUZATTI u. HUSSON, 1962).

Eine Neuropathie mit vorwiegendem Befall markloser Nervenfasern ist
bisher nur am Fall der Amyloidneuropathie von DYCK u. LAMBERT (1969)
nachgewiesen; die Art der Axonveränderungen fand keine Beschreibung.

Mehr Daten in der Literatur gab es über <u>sensorische Neuropathien</u>, bei
denen der marklose Nervenfaserläsionstyp ausschließlich vertreten
ist.
Sensorische Neuropathien kommen als familiäre Erkrankungen (u.a. HICKS,
1922; DENNY-BROWN, 1951; HELLER u. ROBB, 1955; SCHOENE et al., 197o)
und als symptomatische Prozesse by Amyloidose (ANDRADE, 1952; MUNSAT
u. POUSSAIN, 1962; DYCK u. LAMBERT, 1969), gelegentlich auch bei Diabetes (PARTSCH, 1971; GOTTLOB, 1957), bei Lepra (ROSENBERG u. LOVELACE,
1968; COCHRANE, 1964) und vielleicht auch bei Blastomen (DENNY−
BROWN, 1948; CROFT et al., 1965) vor. Vielleicht deshalb, weil die
eigentlichen sensorischen Neuropathien durch ein Syndrom von disso-
ziierter Sensibilitätsstörung und vegetativen Symptomen mit ulcero-
mutilierenden Veränderungen gekennzeichnet sind und nicht einfach vorwiegend sensiblen Neuropathien entsprechen, wie sie bei den von CROFT
et al. beschriebenen sensorischen metaneoplastischen Neuropathien
vorlagen.

Für die eigentlich sensorischen Neuropathien besonders familiärer Art
wurde aufgrund pathologisch-anatomischer Untersuchungen eine Spinal-
ganglienzellerkrankung angenommen (DENNY-BROWN, 1956). Spätere
autoptische und bioptische Untersuchungen erbrachten zwar interessan-
te Details, aber keine neuen pathogenetischen Aspekte. Solche kamen
auch nicht von den symptomatischen Formen, bei denen vor allem die
familiären Amyloidosen eingehend analysiert wurden. Den Amyloidabla-
gerungen in peripheren Nerven, die bei familiären Amyloidneuropathien
stets, bei familiären sensorischen Neuropathien nur manchmal manifest sind, hat man ursprünglich eine pathogenetische Wirkung durch
Druck oder Ischämie zugesprochen. In jüngster Zeit werden metabolische Faktoren erwogen (COIMBRA u. ANDRADE, 1971).

Nachdem also für diese Läsionsgruppe von Neuropathien bisher keine
pathogenetischen Faktoren oder Teilfaktoren sicher abzugrenzen waren,
sollen doch auch einzelne Beobachtungen Erwähnung finden, so die

gastro-intestinalen Symptome, die bei familiärer Amyloidneuropathie
obligat, bei familiären  sensorischen Neuropathien mehrfach angetroffen werden. Bezüglich ihrer Beziehung zur Neuropathie ergibt sich die
Frage, ob sie post hoc wegen Beteiligung autonom-nervöser Strukturen
entstehen oder ob ihnen pathogene Bedingungen für den neuropathischen
Prozeß zukommen. Dieses Problem des post oder propter hoc stellt sich
auch bei Befunden, die an 2 Fällen der mit GEBHART (1972) gemeinsam
untersuchten familiären  sensorischen Neuropathien erhoben wurden
und die auf eine Resorptionsstörung hinweisen (verminderte Ausscheidung beim D-Xylosetest).

Unter den <u>spontanen Tiererkrankungen</u> wurde die Dystonia musculorum
der Maus als hereditäre, sensorische Neuropathie erkannt. Sie weist
gegenüber den menschlichen Erkrankungen einen wesentlich geringeren
Spinalganglienzellbefall auf, (DUCHEN et al., 1964), und JANOTA (197o)
konnten bei elektronenmikroskopischen Untersuchungen Anhäufungen von
Axonstrukturen sowohl in peripheren Nerven als auch in Nervenwurzeln
finden. Ob es sich bei dieser Erkrankung um einen Prozeß handelt, der
den sensorischen Neuropathien des Menschen entspricht und nur geringer
ausgeprägt ist, oder ob ein prinzipiell anderer Wirkungsmechanismus
vorliegt, bleibt vorerst eine offene Frage.

Die <u>eigenen Untersuchungen</u> ließen jedenfalls stets nur desintegrative
Axonveränderungen erkennen, die mit Faserzerfall und einem Syndrom
wie bei Totalläsion einhergingen. Ob dabei das reichlich vorhandene,
veränderte neurofilamentöse Material in großen oder sogar vergrößerten
Axonen und die vielen Myelinfiguren, die auch in dystrophischen Axonen
mehrfach gefunden wurden (LAMPERT et al., 1964; BERARD-BADIER et al.,
1971) auf besondere Bedingungen hinweisen, die den desintegrativen
Veränderungen vorgeordnet sind, kann aus den bisher untersuchten Nervenabschnitten allein nicht sichergestellt werden. Unklar bleibt auch
die Bedeutung der Myelinkörper in strukturell intakten Axonen. Unspezifische Phänomene oder frühe Zeichen von Membranläsionen besonders
der Mitochondrien kämen in Frage. Daß aber desintegrativ imponierende
Neuropathien der marklosen Nervenfasern nicht unter gleichartigen Bedingungen ablaufen wie der desintegrative Markfaserläsionstyp, läßt
sich auch aus den besonderen Regenerationsphänomenen annehmen. Diese
sind nicht nur zahlreich und mit bizarren Zellformationen verbunden,
wie schon in einer frühen Studie dargestellt wurde (GEBHART, SLUGA
und LASSMANN, 1971), sondern sie erreichen auch späte Stadien mit Remyelinisierung und erheblicher Zwiebelschalenbildung (!) und werden
immer wieder von Degenerationen der Regenerate begleitet.


## II. Die demyelinisierenden Neuropathien

Übersichtlicher und teilweise spezifischer werden die Verhältnisse
bei den Neuropathien, die sich als *Entmarkungsprozesse* abgrenzen ließen.
Involvierung der Markscheiden bei primärer Aussparung der Axone, mit
Demyelinisierungen bis zur Axondenudierung charakterisieren die Nervenveränderungen dieser Neuropathiegruppe.

## 1. Die "névrite segmentaire périaxiale"

Übereinstimmbar sind diese Veränderungen mit jenen der segmentalen Entmarkungen, nach deren Auftreten Neuropathien zugeordnet wurden und noch immer werden. Denn "segmentale Entmarkung" bedeutet elektive Schädigung der Markscheide bezogen auf das Versorgungsgebiet einer Schwannzelle - dem internodären Segment - und entspricht damit den prozeßspezifischen und für die Nervenfaserläsionen sogar den primären Veränderungen dieser Neuropathiegruppe. Die Anzahl der betroffenen Segmente kann dabei verschieden sein.

Segmentale Entmarkungen sind bei PN keine so häufige Beobachtung wie die sekundäre Wallersche Degeneration.

Von GOMBAULT 188o/81 erstmalig bei experimenteller Blei-Intoxikation als "névrite segmentaire périaxiale" beschrieben, wurde die Eigenständigkeit dieser Veränderungen vorerst in Frage gestellt, von STRANSKY jedoch später (19o3) als diskontinuierlicher Zerfallsprozeß der Markscheiden bestätigt. Obwohl in der Folge bei mehreren Erkrankungen beschrieben, meist allerdings mit Wallerscher Degeneration kombiniert (s. KRÜCKE, 1955, 1959; s. BOTS, 197o), blieben segmentale Entmarkungen als dominierende und damit krankheitscharakteristische Veränderungen lange auf die Blei- und diphtherische Neuropathie beschränkt (VEITH, 1949; FISHER, 1956; WAKSMANN et al., 1957).

Erst erweiterte technische Methoden ließen auch andere Neuropathien als Entmarkungsprozesse sicherstellen, bestätigten bekannte Formen und erlaubten schließlich, Art und Ablauf der demyelinisierenden Veränderungen zu differenzieren.


## 2. Vorkommen und Verteilung

Unter den *quantitativen Methoden* kamen charakteristische Daten für Entmarkungsveränderungen vor allem aus Untersuchungen von *isolierten Einzelfasern*. Äußerer Faserdurchmesser und Internodienlänge sind an osmiumfixierten Zupfpräparaten meßbare Parameter. Dicke der Nervenfaser und Länge der Myelinsegmente zeigen sich an peripheren Nerven in einem konstanten direkt-proportionalen Verhältnis (VIZOSO u. YOUNG, 1948; THOMAS u. LASCELLES, 1965). Bei Entmarkungsprozessen ist dieses Verhältnis gestört. Die Internodienlängen werden kürzer und stark variabel durch Auftreten von zwischengeschalteten Myelinsegmenten, wie von FULLERTON et al. (1965) erstmalig experimentell nachgewiesen wurde. Diese Veränderungen stehen mit Remyelinisierungsphänomenen in Beziehung und ergeben, gemeinsam mit den Zeichen des paranodal beginnenden segmentalen Myelinabbaus, einen charakteristischen Befund für elektive Entmarkungsprozesse.

Solche Befunde wurden in der Folge bei einer ganzen Anzahl von Neuropathien erhoben. Wie zu erwarten, war dieses Veränderungsmuster bei der Blei-Neuropathie (FULLERTON, 1966) anzutreffen, bei letzterer allerdings kombiniert mit Wallerscher Degeneration. Es fand sich aber auch bei den Neuropathien, die man als hypertrophe Formen klassifiziert (THOMAS u. LASCELLES, 1967; Zsfg. s. DYCK u. MULDER, 197o), nachgewiesen unter den zugehörigen Erkrankungen bei peronealen Muskelatrophien (GUTRECHT u. DYCK, 1966; DYCK et al., 1968; WELLER, 1967), rekurrierenden (DYCK et al., 1968) und diabetischen Neuropathien (THOMAS u. LASCELLES, 1965; CHOPRA et al., 1969). Segmentale Entmar-

kungsveränderungen wurden auch bei ischämischen Neuropathien, häufig
neben Zeichen der Wallerschen Degeneration (CHOPRA u. HURWITZ, 1967;
EAMES u. LANGE, 1967), und bei Altersveränderungen (jenseits des 65.
Lebensjahres) beschrieben (LASCELLES u. THOMAS, 1966). Und schließlich konnte an Einzelfasermessungen das typisch entmarkende "pattern"
auch für die peripheren Nervenveränderungen der Leudodystrophien gefunden werden (MLD: DAYAN, 1967; M. Krabbe: LAKE, 1968; DUNN et al.,
1969), Erkrankungen, die als zentralnervöser Entmarkungsprozeß schon
lange bekannt waren.

Quantitative Untersuchungen des gesamten *Markfaserspektrums* erbrachten
bei entmarkenden Neuropathien bisher wenig diagnostische oder pathogenetische Hinweise. Fast immer waren großkalibrige Nervenfasern früh
betroffen bzw. ausgefallen, wie bei den verschiedenen Formen der peronealen Muskelatrophie (DYCK et al., 1965; DYCK, 1966; WELLER, 1967;
DYCK et al., 1968; ZACKS et al., 1968) und auch bei rekurrierenden
Neuropathien (DYCK et al., 1968) nachgewiesen wurde. Für die MLD
liegen Zählergebnisse von einem Frühfall vor, bei dem zwar die Gesamtzahl bemarkter Fasern reduziert ist, jedoch das Faserspektrum selbst
noch keine Verschiebungen erkennen läßt (DYCK et al., 1968). Ein Befall vorwiegend kleinkalibriger Markfasern wurde lediglich von CAVA-
NAGH u. JACOBS (1964) bei der experimentellen diphtherischen Neuropathie beschrieben (jeweils ganzes Segment betroffen), ein Befund,
der jedoch von WELLER (1965) nicht bestätigt wurde.

Eigene quantitative Untersuchungen des Markfaserspektrums an 6 hypertrophen Neuropathien zeigten auch frühe und erhebliche Reduktionen
der großkalibrigen Markfasern. Erst in späten Stadien (Gesamtfaserdichte unter 1ooo) waren Markfasern aller Kaliberklassen betroffen.
Der Befall des Markfaserspektrums entsprach einem *diskontinuierlich-
absteigenden* Läsionstyp, dessen Diskontinuität sich aus dem besonderen
Verhalten der mittelkalibrigen Markfaserklassen (7 μ -5μ) ergab. Diese
bleiben quantitativ am längsten unverändert, wofür ursächlich ein
längeres Erhaltenbleiben dieser Fasergruppen oder das Auftreten remy-
elinisierter bzw. regenerierter Faserpopulationen zu erwägen ist, aber
bisher nicht abzugrenzen war. Die von den meisten Autoren bei hypertrophen Neuropathien mehrfach beschriebenen Remyelinisierungen (WELLER,
1966/67; DYCK, 1966, 1968, 1969; THOMAS u. LASCELLES, 1966; ZACKS et
al., 1969) würden die letztere Möglichkeit nahelegen, insbesondere
wenn man die von DYCK (1969) angegebenen Parameter von 3μ-6μ Durchmesser für remyelinisierte Fasern berücksichtigt. Aber am eigenen
Material der hypertrophen Neuropathien waren remyelinisierte Fasern
zahlenmäßig stets nur gering bis mäßig vorhanden und immer wieder
mehrere mittelkalibrige Markfasern anzutreffen, die auch in späteren
Stadien ohne die begleitenden Schwannzellreaktionen der "onion bulbs"
blieben. Der Verdacht noch erhaltener Nervenfasern kann nicht ausgeschlossen werden.

Der Faserspektrumbefall bei hypertrophen Neuropathien blieb vorerst
nicht ganz erklärbar; klar bleibt die stets frühe Involvierung großer
Markfasern bei Entmarkungsprozessen.

Für die demyelinisierenden Neuropathien ließen sich also bisher *keine*
differenten Läsionstypen aus der *Verteilung im Nervenfaserspektrum*, insbesondere hinsichtlich initial betroffener Faserklassen, abgrenzen.

Die nächste Frage war daher, ob sich unterschiedliche Läsionsmuster
nicht aus der *topischen Verteilung in der Längsausbreitung* ableiten lassen.

Aber auch aus diesem Verteilungsaspekt ergaben sich bei entmarkenden
Neuropathiegruppen keine typendifferenten "pattern".

Unterschiedlichkeiten zeigten sich jedoch hinsichtlich des vorwiegenden Befalls von *zentralem* und *peripherem* Myelin. Aus autoptischen Untersuchungen war bekannt, daß die Leukodystrophien überwiegend Veränderungen der weißen Substanz des ZNS haben, bei den anderen Entmarkungsneuropathien, z.B. jenen des hypertrophen Typs, aber der periphere Nerv die Hauptlokalisation ist. Jenseits dieser prinzipiellen Unterschiede hatte jede einzelne Erkrankung ihre speziellen Muster, wie etwa die mögliche Mitbeteiligung spinaler Systeme bei peronealen Muskelatrophien oder z.B. der besondere Befall motorischer Nervenfasern bei der Blei-Neuropathie.

Lokalisiert waren die peripheren Entmarkungsveränderungen fast durchwegs vorwiegend *distal*. DYCK (197o) wies an Nervenbiopsien von Charcot-Marie-Tooth-Fällen nach, daß in den distalen Abschnitten stets eine höhere Anzahl entmarkter Segmente auftritt als in den proximalen.

Bezüglich der Zahl betroffener Segmente zeigten die eigenen Untersuchungen bei peronealen Muskelatrophien erhebliche Unterschiede, die bis zur Manifestation diffuser Entmarkungen reichen konnten. Daß die distal akzentuierte Lokalisation peripherer Entmarkungsveränderungen für PN im Speziellen, nicht aber für periphere Entmarkungsprozesse an sich charakteristisch ist, dafür geben die überwiegend proximalen Lokalisationen entzündlicher peripherer Entmarkungsprozesse, wie besonders das Guillain-Barré-Syndrom, Hinweise (s. KRÜCKE, 1955; s. THOMAS et al., 1969; zit. Bfd.).


## 3. Die verschiedenen Typen von Entmarkungsneuropathien


Unterschiedlichere, die einzelnen demyelinisierenden Neuropathien differenzierende Daten aber ließen sich aus der *Art* und dem *Ablauf* der *Markscheidenveränderungen* selbst und/oder deren *assoziierten Phänomenen* in und an Schwannzellen sowie Axonen finden. Ihre Identifizierung kam wiederum vorwiegend aus Feinstrukturanalysen, welche bei Entmarkungsneuropathien bereits mehrfach vorlagen und denen auch die eigenen Untersuchungen im Besonderen galten.


### a) Markscheidenveränderungen und Entmarkung

Von den Erfahrungen der axonalen Neuropathien ausgehend, bei denen sich die Axonveränderungen als speziell-prozeßbezogen erwiesen hatten, wurde für die Analyse der Entmarkungsneuropathien vorerst den *Markscheidenveränderungen* selbst Aufmerksamkeit zugewendet. Und die Erwartung war groß, daß gerade in diesem hochdifferenzierten Myelinlamellensystem, das durch die regelmäßige, cytotopische Anordnung der konstituierenden chemischen Verbindungen strukturiert wird, verschiedene pathogenetische Prozesse verschiedene prozeßspezifische Strukturveränderungen setzen. Aber die Erwartung konnte, jedenfalls im Auflösungsbereich der bisher möglichen strukturanalytischen Methoden, für die Mehrzahl der untersuchten Entmarkungsneuropathien nicht bestätigt werden.

Und für dieses anfänglich enttäuschende Ergebnis waren eigentlich auch schon aus der Literatur Hinweise zu finden. Denn das publizierte Datenmaterial über die verschiedenen assoziierten Phänomene der Myelinveränderungen war vielfältig, jenes über die Myelinveränderungen selbst aber eigentlich recht einförmig.

Die Demyelinisierung, am Internodus beginnend, trat stets unter Veränderungen in Erscheinung, die als Irregularitäten der Myelinkonturen, Faltungen oder Aufspaltungen der Myelinlamellen bzw. Fragmentierung der Markscheiden beschrieben wurden, letztere von der zugehörigen Schwannzelle durchgeführt. Im Einzelnen wurden solche Entmarkungsveränderungen beobachtet bei der diphtherischen Neuropathie, für die WEBSTER et al. (1961) eine direkte Schädigung der Myelinlamellen annehmen und WELLER (1965) dem frühen Auftreten von Lysosomen besondere Bedeutung beimißt; weiter bei der Blei-Neuropathie, bei der die Fragmentierung des Myelins über die Aufsplitterung der major und minor dense line (LAMPERT u. SCHOCHET, 1968) bzw. über Separation und Distorsion der normalen Lamellenordnung (SCHLAEPFER, 1969) nähere Beschreibung fand. Bei den hypertrophen Entmarkungsneuropathien, soweit die Art der Demyelinisierung überhaupt Berücksichtigung fand, wird wiederum von "splitting" und Fragmentierung gesprochen (DYCK u. GOMEZ, 1968; DYCK, 1969). DYCK u. GOMEZ nehmen an, daß die Entmarkung durch eine von außen nach innen fortschreitende Abspaltung von Myelinlamellen erfolgt, ähnlich dem Delaminationskonzept von CAMMERMEYER bei der hypertrophen Neuropathie der Refsum-Krankheit. Unspezifisch im Sinne einer progredienten Markabspaltung wird auch der einmal in Gang gekommene Entmarkungsprozeß bei den Leukodystrophien beschrieben (MLD: TERRY et al., 1966; M. Krabbe: DUNN et al., 1969; LYON et al., 1971).

Myelinveränderungen vor Einsetzen der Demyelinisierung, wie Störung der Ordnung, Periodik oder Dicke der Marklamellen wurden immer wieder gesucht, konnten jedoch bisher  in der Literatur bei keiner der Entmarkungsneuropathien sichergestellt werden. Selbst die anfänglich bei der MLD beschriebenen Periodenveränderungen (WEBSTER, 1962; später auch bei BISCHOFF u. ULRICH, 1967, zit.) bzw. "loosening" der Markscheiden (CRAVIOTO et al., 1966) wurde von Nachuntersuchern (TERRY et al., 1966) präparationsbedingten Veränderungen zugerechnet.

Aus all diesen Beobachtungen zeichnet sich also schon ab, daß bei den verschiedensten Entmarkungsneuropathien die Demyelinisierung nach einem recht einförmigen, wenig spezifischen Muster abläuft und weder Aufbau noch Struktur der Markscheiden *faßbar* verändert erscheinen.

Bei den eigenen Untersuchungen wurden bei 2 der 3 abgegrenzten Gruppen von Entmarkungsneuropathien analoge Verhältnisse angetroffen. Die originären Markscheiden hatte keine erfaßbaren Strukturstörungen, und die Demyelinisierung lief unspezifisch über Abspaltung kompakter Lamellenpakete und progredienter Verschmälerung der Markscheiden ab. Spezielle Daten kamen erst aus den Begleitveränderungen.

Die ursprüngliche Erwartung von spezifischen Veränderungen der makromolekularen Myelinordnung konnte nur durch den einen Fall bestätigt werden, der die Abgrenzung der 3. Gruppe von Entmarkungsneuropathien ermöglichte.


b) Neuropathien mit unspezifischer Entmarkung

Als solche wurden alle hypertrophen Neuropathien und die Leukodystrophien abgegrenzt, Entmarkungsneuropathien von sehr unterschiedlichem Läsionstyp. Das Auftreten monotoner *unspezifischer Entmarkungsmuster* bei so verschiedenen Neuropathieformen war anfänglich schwer einzusehen. Erst die Annahme einer "letzten gemeinsamen Endstrecke" der verschiedenen neuropathischen Prozesse legte eine Erklärung dieses Phänomens nahe. Dann aber mußten die krankheits- oder prozeß-*spezifischen* Veränderungen bereits *vorher*  ablaufen. Sollten diese an den Myelinmembranen selbst manifest werden, wurde allerdings ein Bereich betroffen,

der im Strukturgefüge nicht oder noch nicht erfaßbar ist. Erfaßbar
als spezielle oder spezifische Veränderungen aber waren bei diesen
Entmarkungssyndromen einige der *assoziierten Phänomene*. Als krankheitsspezifisch wurden die lipiden Speicherprodukte der Leukodystrophien
abgegrenzt, gruppencharakteristischen Manifestationen entsprachen die
Zwiebelschalen-Bildungen der hypertrophen Neuropathien.

Wo aber lag nun jeweils die Brücke zwischen krankheitsspezifischen
Veränderungen, prozeßcharakteristischen Manifestationen und dem letztlich symptomgebenden "Endstreckenphänomen" der Demyelinisierung?

α) Die Neuropathien vom Typ der *LEUKODYSTROPHIEN* (Abbaustörungen)
Bei den *Leukodystrophien* (LD) hatte die Gewebsanalyse gezeigt, daß das
krankheitsspezifische Speichermaterial ein nicht mehr abbaubares bzw.
metabolisierbares Stoffwechselprodukt von Schwannzellen ist. Eine
Beziehung zwischen Entmarkung und angehäuften Metaboliten ergab sich
sowohl aus der stetig zunehmenden Speicherung beim Fortschreiten der
Demyelinisierung, als auch dadurch, daß die Demyelinisierung erst mit
Anhäufung der intermediären Stoffwechseprodukte einsetzt. Schon aus
diesen feingeweblichen Details zeigte sich für die LD ein enges Fol-
geverhältnis zwischen krankheitsspezifischer *Abbaustörung* der Lipide
und unspezifisch ablaufender Demyelinisierung.

1. Von der *metachromatischen* Form der LD (MLD) ist bekannt, daß die
lipiden Speicherprodukte sich metachromatisch verhalten (histochemi-
sche Befunde: EINARSON u. NEEL, 1938; HIRSCH u. PEIFFER, 1955) und
*Cerebrosidschwefelsäureestern*, den Sulfatiden, (sauren Galaktolipiden)
entsprechen (biochemische Befunde: AUSTIN, 1958/59; JATZKEWITZ, 1958/
1960). Sie zeigen sich feinstrukturell als charakteristische Granula,
wie auch an den eigenen Untersuchungen beobachtet wurde, und finden
sich im peripheren Nerven in Schwannzellen von Markfasern und marklosen Axonen (WEBSTER, 1962; TERRY et al., 1966; CRAVIOTO et al., 1966;
BISCHOFF u. ULRICH, 1967), im ZNS in den Oligodendrogliazellen (AURE-
BECK et al., 1964; GREGOIRE et al., 1966; RESIBOIS u. GREGOIRE, 1967;
MEI u. LIU, 1968). Die Identität zwischen Granula und Sulfatiden ist
nachgewiesen (fraktionierte Homogenatuntersuchungen: SUZUKI et al.,
1967). Als Ursache dieses Speicherprozesses wurde ein *Defekt* des desulf-
atierenden Enzyms *Cerebrosidsulfatase* (MEHL u. JATZKEWITZ, 1963/64/65)
bzw. Arylsulfatase A (thermolabile Komponente: AUSTIN et al., 1963/64,
1965) sichergestellt. Die MLD war damit als eine Speicherkrankheit in
Folge einer Enzymopathie im Lipidstoffwechsel abgegrenzt. Diese Speicherkrankheit saurer Galaktolipide ist aber nicht auf das Nervensystem
beschränkt, sondern entspricht einer "systematischen Sulfatidose" (s.
MOSER et al., 1964) mit Involvierung auch anderer Organe. Metachromatische Granula wurden in Tubulusepithelien der Niere (Harnsediment!),
in der Gallenblase, Leber, Pankreas und Nebenniere (s. WOLFE u. PIETRA,
1964; MALONE u. STOFFYN, 1966) angetroffen, und der Nachweis von gespeicherten Cerebrosidschwefelsäureestern (AUSTIN, 1959; MALONE u.
STOFFYN, 1966; - 1o-2ofach;MALONE u. CONOLE, 1969) bzw. des Enzymdefek-
tes (JATZKEWITZ u. MEHL, 1963/64/65; AUSTIN et al., 1963/64) konnte
auch aus der Niere erbracht werden. Der Enzymdefekt der MLD und seine
Folgen können sich also offenbar an allen Zellen manifestieren, die
Sulfatide abbauen.

Das erklärt, warum im Nervengewebe nicht nur Zellen speichern, die
direkte Beziehung zu Markscheiden oder deren Degradation haben, sondern
auch Schwannzellen markloser Nervenfasern oder die zentralnervösen
Satellitenzellen.

Wie aber lassen die Bedingungen dieser "systematischen Sulfatidose"
nun an Zellen mit direkter Markscheidenbeziehung das Auftreten der Demyelinisierung erklären?

Sulfatide wurden als wichtige membranbildende Lipide und im besonderen als ein wesentlicher Bestandteil der Myelinmembranen erkannt (DAVISON u. GREGSON, 1962). Liegt nun eine Abbaustörung dieser Sulfatide vor, wird deren konsekutive *Anhäufung* nicht nur zu cellulären Speicherungen führen, sondern auch an allen sulfatidhaltigen Membranen, inklusive dem Myelin, auftreten können. Und ein erheblicher Anstieg von Sulfatiden war sowohl in den Membranen der Nierenepithelien (MALONE u. CONOLE, 1969) als auch in der gereinigten Myelinfraktion (3-4fach: O'BRIEN u. SAMPSON, 1957) nachgewiesen; in letzterer gleichzeitig mit einer Verminderung der Cerebroside (O'BRIEN u. SAMPSON, 1965; SVENNERHOLM, 1963). 1963).

Mit dem Überwiegen der sauren Galakto-Lipide im cytotopischen Gefüge der Membranen aber kommt es zu einem *Überwiegen* der *elektro-negativen Sulfatgruppen* und damit zu Veränderungen der Ladungsverhältnisse im Membrangefüge (O'BRIEN u. SAMPSON, 1963; MALONE u. STOFFYN, 1967; MALONE u. CONOLE, 1969). Diese gestörten Verhältnisse der komplexen Membranordnung können nun, vielleicht auf dem Wege geänderter Hydratationsbedingungen, zur Beeinträchtigung der *Membranstabilität* führen. An den Markscheiden wird diese Beeinträchtigung das geordnete, vor allem kompakte Lamellengefüge treffen, und Aufspaltung bzw. Dissoziation von Lamellen, Abspaltung von Lamellenpaketen und letztlich Membranfragmentierungen werden die Folge dieser Instabilität sein - Veränderungen, wie sie bei der Demyelinisierung dieser Krankheit auch tatsächlich auftreten.

Aber für die Demyelinisierung auf dem Wege einer Membranentstabilisierung werden auch noch andere Faktoren diskutiert. In Beziehung zur Stabilität von Membranen hat sich auch das *Fettsäurespektrum* der Lipide gezeigt. Nach O'BRIEN (1967, 197o) ist die Stabilität des Myelinlamellensystems weitgehend auch vom hohen Gehalt an langkettigen Fettsäuren (in Sphingolipiden, im Mark 1o mal höher als in den Membranen der grauen Substanz) und vom geringen Anteil ungesättigter Fettsäuren (in Mark-Glycerophosphatiden nur 1/5 jener der Grisea) abhängig. Bei der MLD aber fanden O'BRIEN (1964) sowie O'BRIEN u. SAMPSON (1965) einen signifikant geringen Gehalt an langkettigen Fettsäuren in der weißen Substanz, allerdings nur bei neutralen Glykolipiden (wie Cerebrosiden) und Sphingomyelinen, die Sulfatide hatten ein nahezu normales Fettsäurespektrum. Ähnliche, jedoch weniger ausgeprägte Verhältnisse wurden auch in der Niere beobachtet (MALONE u. STOFFYN, 1966). Dieser Verminderung langkettiger Fettsäuren von Markscheidenlipiden und damit von membranstabilisierenden Faktoren schreibt nun O'BRIEN auch eine Rolle in der Pathogenese der Demyelinisierung zu. Diese Theorie blieb nicht unwidersprochen, da einerseits eine Verminderung langkettiger Fettsäuren auch beim M. Krabbe, beim infantilen Gaucher (SVENNERHOLM, 1963) und auch bei der M.S. (GERSTL et al., 1963) gefunden wurde, andererseits jedoch das Fettsäurespektrum der einzelnen Lipide des peripheren Nerven bei der MLD keine Proportionsveränderungen zeigt (MALONE u. STOFFYN, 1967).

Welcher dieser metabolischen Faktoren letztlich auch der ausschlaggebende für die einsetzende Demyelinisierung sein mag, stets scheint es die *Proportionsverschiebung* von membranstrukturbildenden Verbindungen zu sein, die das Membrangefüge instabilisiert und die Entmarkung in Gang setzt.

Damit aber zeichnet sich aus den speziellen Bedingungen der MLD ein allgemeiner *Mechanismus für Entmarkungen* ab, der jeweils *spezifisch gestartet* werden kann und *unspezifisch* abläuft.

Der _spezifische_ Start liegt beim Enzymdefekt und seinen speziellen
metabolischen Folgen. Diese führen zu Störungen des proportionskon-
stanten Verhältnisses von myelinbildenden Substanzen und damit zu
Veränderungen der stabilen cytotopischen Membranordnung. Solche sind
strukturell nicht oder noch nicht faßbar, sie setzten aber am Myelin
einen Entmarkungsprozeß in Gang, der nun faßbar mit einer _unspezifi-_
_schen_ Delamellierung _gleichartig_ unter "splitting" und Fragmentierung
der Lamellen abläuft.

Damit wird die _Demyelinisierung_ tatsächlich ein _"Endstreckenphänomen"_, in
das die verschiedensten spezifischen Starter auf dem Wege der _Membran-_
_entstabilisierung_ einmünden können, und dieser Enstehungsmodus erklärt die monotonen Entmarkungsmuster bei unterschiedlichen Erkrankungen.
Das Ende solcher gleichartigen, unspezifischen Demyelinisierungen aber,
der _Abbau_ der einmal fragmentierten Myelinlamellen, wird wiederum _un-_
_einheitlich_  und von jeweils krankheitsspezifischen metabolischen Bedingungen abhängig.

Bei der _MLD_ bleibt die Degradation der Markabbauprodukte inkomplett,
da die Sulfatide der Myelinlamellen durch den grundlegenden Enzymdefekt nicht abgebaut werden können. Sie häufen sich an als metachromatische Granula und vermehren das Speichermaterial der Schwannzellen.
Endoneuralzellen können Speichermaterial und Abbauprodukte später aufnehmen, und in reichlich beladenen Zellen ließen sich manchmal auch
parakristalline Formationsbildungen erkennen, wie sie bisher nur im
ZNS beobachtet wurden (GREGOIRE, 1964; GREGOIRE et al., 1966; RESIBOIS
u. GREGOIRE, 1967). Strukturierungen dieser Art scheinen vorwiegend
ein Phänomen höherer Konzentrationen des Speichermaterials zu sein.

2. Bei der _Globoidzell-_Leukodystrophie (GLD), auch eine der "monoton-un-
spezifisch" entmarkenden Erkrankungen, war das spezifische Speichermaterial als nadelförmige Tubuli strukturiert und vor allem in mesenchymalen Zellen, peripher den Endoneuralzellen, gespeichert. Spezielle Lokalisation und Feinstruktur des Speichermaterials hatten im
ZNS und im peripheren Nerven eingehende Beschreibungen gefunden (ZNS:
NELSON et al., 1963; SCHOCHET et al., 1969; YUNIS u. LEE, 1969; SHAW
u. CARLSON, 197o; SUZUKI u. GROVER, 197o; ANDREWS u. CANCILLA, 197o;
periphere Nerven: DUNN et al., 1969; BISCHOFF u. ULRICH, 1969; HOGAN
et al., 1969; LYON et al., 1971). Biochemische Untersuchungen ergaben
eine Verminderung der Gesamtlipide (BLACKWOOD u. CUMINGS, 1954) und
innerhalb der verminderten Glykolipide eine Proportionsverschiebung
mit einer relativen Erhöhung der _Cerebroside_ gegenüber den Sulfatiden
(AUSTIN, 1962/63; SVENNERHOLM, 1963). Dem eigentlichen Speichermaterial entsprechen die relativ vermehrten Cerebroside (Galaktocerebro-
side), deren Identifizierung sowohl durch biochemische Untersuchungen
der Globoidzellfraktion (AUSTIN, 1963) als auch durch experimentelle
Untersuchungen (AUSTIN u. LEHFELDT, 1965; OLSSON et al., 1966; SOURAN-
DER et al., 1966) und deren Feinstrukturanalyse (SUZUKI, 197o; ANDREW
u. MENKES, 197o) gelang. Enzymdefekte wurden bisher für das die Cerebroside sulfatierende Enzym, _Cerebrosidsulfotransferase_ (BACHHAWAT et
al., 1967) und für ein Cerebrosid-abbauendes Enzym, der _Galakto-cerebro-_
_sid-β-galaktosidase_ (SUZUKI u. SUZUKI, 197o) nachgewiesen (AUSTIN et
al., 197o). Damit läßt sich die Anhäufung der Cerebroside sowohl aus
deren mangelndem Umbau zu Sulfatiden, als auch ihrem gestörten Abbau
erklären. Die Beeinträchtigung der Sulfatierung macht auch die starke
relative Verminderung von Sulfatiden verständlich. Bei der Biochemischen Struktur der gespeicherten Cerebroside haben MENKES et al.
(1966) nachgewiesen, daß eine Reduktion der Hydroxyfettsäuren mit
einer Proportionsverschiebung zugunsten nichthydroxylierter Fettsäuren vorliegt, und letztere wiederum eine ausgeprägte Verminderung
langkettiger Fettsäuren ($C_{24}$) aufweisen.

Die Beziehungen zwischen Enzymdefekt, metabolischen Folgen und Entmarkung sind bei der GLD noch nicht soweit abgeklärt wie bei der MLD. Aber wiederum liegen Veränderungen der Proportionsverhältnisse myelinkonstituierender Substanzen vor, die sich beim M. Krabbe als Relationsverschiebung der Membranbildner Cerebroside: Sulfatide zeigen und auch das Fettsäurespektrum der ersteren betreffen. Damit aber sind auch bei der GLD Bedingungen gegeben, die zur *Membranentstabilisierung* und zum Entstehungsmechanismus einer unspezifischen Entmarkung führen können.

3. Auch die *orthochromatische* LD entmarkt "unspezifisch". Über pathogenetische Faktoren ergaben sich aus dieser Studie keine Hinweise. Speicherprodukte fehlten.

4. Spart man die orthochromatischen Formen aus, hat die *Gruppe der Leukodystrophien* eine weitgehende Aufklärung ihrer kausalen und formalen Entstehungsbedingungen gefunden und die Zusammenhänge zwischen den einzelnen Teilschritten der *Pathogenese* dieser Entmarkungsprozesse in subtiler Weise erkennen lassen.

*Krankheitsspezifisch* ist der nachgewiesene Enzymdefekt im Abbau oder Umbau von auch markscheidenbildenden Lipiden und seine unmittelbaren metabolischen Folgen, die jeweils speziellen Substratanhäufungen.

*Gruppenspezifisch* ist das Auftreten dieser "metabolischen Folgen" als Speichermaterial und der vorwiegende Befall von zentralem Myelin - Phänomene, die mit den betroffenen Lipidgruppen der LD, die stets solche komplexer Art sind (Cerebroside/Cerebrosidsulfate) im Zusammenhang stehen könnten.

Für die *"unspezifisch"* ablaufende Demyelinisierung aber wurde der Mechanismus der Membranentstabilisierung mit konsekutiver Delamellierung gefunden, der die stets gleichartige, letzte Reaktion der Membranen auf die speziellen Substratveränderungen dieser Lipidstoffwechselstörungen darstellt.

ß) Die Neuropathien vom HYPERTROPHEN TYP (Störungen der Aufrechterhaltung von Myelinlamellen)
Die zweite Gruppe von Neuropathien, die mit Gewebsveränderungen einer "unspezifisch" imponierenden Demyelinisierung einhergehen, sind die *hypertrophen Formen*. Ihre Markscheidenveränderungen zeigen gegenüber den LD insoferne andere gewebliche Kriterien, als keine Speicherprodukte manifest werden und sie auf ein Prozeßgeschehen hinweisen, das nur wie eine Störung der *Aufrechterhaltung* von Myelinlamellen imponiert.

1. Anders als bei den LD ist bei den hypertrophen Formen auch die Lokalisation der Entmarkungen, die vorwiegend oder ausschließlich peripheres Myelin betreffen. Und es sind auch im besonderen die Schwannzellen peripherer Nerven, an denen die charakteristischen, wenn auch nicht spezifischen Veränderungen dieses Gewebssyndroms ablaufen. Schwannzellhypertrophien mit Formationsbildungen von *Zwiebelschalen* treten auf. Diese "onion bulbs" werden heute, nach vielen Diskussionen, von den meisten Autoren als eine Zellreaktion auf rezidivierende De- und Remyelinisierungen der Nervenfasern angenommen. Denn solche Zwiebelschalen-Formationen finden sich bei verschiedensten Erkrankungen und experimentellen Bedingungen, deren Gemeinsamkeit nicht die Ätiologie sondern die Art der Nervenfaserveränderungen scheint.

Besonders die experimentellen Bedingungen (DMBA: WELLER u. GUPTA, 1968; Blei: LAMPERT u. SCHOCHET, 1968; tourniquet: DYCK, 1969; gelegentlich auch bei experimentell-allergischer Neuritis: SCHRÖDER,

1968; SCHRÖDER u. KRÜCKE, 197o) haben erkennen lassen, daß es *nur*
De- und/oder Remyelinisierungen, vor allem repetitiver Art sind, in
deren Begleitung Zwiebelschalen auftreten, bzw. besonders prominent
werden, während die Wallersche Faserdegeneration an sich solche
Schwannzellveränderungen nicht im Gefolge hat (NICHOLS et al., 1968).

2. Unter den Humanerkrankungen kommen hypertrophe Nervenveränderungen
bei den verschiedenen Formen der peronealen Muskelatrophien (DYCK,
1966; GARCIN et al., 1966; THOMAS u. LASCELLES, 1967; WELLER, 1967;
WEBSTER et al., 1967; DYCK u. GOMEZ, 1967; DYCK et al., 1968; ZACKS
et al., 1968), bei rezidivierenden Polyneuropathien (DYCK et al.,
1968; THOMAS u. LASCELLES, 1967) und bei Diabetes (BALLIN u. THOMAS,
1968) vor. Sie wurden aber auch bei der Akromegalie (STEWART, 1966),
bei der familiären optico-akustischen Nervendegeneration mit Polyneuropathie (OHTA, 197o), bei der Refsumschen Krankheit (CAMMERMEYER,
1955/56; DEREUX, 1963; FARDEAU u. ENGEL, 1969) und bei rezidivierenden
Polyneuritiden (PRINEAS, 197o) angetroffen. Am eigenen Fallmaterial
waren vorwiegend auch peroneale Muskelatrophien, inklusive Roussy-
Levy-Syndrom, repräsentiert, seltener diabetische Neuropathien.

3. Entstehungsbedingungen: Aus dieser Verschiedenheit an Grundkrankheiten bzw. Grundbedingungen einerseits und der Gleichartigkeit der
Nervenveränderungen andererseits charakterisieren sich die hypertrophen Neuropathien als ein Syndrom verschiedenartiger pathogenetischer
Prozesse, die alle letztlich in das Geschehen von *De- und Remyelinisierung* einmünden müssen.

Für diese Verhältnisse der *formalen* Pathogenese hypertropher Neuropathieformen haben die bekannten Beobachtungen, daß Myelin ein Bestandteil der Schwannzelle ist und Schwannzelläsionen, wie experimentell nachgewiesen, von segmentalen Entmarkungen gefolgt werden
(Röntgenbestrahlung: ANDRES, 1963; MASUROVESKY et al., 1967; Blei:
LAMPERT u. SCHOCHET, 1968; Tellur: LAMPERT et al., 197o) einige
weitere Überlegungen angeregt. Von mehreren Autoren wird angenommen,
daß die spezifischen Läsionsfaktoren, die dem gemeinsamen Phänomen
der De- und Remyelinisierung vorgelagert sind, ihre demyelinisierende
Wirkung auf dem Wege einer Störung der Schwannzellfunktionen entfal-
ten (THOMAS u. LASCELLES, 1968; WELLER u. DAS GUPTA, 1968; ZACKS et
al., 1968). Hypertrophe Neuropathien würden sich damit als zu einem
gleichartigen Entmarkungstyp führende Schwannzellerkrankung oder
Schwannzellaffektionen diskutieren lassen, die durch verschiedene
Faktoren hereditärer oder erworbener Art verursacht sein können (ZACKS
et al., 1968).

Über die speziellen *ursächlichen Faktoren*, die Entmarkungsprozesse dieser
Art starten, sind bisher vor allem bei den häufig vorkommenden hypertrophen Neuropathien wenig Daten bekannt.

Aufklärung hat die Refsumsche Krankheit gefunden. Biochemische Untersuchungen (KLENK u. KAHLKE, 1963; KAHLKE, 1964) brachten den Nachweis
eines erhöhten *Phytansäuregehaltes* in verschiedenen Lipidfraktionen des
Serums und der Gewebe, besonders in Leber, Fettgewebe und Niere. Diese
*verzweigte Fettsäure* (3, 5, 7, 11-Tetramethyl-hexadecansäure) kann im
Serum, in dem sie normalerweise nur in Spuren auftritt (2µg/ml oder
o,25mg/1ooml) auf das 1o-5oo-fache vermehrt sein und erscheint in der
Triglycerid(TG)- und auch Phospholipid(PL)-Fraktion (KAHLKE, 1964;
ELDERJAN, 1965). Im Gewebe kann sie bis zu 5o% der gesamten Fettsäuren
ausmachen und sie zeigt sich in der Leber in der Cholesterinester- und
Triglyceridfraktion, als deren überwiegender Fettsäureanteil sie auch
in der Niere erscheint (KAHLKE, 1964; ELDERJAN, 1967). Die Arbeits-
gruppen um ELDERJAN in Oslo und STEINBERG in Bethesda erbrachten die

weitere Aufklärung dieser Fettstoffwechselstörung (s. ELDERJAN et al., 1966/1966/67; STEINBERG et al., 1966/67/67). Sie konnten feststellen, daß Phytansäure nicht endogen synthetisiert, sondern von außen mit der Nahrung zugeführt wird (besonders chlorophyllhaltige - via Phytol als Praecursor). Der metabolische Defekt betrifft den normalen Abbau dieser Fettsäure und konnte als eine *Störung im Mechanismus der α-Oxydation*, einem initialen Abbauschritt verzweigter Fettsäuren, nachgewiesen werden.

Auch im Nervengewebe, sowohl im ZNS, vor allem aber im peripheren, wird bei der Refsumschen Krankheit Phytansäure angehäuft (KAHLKE, 1964; CUMINGS: s. RAKE u. SAUNDERS, 1966; McBRINN u. O'BRIEN, 1968). Sie erscheint in der Glycerophosphatidfraktion (besonders Cholin-GP) und macht im peripheren Nerven z.B. 24% der gesamten Fettsäuren dieser Cholin-Glycero-Phosphatidfraktion aus (McBRINN u. O'BRIEN, 1968). Dieser Verschiebung des Fettsäurespektrums von Lipidfraktionen, die wichtige Myelinbestandteile sind, wurde wiederum eine Bedeutung für die Demyelinisierung zugeordnet. O'BRIEN hatte ja nachgewiesen, daß nicht nur langkettige, sondern auch unverzweigte, gerade Fettsäuren Membranenstabilisatoren sind (s. 1967/1967; 197o) und jede zusätzliche Verzweigung die Kompaktheit der cytotopischen Ordnung verändert. Die Proportionsverschiebung myelinkonstituierender Verbindungen zugunsten verzweigter Fettsäuren schafft also auch beim M. Refsum Bedingungen, die *Membranen entstabilisieren* und damit eine *Entmarkung* in Gang setzen können. Diese Möglichkeit wird von O'BRIEN (1967; O'BRIEN u. McBRINN, 1968) vertreten, und sie zeigt, daß auch bei den hypertrophen Neuropathien der Mechanismus einer spezifisch gestarteten, aber unspezifisch ablaufenden Entmarkung vorliegen kann.

Angeregt durch das Ergebnis einer ursächlichen Fettstoffwechselstörung für eine hypertrophe Neuropathie wurde nun auch bei anderen Neuropathien dieser Gruppe, besonders den <u>peronealen Muskelatrophien</u>, Phytansäure bestimmt. Es ergaben sich jedoch durchwegs negative Ergebnisse im Serum (TRY et al., 1965; GILROY et al., 1966; KOEPPEN et al., 1971), so daß dem hohen Phytansäurespiegel ein diagnostischer Wert für die Refsumsche Krankheit zukommt.

War es nicht die Phytansäure, blieb noch immer die Frage offen, ob es nicht Stoffwechselstörungen *anderer Fettsäuren* sein konnten, die letztlich auch zu hypertrophen Neuropathiesyndromen führen.

Im Hinblick auf diesen Aspekt der Pathogenese wurden am <u>eigenen Fallmaterial</u> der <u>peronealen Muskelatrophien</u> biochemische Untersuchungen gestartet. Analysen des <u>Fettsäurespektrums im Serum</u> wurden erhoben und von Dr. WOLFRAM (Med. Labor, Prof. ZÖLLNER, München) durchgeführt. Die vorläufig kleine Fallgruppe (6) ließ mit den bisher durchgeführten Untersuchungen (Gas-, Dünnschichtchromatographie) keine sicheren pathologischen Abweichungen des normalen Fettsäurespektrums im Serum erkennen. Häufig anzutreffen war allerdings ein kleiner peak im Bereich zwischen 16:0 und 18:0 (17:0), der jedoch gelegentlich auch im Normalserum auftritt (Prof. ZÖLLNER). Weitere Untersuchungen sind nicht nur aus dem Serum, sondern vor allem auch aus dem betroffenen Nervengewebe geplant.

Eine Analyse des <u>Fettsäurespektrums aus dem Nervengewebe</u> selbst wurde bereits bei 1 Fall von hypertropher Neuropathie neben anderen biochemischen Untersuchungen durchgeführt (KOEPPEN et al., 1971). Es zeigte sich ein erhöhter Gehalt an Stearinsäure (18:0) und eine Relationsverschiebung Stearinsäure:Ölsäure (18:1) zugunsten der gesättigten Fettsäure. Ob ein Primär- oder Sekundär-Phänomen vorliegt, konnte für diese Veränderung bisher nicht entschieden werden, diskutiert wird eine eventuelle Störung einer Desaturase.

Gesamtchromatographische Analysen des Fettsäurespektrums im peripheren Nervengewebe sind von APPENZELLER u. McGEE (1968) zwar nicht gezielt bei hypertrophen Formen, aber an einem größeren heterogenen Fallmaterial vorgenommen worden, das u.a. diabetische, alkoholische und carcinomatöse Neuropathien umfaßte. Quantitative Veränderungen einzelner peaks werden beschrieben, ihre pathogenetische Bedeutung nicht weiter analysiert.

Biochemische Untersuchungen aus dem Nervengewebe eines Falls von <u>Dejerine-Sottasschem</u> Neuropathietyp zeigten eine Relationsverschiebung von Cerebrosiden: Sulfatiden (DYCK et al., 197o). Eine systematische Störung dieses Lipidstoffwechselbereiches wird angenommen. Diese Befunde konnten aber an dem von KOEPPEN et al. (1971) untersuchten Fall nicht bestätigt werden, der eine "harmonische" Verminderung aller Lipidfraktionen aufwies.

Ein gesicherter Nachweis ursächlicher Faktoren liegt also bei den <u>peronealen Muskelatrophien</u> der hypertrophen Neuropathiegruppe bisher noch nicht vor, obwohl der Trend der vorläufigen Untersuchungen doch wiederum in Richtung von *Lipid*stoffwechselstörungen weist, die auch zu Veränderungen von myelinkonstituierenden Verbindungen führen.

Auch bei den hypertrophen Formen der <u>diabetischen Neuropathien</u> sind die Auslöserfaktoren des neuropathischen Prozesses bisher nicht sichergestellt. Für die demyelinisierende Gruppe werden metabolische Faktoren diskutiert (THOMAS u. LASCELLES, 1965/66; CHOPRA et al., 1969; BISCHOFF, 1966/1968/197o). BISCHOFF hält die in den Schwannzellen vermehrt auftretenden lipiden Substanzen für Schlacken einer Stoffwechselstörung dieser Zellen. Aber nachgewiesen wurden Stoffwechselstörungen im peripheren Nerven bisher nur aus <u>experimentellen Untersuchungen</u> beim Alloxan-Diabetes. Dort zeigte sich, daß der diabetische Nerv Glucose zwar in normaler Menge in das intracelluläre Kompartement aufnehmen kann (und sogar unter Insulin diese Kapazität erhöht) jedoch die Utilisierung der Glucose für die *Fettsäuresynthese* gestört ist (FIELD u. ADAMS, 1964/65; FIELD, 1966). Aus Versuchen mit $C_{14}$ markierter Glucose und Acetat erwies sich, daß die Synthese jener Fettsäuren beeinträchtigt ist, die vorwiegend in Triglyceriden und Cholesterinestern erscheinen (FIELD u. ADAMS, 1965). Eine Störung der Acetat-Thiokinase wurde nachgewiesen - ein Enzymsystem, das für den 1. Schritt der Fettsäuresynthese aus Acetat (Acetylierung des Coenzym A) erforderlich ist und dessen gestörte Funktion durch exogenes Insulin nicht wiederhergestellt werden kann (ADAMS u. FIELD, 1964).

Über eine gestörte Lipidsynthese, die Cholesterin und Fettsäuren betrifft, wurde von ELIASON u. HUGHES (196o) berichtet. ELIASON (1966) weist auch auf eine Störung im Aufbau der Cerebroside hin, die an gesättigten Fettsäuren verarmen. Diese Resultate experimenteller Untersuchungen lassen sich zwar nicht direkt auf die diabetische Neuropathie des Menschen übertragen, aber sie zeigen, daß es auch beim Diabetes wiederum Störungen im *Lipid*stoffwechsel sind, die den peripheren Nerven betreffen.

4. Kausale und formale Entstehungsbedingungen sind bei den hypertrophen Neuropathien im Einzelnen noch keineswegs soweit aufgeklärt wie bei den LD, aber die bisher gewonnenen Befunde der verschiedenen Grundkrankheiten erlauben doch auch gewisse Einblicke in die *Pathogenese*.

Stets sind oder scheint es sich wiederum um Stoffwechselstörungen von *Lipiden* zu handeln, die auch zu Substratveränderungen an den Markscheiden führen. Damit sind, wie am M. Refsum beispielhaft nachgewiesen, auch wiederum Bedingungen einer Membranentstabilisierung gegeben, in deren Folge die allen hypertrophen Neuropathien gemeinsame *unspezifische* Entmarkung ablaufen kann. Störungen im Stoffwechselbereich der Lipide und die unspezifisch ablaufende Entmarkung haben die hypertrophen Neuropathien mit den LD <u>gemeinsam</u>.

Speziell und anders als bei den LD aber hat sich das betroffene Kom<u>partement</u> der Lipide gezeigt, das bei den hypertrophen Neuropathien bisher vorwiegend durch Störungen des *Fettsäurestoffwechsels* vertreten war. Diese wirkten sich besonders an einfachen Lipiden (wie TG) oder den einfacheren Formen der komplexen Lipide (wie Phosphatide, besonders Glycero-Phosphatide) aus.

Dieser spezielle metabolische Bereich scheint für die hypertrophen Neuropathien *gruppenspezifisch* zu sein und würde damit auch als Korrelat der syndrombildenden Veränderungen wie vorwiegender Befall peripheren Myelins und Kapazität zu rezidivierenden De- und Remyelinisierungen mit den besonderen Schwannzellveränderungen der Zwiebelschalen in Frage kommen.

Der *krankheitsspezifische* Enzymdefekt und seine unmittelbaren metabolischen Folgen konnten für die hypertrophen Neuropathieformen bisher nur beim M. Refsum sichergestellt werden, bei dem es eine verzweigte Fettsäure ist, die speziell betroffen ist. Daß aber die initiale metabolische Störung der hypertrophen Neuropathien innerhalb des vorwiegend betroffenen Lipidstoffwechselbereiches sehr <u>verschieden</u> sein kann, dafür spricht nicht nur das Fehlen der Refsum-Befunde bei anderen hypertrophen Neuropathien, sondern auch die <u>unterschiedlichen</u> <u>hypertrophen Gewebssyndrome</u>, die sich differenzieren lassen.

5. <u>Unterschiedliche Manifestationsformen</u>: Bei den eigenen Untersuchungen waren dies die *elektiven* Entmarkungsneuropathien mit ausgeprägten, oft schweren Myelinveränderungen und die *kombinierten* Entmarkungsneuropathien mit Axonveränderungen. Erstere fanden sich selten, und hatten nur Fälle von bereits im Kindesalter manifesten peronealen Muskelatrophien vertreten. Kombinierte Entmarkungsneuropathien wurden häufig und vorwiegend bei den Erwachsenenfällen peronealer Erkrankungen, selten auch bei diabetischen Neuropathien angetroffen.

Schon DYCK (1966; DYCK u. GOMEZ, 1968; DYCK et al., 1968, 1970) hat immer wieder auf die unterschiedliche Ausprägung hypertropher Neuropathiesyndrome hingewiesen. Er ordnet Syndrome mit ausgeprägten Demyelinisierungen mehr dem Dejerine-Sottasschen Typ zu, während die Charcot-Marie-Toothsche Form eher mit Axonmitbeteiligung verlaufen soll.

Daß die mit schweren, oft kompletten Entmarkungen einhergehenden hypertrophen Neuropathien besonders bei Polyneuropathien des Kindesalters anzutreffen sind, läßt auch der von LYON (1969) beschriebene Fall erkennen.

Und daß die Mehrzahl hypertropher Neuropathien mit Axonbeteiligung einhergeht, dafür geben auch die zahlreichen bisher publizierten Beobachtungen an peronealen Muskelatrophien und hypertrophen diabetischen Neuropathien Hinweise, ebenso wie eine Dokumentation bei Refsum-Krankheit (FARDEAU u. ENGEL, 1969). Ob dabei die Axonläsion Folge der Demyelinisierung oder ein parallel ablaufender Prozeß ist, bleibt ein offenes Problem. Aus den eigenen Beobachtungen des Veränderungsablaufes (Frühstadium - Spätstadium, Tochter - Vater) war stets zu erkennen, daß zuerst das Entmarkungssyndrom mit denudierten aber strukturell intakten Axonen und Zwiebelschalen-Bildungen auftritt und erst dann die Axonveränderungen mit ihren Folgen (besonders Umstrukturierung der ZS) einsetzen. Welche speziellen Faktoren einmal die Entmarkung allein und schwer ablaufen lassen, einmal eine Kombination mit Axonläsionen bewirken, bleibt wohl der Aufklärung späterer Untersuchungen vorbehalten.

γ) Gruppengemeinsame pathogenetische Mechanismen
Die bisherigen Untersuchungen von Leukodystrophien und hypertrophen Neuropathien haben jedenfalls erkennen lassen, daß den *beiden* großen *Gruppen von unspezifisch* entmarkenden Neuropathien ursächlich bisher stets Störungen des *Lipid* stoffwechsels zugrunde liegen. Diese führen zu Veränderungen der Markscheidenlipide (vielleicht via Schwannzellen), und damit setzt ein gemeinsames pathogenetisches Prinzip für die Entmarkung ein, das sich als Mechanismus der Membranentstabilisierung gezeigt hat. Die Spezifität der Einzelerkrankung wird durch die Spezifität des primär-metabolischen Defektes geprägt, die Gruppengemeinsamkeit der verschiedenen LD und hypertrophen Neuropathien scheint an das vorwiegend betroffene Kompartement der Lipide gebunden zu sein.

δ) Fakultative BEGLEITNEUROPATHIEN von Lipidstoffwechselstörungen
Die Beeinträchtigung markscheidenbildender Lipide als mögliche Neuropathieursache könnte auch eine Erklärung für die peripher-nervöse Mitbeteiligung bei einigen Lipidstoffwechselstörungen allgemeiner Art sein. Unter den *Hypolipoproteinämien* wurden beim Bassen-Kornzweig-Syndrom (BASSEN u. KORNZWEIG, 195o) entmarkende Veränderungen an peripheren Nerven (SCHWARZ et al., 1963; MARS et al., 1969) und an spinalen Strangsystemen (SOBREVILLA et al., 1964) beschrieben. Die vorliegende A-β-Lipoproteinämie führt zu Absorptions- und Transportstörungen von Fetten, besonders Triglyceriden (keine Chylomikronenbildungen), die sich möglicherweise auch für Myelinlipide auswirken. PHILLIPS u. DODGE (1968) diskutieren einen Mangel essentieller ungesättigter Fettsäuren, untersucht an den Phospholipiden der Erythrocyten. Vielleicht kommt ein solcher Störungsbereich, der einfachere Lipide bzw. Fettsäuren betrifft, auch für die demyelinisierenden nervösen Veränderungen in Frage; er ließe sich jedenfalls gut damit in Übereinstimmung bringen.

Polyneuropathien sind auch bei der An-α-Lipoproteinämie, der Tangierschen Erkrankung beschrieben (ENGEL et al., 1967; SPIESS et al., 1969), deren Art bisher unaufgeklärt blieb.


c) Neuropathie mit spezifischer Entmarkung - Typ Strukturstörung

Anders als bei den unspezifisch entmarkenden Neuropathiegruppen haben sich die Verhältnisse bei der dritten beobachteten *Form* von Entmarkungsneuropathien erwiesen.

Hier lagen tatsächlich Strukturstörungen des Myelins vor, die mit einer Periodenverdoppelung einhergingen. Myelinfremde *Proteine* wurden ursächlich nachgewiesen, mit Lokalisation im Intraperiodenbereich und mit Verdacht auf extracelluläre Propagation. Die Entmarkung zeigte eine speziell ablaufende Membranaufsplitterung.

Als ursächliche Grundkrankheit dieser Entmarkungsneuropathie war eine Paraproteinämie vom IgG-Typ durch Jahre bekannt, die sich erst letztlich als ein M. Kahler erwies. Das Paraprotein, in der stark vermehrten γ-Globulinfraktion lokalisiert, war sowohl im Serum als auch im Liquor nachgewiesen worden und von monoklonalem Typ (Prim. PECKER, Hanuschkrankenhaus). Eine Beziehung zwischen den abnormen Proteinen und den in den Markscheiden aufgetretenen myelinfremden Eiweißsubstanzen wurde angenommen, wie schon 197o kurz berichtet. Fraglich blieb, ob es sich dabei einfach um eine Ablagerung oder um ein Reaktionsprodukt zwischen Paraprotein und Myelinanteilen, etwa in der Art einer Antigen-Antikörperreaktion handelte. Ein Fluorescenzversuch (Isothiocyanat-Markierung des isolierten Paraproteins - Dr. DENK) ergab zwar eine verdächtigte Immunofluorescenz entlang der Markscheiden des peripheren Nerven, konnte aber nicht sicher verifiziert werden, da natives Biopsiematerial nicht wieder zur Verfügung stand.

In diesem Zusammenhang interessant scheint, daß eine Verdoppelung der Myelinperiodik durch Veränderungen des Bereiches der interperiodischen Linie auch bei der experimentellen allergischen Encephalomyelitis beschrieben wurde (LAMPERT, 1965; LAMPERT u. CARPENTER, 1965). Bei dieser kommen jedoch keine Proteinstrukturen sondern nur eine Erweiterung zur Beobachtung, und LAMPERT hielt dieses Phänomen für eine Aufgehen des extracellulären Raumes als präinvasives Stadium des immunologisch bedingten Entmarkungsprozesses.

Gegen eine einfache Ablagerung der Paraproteine im Myelin spricht vielleicht auch, daß weder im Endoneuralraum, noch um Gefäße abnorme eiweißhaltige Deposite nachzuweisen waren, ein Befund, der gelegentlich bei der "névrite dysglobulinemique" als amyloidartige Ablagerung beschrieben wird (TVERDY, 1951; HASSELVICK, 1969; DAYAN et al., 1971).

Auf welchem Wege auch immer das Paraprotein mit der Markscheide interferiert, liegt hier ein besonderer und sehr spezieller Entmarkungsprozeß vor, dessen Myelinveränderungen bisher <u>nicht beschrieben</u> wurden.

Beschrieben waren bei <u>Myelom-Neuropathien</u> globale Entmarkungsveränderungen (SCHEINKER, 1938; VIKTOR et al., 1958; HASSELVICK, 1969; DAYAN et al., 1917), für die pathogenetisch diskutiert wurde:
direkt mechanische oder vasculäre Faktoren, besonders dort, wo amyloidartige Ablagerungen auftreten (KRÜCKE, 1955/63; s. HASSELVICK, 1969), weiter metabolische Faktoren (HASSELVICK, 1969; DAYAN et al., 1971) oder auch antigene Substanzen (DAYAN et al., 1971). Ein Nachweis der einen oder anderen pathogenetischen Möglichkeit oder aber Untersuchungen über die Art der entmarkenden Veränderungen liegen bisher nicht vor.


## 4. Pathogenese der Entmarkungsneuropathien (Zusammenfassung)


Überblickt man die verschiedenen ausgeführten pathogenetischen Aspekte, läßt sich zusammenfassend aussagen, daß *Entmarkungsneuropathien* Folgen von *Lipid- oder Proteinstoffwechselstörungen* sein können. Die 3 aus verschiedenen Gewebssyndromen abgegrenzten *Gruppen* von Entmarkungsneuropathien haben sich mit jeweils speziellen Störungen verschiedener Stoffwechselbereiche übereinstimmbar gezeigt, die für *LD komplexe* Lipide, für *hypertrophe* Neuropathien bisher Fettsäuren und damit *einfachere* Lipide und für die *Strukturstörungen* des Myelins *Proteine* aus dem Bereich der γ-Globuline betreffen.

Der zur Neuropathie führende "Zwischenprozeß" der *Entmarkung* setzt jeweils mit der Anhäufung von störungs-spezifischen Stoffwechselprodukten ein. Diese führen bei allen *Lipid*stoffwechselstörungen über chemisch definierte, aber strukturell nicht faßbare Proportionsveränderungen von bzw. an *myelineigenen* Verbindungen (vielleicht via Schwannzellen) zum Mechanismus der Membranentstabilisierung, der die unspezifische Entmarkung der zugehörigen Neuropathien als "Endstreckenphänomene" erklärt.

Bei der *Protein* stoffwechselstörung aber treten spezifische Strukturveränderungen mit speziell ablaufender Entmarkung auf, Phänomene, die
offenbar dadurch bedingt sind, daß *myelinfremde* Substanzen direkt aus
dem extracellulären Raum (wahrscheinlich ohne celluläre Zwischenschal-
tung) an das Myelin herankommen.

Diese Pathomechanismen primärer Entmarkungsveränderungen zeigen, daß
es nicht der Enzymdefekt bzw. die Grundkrankheit an sich ist, die die
Demyelinisierung hervorruft, sondern erst das vermehrte Auftreten
intermediärer Stoffwechselprodukte! Die Kenntnis dieser Auslöserbe-
dingungen der letztlich *symptomgebenden* Entmarkung erscheint vor allem
hinsichtlich *therapeutischer* Möglichkeiten wichtig. Sie macht verständlich, daß von jeder Maßnahme, die das vermehrte Auftreten des nicht
mehr weiter metabolisierbaren, intermediären Stoffwechselproduktes
reduzieren oder verhindern kann, ein positiver Effekt auf den neuropathischen Prozeß der Entmarkung und damit auf die neurologische
Krankheit zu erwarten ist, auch wenn der grundlegende Defekt selbst,
wie etwa die Enzymstörung, nicht beeinflußbar ist. Bei der Refsumschen
Krankheit wurden diese Erwartungen durch diätetische Maßnahmen bereits
bestätigt (ELDERJAN et al., 1966/68/7o; WOLF et al., 1969).


## III. Die Neuropathien vom Mischtyp (Mischformen)

Eine 3. und letzte Gruppe von Neuropathien war schließlich durch
*Mischsyndrome* neuropathischer Veränderungen charakterisiert.


### 1. Die verschiedenen Mischtypen vasculärer Genese

Neuropathien vom *kombinierten* Mischtyp sowie *Infarktneuropathien* lagen
vor. Sie hatten jeweils manifeste Gefäßveränderungen, so daß stets
eine vasculäre Genese abzugrenzen war.

a) *Vasculäre Läsionen* sind im peripheren Nerven eher selten und, sieht
man vom Verschluß großer Extremitätenarterien ab, eigentlich nur bei
generalisierten erheblichen Affektionen kleiner Gefäße anzutreffen.
Denn die Blutversorgung aus jeweils regional herantretenden Gefäßen
mit reichhaltiger, plexiformer Anastomosierung und die große Kapazität zu Kollateralbildungen macht den peripheren Nerven relativ un-
anfällig für ischämisierende Bedingungen (s. ASHBURY, 197o; HUTCHIN-
SON, 197o; KRÜCKE, 1955). Vasculäre bzw. ischämische Neuropathien
wurden beschrieben bei Periarteriitis nodosa, Amyloidose und Diabetes (s. ASHBURY, 197o) sowie Arteriosklerose und M. Bürger-Winiwarter
(s. HUTCHINSON, 197o). Die pathologischen Veränderungen des peripheren
Nerven haben selten Infarktcharakter (s. KRÜCKE, 1955). Jüngste Untersuchungen zeigten, daß segmentale Entmarkungen auftreten, die besonders bei chronischen vasculären Läsionen lange elektiv bleiben können,
so daß die Schwannzellen als initialer Läsionsort angenommen werden
(EAMES u. LANGE, 1967; CHOPRA u. HURWITZ, 1967). Axondegenerationen
können folgen und laufen dann als Wallersche Degeneration ab. Für
das Auftreten dieser verschiedenartigen Veränderungen wird eine Abhängigkeit vom Grad der vasculären Läsion (EAMES u. LANGE, 1967) und
damit eigentlich der Mangeldurchblutung angenommen, wie dies LASCELLES
u. THOMAS (1966) auch für die Altersveränderungen erwogen haben.

b) Diesen unterschiedlichen peripher-nervösen Veränderungen bei vasculären Läsionen läßt sich das beschriebene Gewebssyndrom des *kombinierten Mischtyps* gut in Übereinstimmung bringen und damit seine Patho-.
genese einer <u>diffusen</u> *Mangeldurchblutung* zuordnen. Der Mischtyp neuropathischer Veränderungen erscheint für vasculäre Läsionen mehr diffuser Art recht charakteristisch, und sein Auftreten könnte nicht selten hinweisend für gefäßabhängige Läsionen sein.

Bei den eigenen Untersuchungen kamen Neuropathien vom kombinierten
Mischtyp bei der *Periarteriitis nodosa* und bei 2 Fällen mit *arteriosklero-
tischen* Gefäßveränderungen vor. Letztere waren klinisch Spätfälle peronealer Muskelatrophien.

Arteriosklerose mit peripher-vasculärer Insuffizienz ist im Krankengut vasculärer bzw. ischämischer Neuropathien nicht selten anzutreffen (EAMES u. LANGE, 1967; s. ASHBURY, 1970) und könnte vielleicht
manche Spätmanifestationen von Polyneuropathien, wie z.B. auch jene
der peronealen Gruppe, als *symptomatische* Formen erklären.

c) Als vasculäre Neuropathien haben sich auch die *Infarktneuropathien*
erwiesen, für deren Entstehung aber andere pathogenetische Bedingungen anzunehmen waren. Die areolär auftretenden nekrobiotischen Gewebsveränderungen wiesen auf eine Mangeldurchblutung oder besser
mangelnde Durchblutung im Bereich eines <u>umschriebenen</u> Gefäßbezirkes
hin. Diese Infarktneuropathien entsprechen damit den eigentlichen
*ischämischen* Neuropathien. Sie wurden bei ausgeprägten *diabetischen Angiopathien* angetroffen.

In der <u>Literatur</u> werden peripher-nervöse Infarktbildungen immer wieder
in Frage gestellt (s. KRÜCKE, 1955); es sei jedoch auf den von RAFF
u. ASHBURY mehrfach zitierten Fall mit multiplen Infarkten im peripheren Nerven verwiesen (RAFF et al., 1968; RAFF u. ASHBURY, 1968;
ASHBURY, 1970). Auch bei diesem Fall handelt es sich um eine Neuropathie bei Diabetes.

d) Im Zusammenhang mit <u>vasculär</u> bedingten peripheren Nervenläsionen
soll auch nochmals auf die komplexe Problematik der *Neuropathien bei
Diabetes* eingegangen werden.

Ohne Zweifel ist die <u>diabetische Angiopathie,</u> die vorwiegend kleine
Gefäße betrifft, eine mögliche Ursache vasculärer bzw. ischämischer
Neuropathien. WOLTMAN u. WILDER (1929), später FAGERBERG (1959) haben
ihr für die diabetische Neuropathie sogar die entscheidende Rolle zugewiesen. Eine solche kommt der Angiopathie aber für die Gesamtheit
der Neuropathien bei Diabetes nicht zu, wurden doch vor allem bei den
distal-symmetrischen Formen das Fehlen von Gefäßveränderungen nachgewiesen und metabolische Faktoren angenommen (u.a. THOMAS u. LASCELLES,
1966; CHOPRA u. HURWITZ, 1969). Diabetische Neuropathien sind *keine
Einheit,* sondern Manifestationen verschiedener neuropathischer Prozesse, wie bereits von zahlreichen Autoren diskutiert (s. BISCHOFF, 1963/
1970) und auch an eigenen früheren Untersuchungen dargestellt wurde
(SLUGA, 1970). Unter diesen verschiedenen Manifestationsformen finden
sich auch *vasculäre Neuropathien* auf Basis der Angiopathie. Bei den eigenen Untersuchungen gehörten ihnen eindeutig die *ischämischen* <u>Infarkt-
neuropathien</u> zu. Die anderen Typen diabetischer Neuropathien aber.
<u>hatten keine</u> oder 2 mal nur gering ausgeprägte angiopathische Verände-
rungen. Es wird daher angenommen, daß bei allen primär-axonalen und
bei den meisten hypertrophen Formen ursächlich eher metabolische Faktoren im Vordergrund stehen. Bei den <u>meisten</u> hypertrophen Formen nur
deshalb, weil in dieser Gruppe diabetischer Neuropathien das Gewebssyndrom nicht immer gleichartig imponierte. Hier waren bei einigen

wenigen Fällen Axondegenerationen erheblicher ausgeprägt als syndrom-
charakteristisch, wobei sich auch nichtdemyelinisierende Axone betroffen zeigten. Obwohl diese Gewebssyndrome in der vorliegenden Studie
noch den hypertrophen Typen zugeordnet wurden, scheint der Verdacht
doch sehr groß, daß es sich um kombinierte Mischtypen handelt und damit beim Diabetes auch vasculäre Neuropathien durch *diffuse Mangeldurch-
blutungen* vorkommen können.


## 2. Kombinationen verschiedener Läsionstypen


Betrachtet man die *Gruppe der Neuropathien vom Mischtyp* nur nach den Ergebnissen der eigenen Untersuchungen, scheint es, als würden sie ausschließlich Manifestationen vasculärer Läsionen sein. Dies wird wohl
für den Infarkttyp zutreffen. Der kombinierte Mischtyp aber könnte
auch als Manifestation verschiedener neuropathischer Prozesse angetroffen werden, wenn sich ein Läsionstyp einem anderen *aufgepropft* hat.
Solche Möglichkeiten können eintreten, wenn Erkrankungen in ihrem
Ablauf verschiedene pathogenetische Faktoren für die Neuropathieent-
stehung entwickeln, wie dies wiederum beim Diabetes der Fall sein
kann. Bei einer chronisch-progredient verlaufenden primär-axonalen
Neuropathieform würden dann, etwa durch eine intermittierende metabolische Entgleisung, auch segmentale Entmarkungen entstehen, oder bei
einer metabolisch bedingten, primär demyelinisierenden Neuropathie
könnten durch Hinzutreten vasculärer Läsionen auch Axondegenerationen
manifest werden.

Aber auch akzidentelle Faktoren, wie z.B. Malnutrition, gastrogene
Malabsorption nach Ulcusoperationen oder das Auftreten von Zweitkrank-
heiten wie z.B. einem Neoplasma könnten eine bestehende Neuropathie
nicht nur intensivieren, sondern auch zur Kombination mit einem
anderen neuropathischen Läsionstyp führen.

Wir sind am *Ende* der Diskussion.

Polyneuropathien haben sich als sehr verschiedenartige periphere Nervenkrankheiten gezeigt. Primär-kausal durch eine *Vielfalt* an Grundkrankheiten bzw. Grundbedingungen verursacht, entstehen sie letztlich
erst durch intermediäre Prozesse, die sich als *einige*, verschiedene
und für das Nervengewebe spezielle pathogenetische Mechanismen erwiesen haben. Diese unterschiedlichen *Typen* metabolischer "Zwischenprozesse" manifestieren sich in den differenzierten *Neuropathietypen*,
die damit als die speziellen pathogenetischen Formen von Polyneuropathie erfaßt werden konnten.

Mit der Abgrenzung der verschiedenen, speziellen peripher-nervösen
Läsionsmöglichkeiten bei Polyneuropathien war das Hauptanliegen dieser
Studie, die Aufklärung der zwischen primärer Ätiologie und klinischem
Syndrom ablaufenden "neuropathischen Zwischenprozesse", erreicht.
Aber diese Studie hatte von praktisch-diagnostischen Problemen ihren
Ausgang genommen und sollte für diese auch wieder, soweit als möglich,
Anwendung finden. So blieb ein weiteres Anliegen, die Beziehung der
einzelnen abgegrenzten Neuropathietypen zu Grundkrankheit und neu-
rologisch-klinischer Manifestation auch im Speziellen darzustellen.

# Spezieller Teil

Erörtert werden im speziellen Teil dieser Studie:
1. Welche ätiologische Formen von Polyneuropathien welche Neuropathietypen manifestieren;
2. welche neurologischen Syndrome oder Symptome von den verschiedenen
   Gruppen oder Typen von Neuropathien jeweils geprägt werden; und
3. die speziellen klinischen Syndrome der den verschiedenen Neuropathietypen jeweils zugehörigen PN.
   Mit dieser letzten Erörterung sollen die Syndrome der Einzelkrankheiten besonders im Hinblick auf ihre Typenzugehörigkeit eine
   Darstellung finden.

# I. Neuropathietyp und Ätiologie

Über die Beziehung zwischen primär-kausaler Ätiologie und Läsionstyp der neuropathischen Prozesse ist das Wesentliche gesagt, erwies
es sich doch bereits in der Diskussion um die pathogenetischen Aspekte
als erforderlich, diese Fragestellung eingehend zu behandeln. Zweckmäßig aber scheint es, um die Vielfalt der diskutierten Daten und
komplexen Zusammenhänge übersichtlich zur Hand zu haben, an dieser
Stelle eine <u>tabellarische Darstellung</u> zu geben, die in Schema 5 versucht wurde.

# II. Neuropathietyp und Klinik

Über die Beziehung zwischen klinischem Erscheinungsbild und Neuropathiegruppe bzw. -typ ließen sich einige Daten abgrenzen, die für
eine Typendifferenzierung der Polyneuropathien auch klinisch manchen
differentialdiagnostischen Hinweis geben können. Einige Aspekte wurden
in der Diskussion des allgemeinen Teils bereits erörtert.

a) Eng hat sich die Beziehung zwischen *Nervenfaserklassenbefall* und klinischem *Syndrom* erwiesen.

Neuropathien vom Läsionstyp <u>markloser</u> Nervenfasern mit aufsteigendem
Faserbefall haben lange vegetative Symptome und dissoziierte Sensibilitätsstörungen im Vordergrund und prägen das Syndrom sensorischer Neuropathien.

Neuropathien, die <u>Markfasern</u> betreffen, sind die Grundlage der vielfältigen senso-motorischen Polyneuropathien, die bei axonalen und entmarkenden Prozessen manifest werden können.

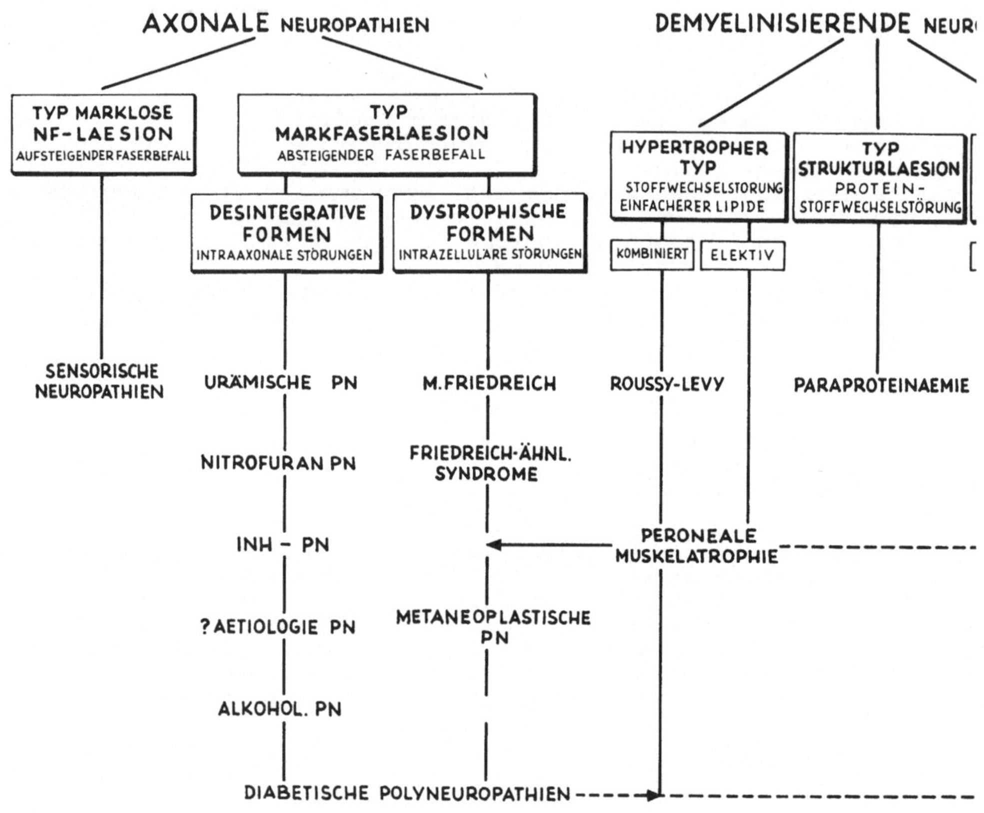


Schema 5. Die einzelnen Neuropathietypen und ihre ätiologisch diff

b) Für die *axonale bzw. demyelinisierende Gruppe* von Markfaserneuropathien
waren keine prinzipiell unterschiedlichen, *gruppen* bezogenen *Symptome* zu
finden, aber eine unterschiedliche *Häufigkeit* dieser bot sich sowohl
nach der *Art* als auch nach der *Verteilung* an.

α) Das klinische Bild der peripher-nervösen Symptome war in der Gruppe
*axonaler* Neuropathien *vielfältiger* als bei den Entmarkungsneuropathien.
Vorwiegend sensible, pseudotabische oder vorwiegend motorische Formen
waren häufiger, Hirnnervenbeteiligung (außer N. opticus) sowie pseudomyasthenische Reaktionen fast ausschließlich bei axonalen Prozessen
anzutreffen. Auch Angaben von Schmerzen fanden sich häufiger, während
Parästhesien annähernd gleich in beiden Neuropathiegruppen vertreten
waren. Die Entstehung schmerzhafter bzw. dysästhetischer Sensationen
bei Neuropathien mit Ausfall großkalibriger Markfasern wurde bereits
diskutiert.

Die *Entmarkungs* -Neuropathien hatten meist ein recht *ein* -förmiges senso-
motorisches Polyneuropathie-Syndrom, zeigten aber häufiger Kombinationen mit Begleitsymptomen, die cerebellarer oder cerebraler Art sein
konnten.

β) Hinsichtlich der Verteilung dominierte in den beiden großen Neuropathiegruppen zwar stets der distal-symmetrische Typ, aber wiederum
waren bei den *axonalen* Neuropathien die Syndrome vielfältiger. Es wurden mehrfach proximale Lokalisationen, asymmetrische Verteilungen sowie Beginn oder gelegentlich sogar alleiniges Betroffensein der oberen
Extremitäten angetroffen.

c) Die einzelnen *Typen* axonaler und demyelinisierender Neuropathien
zeigten sich unter verschiedenen *Verlaufsformen* manifest und hatten
wiederum Unterschiede hinsichtlich der *Häufigkeits* verteilung klinischer
*Symptome*.

α) Bei den axonalen Neuropathien gehörte zu den *desintegrativen* Formen
stets ein mehr akuter Verlauf, während jener der *dystrophischen* Neuropathien vorwiegend chronisch-subakut war. Die *Entmarkungs*neuropathien
ließen vor allem subakute Verläufe erkennen, rezivierend zeigte sich
die *paraproteinämische* Neuropathie (? immunpathologischer Genese) und
schubförmig verliefen manche *hypertrophen* Formen (meist jene diabetischer Art).

β) Hinsichtlich der klinischen Syndrome ließ sich für die axonalen
Neuropathien erkennen, daß es die *dystrophischen* Formen sind, die das
*vielfältige* Erscheinungsbild verursachen.
Dystrophische Neuropathien hatten häufig auch Atrophien prominenter
als motorische Funktionsstörungen, während bei den *desintegrativen* Neuropathietypen zumeist die Funktionsstörungen im Vergleich zur Atrophie
im Vordergrund standen. Bei den desintegrativen Neuropathien fanden
sich häufig auch ausgeprägtere Schmerzsensationen.

Für die Entmarkungsneuropathien konnten von den Begleitsymptomen die
cerebellaren Ausfallserscheinungen häufiger bei *hypertrophen* Neuropathien angetroffen werden, während cerebrale Symptome das klinische
Bild der *Leukodystrophien* prägen.

d) Bei den Neuropathien vom *Mischtyp*, meist vasculärer Genese, waren
an den Fällen dieser Studie nur distal-symmetrische, senso-motorische
Polyneuropathien anzutreffen. Sie gingen mit beträchtlichen Atrophien
und Funktionsausfällen einher und hatten unterschiedliche Verlaufs-
zeiten. Gerade für vasculär bedingte Neuropathien wird allerdings

immer wieder auf den häufig asymmetrischen Charakter der Ausfallserscheinungen hingewiesen (ERBSLÖH, 1967; ASHBURY, 197o).

e) Umschriebene, nach Symptomen, Verlauf und Verteilung zusammenge-
hörige *spezielle* klinische *Syndrome* ließen sich natürlich erst bei
Betrachtung der einzelnen, den verschiedenen Neuropathietypen zugehörigen, *krankheitsspezifischen Polyneuropathien* abgrenzen.

Damit kommt diese Studie wieder in den Bereich praktisch-diagnostischer
Probleme des Einzelfalles zurück, aber es würde weit über ihren Rahmen
hinausgehen, nun auf eine detaillierte Abhandlung über die Klinik der
einzelnen Polyneuropathien und ihrer Grundkrankheiten eingehen zu
wollen.

Eingegangen werden soll aber noch auf einige <u>charakteristische Daten</u>
der <u>klinischen Syndrome</u>, wobei besonders jene Berücksichtigung finden,
die sich bei den untersuchten Fällen gezeigt haben bzw. die Beziehung
zum Neuropathietyp erkennen lassen.


## III. Die Einzelkrankheiten und ihr Neuropathietyp

Nach ihrem Neuropathietyp geordnet zeigten sich folgende <u>Polyneuro-
pathien</u>:

a) Die *sensorischen Neuropathien*, ausschließlich durch axonale Prozesse
vom Läsionstyp markloser Nervenfasern bedingt, wurden sowohl als fa-
miliäres (4 mal) als auch sporadisches Leiden angetroffen. 2 Fälle
entstammten der von LASSMANN u. PARTSCH (197o) beschriebenen Sippe
von insgesamt 93 Probanden. Familiäre Fälle hatten den Beginn im 2./3.
Dezennium und einen langsam progredienten Verlauf, der sporadische
Fall erkrankte erst nach dem 5o. Lebensjahr. Die Erkrankung imponiert
durch Jahre als dermatologisches Problem, da schmerzlose Hyperkerato-
sen und rezidivierende Ulcera (meist an Druckstellen) an den unteren
Extremitäten über eine lange Periode das klinische Bild prägen. Sekundär können Knochendestruktionen auftreten, Symptome, die die Diagnose wie ulcero-mutilierende Akropathie (THEVENARD, 1942) oder Akro-
Osteolyse-Syndrom verständlich machen.

Subjektive neurologische Beschwerden fehlen oft lange, wie auch an
unseren Fällen. In der Literatur werden gelegentlich schon im Frühstadium lanzinierende Schmerzen passager (SCHOENE et al., 197o) oder
rezidivierend (HICKS, 1922; bzw. DENNY u. BROWN, 1951) angegeben.
Von den 5 untersuchten Fällen klagten nur jene 2 über Schmerzen und
Sensibilitätsstörungen, die bereits in einem späteren Krankheits-
stadium waren.

Objektive neurologische Ausfälle waren in allen Fällen als Sensibilitätsstörungen nachweisbar. Diese blieben aber auch bis zu einer Krankheitsdauer von etwa 1o Jahren praktisch das einzig faßbare neurologische Symptom. Die Sensibilitätsstörungen betrafen anfänglich vorwiegend dissoziierte Qualitäten, später zunehmend Berührungs- und
auch Tiefensensibilitätsqualitäten. Die Verteilung war strumpfförmig,
aber deutlich distal akzentuiert, so daß Frühfälle oft schon anästhe-
tische Zonen an einzelnen Zehen hatten, während sich über eine Sensibilitätsstörung am Fußrücken noch streiten ließ.

Motorische Symptome treten in späten Krankheitsstadien auf, in denen
wie ausgeführt, zunehmend auch großkalibrige Markfasern ausfallen,
und sie zeigten sich nach Art peronealer Muskelatrophien.

Kombinationen von sensorischen Neuropathien und peronealen Muskelatrophien wurden beschrieben (s. Virginia Sippe - DYCK et al., 1965).

Fälle mit Symptomen der sensorischen Neuropathien vom ulcero-mutilierenden Typ kommen bereits früh in der Literatur vor (1. mal NELATON,
1852) und wurden mehrfach als familiäre lumbo-sacrale Syringomyelien
(SCHULTZE, 1917; GUILLAIN u. THEVERNARD, 1929) diskutiert. HICKS (1922)
hat an Hand einer Sippenstudie (34 Probanden in 4 Generationen) das
klinische Bild umrissen, DENNY-BROWN (1951) den Begriff der hereditären sensorischen radiculären Neuropathie geprägt.

Neuropathien vom ulcero-mutilierenden Typ können auch bei Diabetes
(BISCHOFF, 1963; GOTTLOB, 1957; PARTSCH, 1971) und bei der familiären
Amyloidneuropathie (ANDRADE, 1952; DELANK et al., 1965) angetroffen
werden. Letztere zeigt stets früh auch motorische Symptome und erhebliche gastro-intestinale Störungen.

Die mit sensorischen und mutilierenden Veränderungen einhergehende
Lepraneuropathie wird in unseren Breiten wohl eher selten in Erwägung
zu ziehen sein. Die als sensorische Neuropathie beschriebene Form der
metaneoplastischen Polyneuropathien entspricht, wie ausgeführt, eher
vorwiegend sensiblen Formen.

b) Unter den *desintegrativen* Formen der axonalen Markfaserneuropathien
hat 1. die urämische Polyneuropathie in den letzten Jahren eingehende
Studien gefunden (s. THOMAS et al., 1971). Sensible Symptome können
lange vorwiegen, schmerzhafte Parästhesien von brennendem Charakter
sind häufig an den unteren Extremitäten anzutreffen, besonders bei
rascher verlaufenden Fällen. Motorische Funktionsstörungen können lange mäßig ausgeprägt sein, sich aber im Zusammenhang mit Veränderungen
der Grundkrankheit rasch schubförmig verschlechtern und bis zur Gehunfähigkeit führen, wie dies an einem der beobachteten Fälle auftrat.
Besserungen und schubförmige Verschlechterungen sind beschrieben worden, erstere besonders im Zusammenhang mit Dialyse und Nierentrans-
plantationen, wie bereits diskutiert.

Auch 2. die INH- und 3. die Nitrofuran-Polyneuropathie sind eingehend
beschrieben worden (OCHOA, 197o; SUCHENWIRTH u. DAHL, 1968; zuletzt
HAMAKIES, 197o und VOLLES et al., 1971). Erhebliche subjektive Sensationen werden angegeben, distal-symmetrische Formen mit sensiblen und
motorischen Ausfällen sind charakteristisch. Motorische Symptome können erheblich sein, besonders bei Nitrofuran-Neuropathien und bis
zur Gehunfähigkeit führen. Eine solche wurde auch bei dem einen beobachteten Patienten zum Zeitpunkt der 1. Untersuchung, nach Einnahme von
ingsgesamt 11o g Nitrofuran angetroffen (SLUGA et al., 1972). Die
Gesamtdosis des eingenommenen Medikamentes bis zum Auftreten der neurologischen Beschwerden wird sehr unterschiedlich angegeben.

Auf die Bedeutung von Nierenfunktionsstörungen und damit der Eliminationsrate bei Nitrofuranen und auf jene der Acetylierungsrate in der
Leber bei INH wurde bereits hingewiesen. Die Besserungstendenzen nach
Absetzen des toxischen Agens können besonders bei Nitrofuranen und
vor allem bei älteren Patienten langsam und oft inkomplett sein.

4. Unter den Polyneuropathien ungeklärter (bzw. multifaktorieller)
Genese waren die schwersten Formen anzutreffen. Akut-subakute Verläufe, motorische Lähmungen und Atrophien, Schmerzen, Parästhesien

und Hypästhesien für alle Qualitäten, handschuh- oder strumpfförmig
verteilt, mit distaler Akzentuierung, kennzeichnen das klinische Bild.
Häufig sind ascendierend untere und obere Extremitäten betroffen. Über
die einzelnen pathogenetischen Faktoren wurde bereits in der Diskussion
berichtet. Rückbildungstendenzen waren in dieser Gruppe gering, manche
Fälle blieben stationär, aber immer mit erheblicher Restsymptomatik.

5. Bei den <u>alkoholischen Polyneuropathien</u> sind es wieder distal-symmetrische Verteilungstypen, die auftreten. Unter den beobachteten Fällen
hatten jene mit eher langsam verlaufenden benignen Neuropathieformen
mehr sensible Symptome, während die rascher verlaufenden Fälle auch
erhebliche motorische Ausfälle aufweisen konnten. Bei diesen fand sich
aber neben der Alkoholanamnese in einem Fall ein chronischer Medikamentenabusus, 1 mal ein leichter Diabetes. Ein Fall dieser Gruppe bot
ein pseudotabisches Bild, bei dieser Patientin bestanden auch ein Kor-
sakoff-Syndrom und passagere delirante Verwirrtheit. Alle Fälle wiesen
abnorme Leberfunktionsproben auf, bei der letztgenannten Patientin bestand auch eine Dysproteinämie und lupusartige Hautveränderungen. Weist
BISCHOFF (197o/71) darauf hin, daß die Unterschiedlichkeit der klinischen Syndrome an verschiedene pathogenetische Faktoren denken läßt,
zeigt die kleine Patientengruppe dieser Studie, daß wohl auch akzidentelle Faktoren dabei eine nicht unwesentliche Rolle zu spielen scheinen.

Daß zusätzliche Faktoren bei desintegrativen Neuropathien eher eine
Rolle spielen können, als bei den anderen abgegrenzten Neuropathiegruppen, ging schon aus der Diskussion hervor. Denn diesem Neuropathietyp kommen pathogenetisch komplexe intermediäre Stoffwechselstörungen
zu.

c) Unter den *dystrophischen* Formen der axonalen Neuropathien sollen 1.
die <u>metaneoplastischen Polyneuropathien</u> vorweggenommen werden. Sie
sind eines jener nicht-metastatischen "Fernsyndrome" von Tumoren, de-
nen cerebellare Atrophien, Motoneuron-Erkrankungen, amyotrophische
Lateralsklerose-ähnliche Syndrome, sensorische und senso-motorische
Polyneuropathien sowie myopathische Syndrome zugerechnet werden (HEN-
SON et al., 1954; HEATHFIELD u. WILLIAMS, 1954; DYCK et al., 1958;
SUMMER, 196o; BRAIN et al., 1965; BRAIN u. WILKINSON, 1965; CROFT u.
WILKINSON, 1969; CROFT et al., 1965/67; REISNER u. SUMMER, 1971).
Diese paraneoplastischen Erkrankungen können bei sehr verschiedenen
Primärtumoren in Erscheinung treten, am häufigsten im Zusammenhang
mit Bronchialcarcinomen (besonders sensorische Neuropathieformen)
(CROFT u. WILKINSON, 1965). Sie können vor oder nach dem erfaßten Auf-
treten des Tumors manifest werden, ja in einigen Fällen sogar erst
post operationem, wie an einem der untersuchten Fälle mit Adenocarci-
nom des Colon ascendens zu beobachten war. Bei allen Fällen dieser
Studie war ein Primärtumor bereits manifest - 2 mal ein Bronchialcar-
cinom, je einmal ein Rectumcarcinom, Mammacarcinom, neoplastischer
Schilddrüsenprozeß und Melanom. Das klinische Erscheinungsbild war
vielfältig. Symptome einer senso-motorischen Polyneuropathie fanden
sich stets, in 2 Fällen vorwiegend mit motorischen Ausfallserscheinungen, überwiegend proximal und distal verteilt, mehrfach vorwiegend die
oberen Extremitäten betreffend. Pseudomyasthenische Reaktionen wurden
2 mal beschrieben, ein Fall (Melanom) zeigte eine Hirnnervenmitbetei-
ligung (III, VII). Alle außer einem Fall hatten erhebliche Atrophien
ausgebildet. Im Zusammenhang damit ist erwähnenswert, daß die bei allen Fällen untersuchten Muskelbiopsien neben der neurogenen Atrophie
auch erhebliche myopathische Veränderungen zeigten, so daß bei den
metaneoplastischen Neuropathien stets eine *Neuro-Myopathie* vorlag. Sensorische Neuropathien wurden nicht beobachtet.

2. Unter den Heredodegenerationen, die dieser Gruppe von Neuropathien
zugehören, ist beim M. Friedreich das klinische Erscheinungsbild im
Detail bekannt und beschrieben. Das Erkrankungsalter liegt meist zwischen dem 4. und 2o. Lebensjahr, der Erbgang ist häufig autosomal-re-
cessiv, und entsprechend den affizierten Systemen treten 3 Gruppen
von Symptomen in Erscheinung - cerebellare Zeichen mit Ataxien, Nystagmus und scandierender Sprache, Sensibilitätsstörungen vom Hinterstrang-
typus mit spinalen Ataxien sowie ein spastisches Syndrom mit Pyramidenzeichen. In 8o% der Fälle kommt es zur Ausbildung des typischen Fried-
reich-Fußes, häufig sind Kyphoskoliosen. Peripher-nervöse Mitbeteiligung tritt auf und scheint häufiger zu sein als bisher angenommen, wo-
rauf besonders hingewiesen werden soll. Schon MOTT (19o7), später DYCK
et al. (1968), HUGHES et al. (1968) und McLEOD (1971) haben bereits
periphere Nervenveränderungen beschrieben, und auch die eigenen untersuchten Fälle ließen solche durchwegs erkennen. Die Manifestation der
peripher-neurogenen Atrophien erfolgt vorwiegend in späteren Stadien.
Über die Möglichkeiten von Kombinationen der Friedreichschen Krankheit
mit peronealen Muskelatrophien bzw. über das Syndrom der myatrophi-
schen Ataxie liegt eine umfangreiche Literatur vor (s. BECKER, 1966).

Daß beim M. Friedreich eine Mitbeteiligung peripherer Nerven auftritt,
diese aber im Vergleich zu den Strangaffektionen weniger prominent
und klinisch eher spät manifest wird, stimmt mit den charakteristischen
Verhältnissen *neuroaxonaler Dystrophien* gut überein, denen sich der M.
Friedreich als zugehörig gezeigt hat.

3. Unklare Friedreich-ähnliche Systematrophien mit peronealen Muskelatrophien waren bei 2 Fällen anzutreffen, von denen einer besonders
ausgeprägte dystrophische Nervenveränderungen hatte. Es war ein 26-jäh-
riges Mädchen, bei dem eine peroneale Muskelatrophie mit Hohlfußbildung,
ein paraspastisches Syndrom der unteren Extremitäten und Tiefensensibi-
litätsstörungen vorlagen, cerebellare Zeichen sich aber kaum objektivieren ließen. Die Erkrankung begann um das 2o. Lebensjahr. Der Fall
war sporadisch und am ehesten doch der Friedreich-Gruppe zuzuordnen.

Bei der 2. Patientin handelte es sich um eine 55-jährige Frau mit
Krankheitsbeginn um das 4o. Lebensjahr. Hier waren Hohlfußbildung,
Atrophien im Peronaeusbereich und auch an den kleinen Handmuskeln ma-
nifest, neben ausgeprägten cerebellar-ataktischen Symptomen (besonders
Kopf, Sprache, obere Extremitäten), diskreten Pyramidenzeichen und nur
fraglichen Sensibilitätsstörungen. Die Erkrankung war in der Familie
autosomal-dominant vererbt, und es bleibt zur Diskussion, ob dieses
Syndrom nicht eher schon den cerebellaren Herodoataxien vom Pierre-
Marieschen Typ zuzuordnen ist.

4. In der Gruppe dystrophischer Neuropathien waren schließlich auch
noch einzelne Fälle (2) von peronealen Muskelatrophien vertreten, deren Hauptzahl allerdings den hypertrophen Entmarkungsneuropathien zu-
gehört.

*Peroneale Muskelatrophien* entsprechen eigentlich klinischen Syndromen, deren Hauptmanifestationstypen als Charcot-Marie-Tooth- bzw. Dejerine-
Sottas-Form bekannt sind.

Für das Charcot-Marie-Tooth-Syndrom (C.M.T.) haben DYCK und Mitarbeiter 3 verschiedene Typen peripherer Nervenläsionen und damit vielleicht
auch peripherer Nervenkrankheiten abgegrenzt, die sich als hypertrophe
Neuropathien, neuronale Neuropathien oder progressive spinale Prozesse
zeigten (DYCK u. LAMBERT, 1968/69; s. DYCK u. MULDER, 197o).

Die peronealen Muskelatrophien mit <u>dystrophisch-axonalen Veränderungen</u>
entsprechen am ehesten dem neuronalen Neuropathietyp, und die Klinik
der zugehörigen Fälle war auch stets für das <u>Charcot-Marie-Tooth-</u>
<u>Syndrom</u> charakteristisch.

Beginn im Kindesalter mit Hohlfüßen und einer gewissen Ungeschick-
lichkeit, aber erst relativ spät im chronisch-progredienten Verlauf
werden behindernde Funktionsausfälle manifest. Langsame Entwicklung
des mit erheblichen Atrophien einhergehenden Peronaeus-Syndroms mit
pes equinovarus und Steppergang, sowie stets nur diskrete Sensibilitätsstörungen. Atrophien der kleinen Handmuskeln folgen.

Was diese Fälle aber gegenüber dem C.M.T.-Syndrom bei hypertrophen
Neuropathien unterschied, war ein eher noch benignerer Verlauf (mani-
feste Beschwerden um das 2o. bzw. 4o.! Lebensjahr) wie auch schon von
DYCK erwähnt, und das Auftreten deutlicher Atrophien in proximalen
Extremitätenabschnitten, so daß bei einem Fall anfänglich sogar die
Diagnose eines Kugelberg-Welander-Syndroms erwogen wurde.

Mit diesem Syndrom waren die peronealen Muskelatrophien unter den dystrophischen Neuropathien bereits die 2. Gruppe, die häufig auch <u>pro-</u>
<u>ximale</u> Ausfallserscheinungen bot.

5. Solche waren auch bei den dystrophischen Formen der <u>diabetischen</u>
<u>Neuropathie</u> anzutreffen. Diese zeigten sich unter den Polyneuropathien
bei Diabetes als eher leichte Formen. Symptome einer distal-symmetrischen Polyneuropathie mit Überwiegen von Sensibilitätsstörungen lagen
vor, aber kombiniert mit motorischen Ausfallserscheinungen und Atrophien proximaler Lokalisation, wie an einem Fall besonders ausgeprägt
angetroffen wurde. Muskelbiopsien zeigten starke myopathische Veränderungen, so daß für diese Fälle diabetischer Neuropathien wiederum, wie
schon bei den metaneoplastischen Neuropathien, stets die Diagnose einer
*Neuro-Myopathie* gestellt wurde.

Bei keinen anderen als den <u>dystrophischen</u> Neuropathieformen fanden
sich diese Verhältnisse der relativ häufigen proximalen Lokalisation
und der erheblichen myopathischen Mitbeteiligung in diesem Ausmaß
wieder.

d) Unter den *Entmarkungsneuropathien* sind die *hypertrophen Formen* am häufigsten anzutreffen und unter ihnen stehen wiederum 1. die <u>peronealen</u>
<u>Muskelatrophien</u> zahlenmäßig an der Spitze.

Diese peronealen Muskelatrophien vom hypertrophen Typ können klinisch sowohl als Syndrom nach Charcot-Marie-Tooth als auch als
Dejerine-Sottassche Form manifest werden.

Die als <u>C.M.T.sche Formen</u> verlaufenden <u>hypertrophen</u> Neuropathien haben
meist einen dominanten, selten recessiven Erbgang und einen eher benignen Verlauf. Sie beginnen ebenso wie die neuronalen Formen des
C.M.T. schon im Kindesalter, behindernde Funktionsausfälle treten
meist auch erst später auf, allerdings häufig nicht so spät wie beim
neuronalen Typ. Nervenverdickungen müssen nicht, können aber bei diesen "einfachen" Formen manifest sein, sind dann aber stets nur mäßig
ausgeprägt.

Nervenverdickungen erheblichen Ausmaßes aber waren lange das Charak-
teristikum der "<u>interstitiellen hypertrophen Neuritis</u>". Sie wurde von
DEJERINE u. SOTTAS (1893) erstmalig und eingehend an den Geschwistern
Roy beschrieben und zeigte ein klinisches Syndrom, das nicht nur im

frühen Kindesalter beginnt, sondern auch früh zu Funktionsstörungen und peronealen Muskelatrophien führt. Die jungen Patienten werden oft schon im 2./3. Dezennium gehunfähig. Erhebliche Sensibilitätsstörungen besonders der proprioceptiven Qualitäten, cerebellare Symptome mit Ataxien und Nystagmus, aber auch Pupillenstörungen und Skeletveränderungen können auftreten. Der Erbgang ist recessiv-autosomal.

Verdickte Nerven waren es, die eine "interstitielle hypertrophe Neuritis" bei sehr verschiedenen neurologischen Erkrankungen abgrenzen ließen (s. AUSTIN, 1956). Diese gehörten keineswegs nur dem Dejerine-Sottasschen Typ peronealer Muskelatrophien zu, sondern konnten z.B. Spätmanifestationen entzündlicher Erkrankungen sein, wie etwa die beiden von REISNER u. SPIEL (1952) beschriebenen Fälle. AUSTIN hat dem Syndrom der hypertrophen Neuritis eine eingehende Studie gewidmet und besonders darauf hingewiesen, daß Nervenverdickungen an sich, sehr verschiedene Substrate haben können (z.B. Proliferation von Schwannzellen oder Endoneuralzellen, Auftreten gelatinöser oder "mucoider" Substanzen u.a.).

Das charakteristische Substrat der beiden klinischen Manifestationsformen hypertropher peronealer Muskelatrophien aber waren stets die beschriebenen Schwannzellproliferationen, ein Befund, der die Grenze beider Krankheitsbilder zu verwischen schien.

DYCK und Mitarbeiter sowie WELLER haben aber bald auf die Unterschiedlichkeiten der durch Zwiebelschalen charakterisierten hypertrophen Neuropathien hingewiesen und nach der Schwere von hypertrophen Veränderungen, Entmarkungen bzw. Nervenfaserausfall den klinischen Syndromen zuordenbare Neuropathiesyndrome differenziert.

Beziehungen zur klinischen Syndromendifferenzierung peronealer Muskelatrophien haben sich auch für die in dieser Studie abgegrenzten beiden Typen hypertropher Neuropathien erkennen lassen.

Die elektiven Entmarkungsneuropathien mit ausgeprägten hypertrophen Veränderungen haben sich vor allem den Kinderfällen, d.h. Fällen mit frühem Krankheitsbeginn und früh einsetzender Funktionsbehinderung, zuordnen lassen, und sie entsprechen offenbar *dem* Typ der hypertrophen Neuropathien, der zu den Dejerine-Sottasschen Formen peronealer Muskelatrophien führt. Die beobachteten Kinder zeigten nicht das Vollbild der Dejerine-Sottasschen Erkrankung, hatten aber stets kombinierte periphere und cerebellare Syndrome mit Sensibilitätsstörungen. Letztere waren, soweit nachweisbar, jedoch nur mäßigen Ausmaßes. Pathognomisch war der Verlauf, nicht nachzuweisen waren prominente Nervenverdickungen. Obwohl auf Veränderungen von Liquor und Nervenleitgeschwindigkeit in dieser Studie nicht weiter eingegangen werden soll, muß doch erwähnt werden, daß bei diesen Kinderfällen das Liquoreiweiß in der Regel hoch war (bis und über 1oo mg %) und Leitgeschwindigkeitsverminderungen bis zu extrem tiefen Werten (4m/sec) (Dr. MAMOLI) auftraten - Befunde, die für die Dejerine-Sottassche Gruppe der peronealen Muskelatrophien sehr charakteristisch sind.

Ohne verwirren zu wollen, sei noch darauf hingewiesen, daß auch diese Typisierung peronealer Muskelatrophien noch keinen einheitlichen Erkrankungen zu entsprechen scheint. Gerade bei den elektiv imponierenden Entmarkungsneuropathien waren Unterschiede im Ausmaß der Gewebsveränderungen und bei den klinischen Syndromen auffallende Verlaufsdifferenzen zu beobachten. Im Besonderen soll auf Fälle aufmerksam gemacht werden, die nach anfänglicher Progredienz noch im Kindesalter stationär werden. In diesem Zusammenhang sei auf die Beobachtung von PRINEAS (1971) hingewiesen, der bei einem Knaben mit rezidivierender

idiopathischer Polyneuritis bioptisch letztlich das Bild einer ausgeprägten hypertrophen Neuropathie beobachten konnte. Ob hier nicht man-
cher sporadische Dejerine-Sottas-Fall Spätstadium eines entzündlichen
Prozesses ist?

Bei den mit Axondegenerationen kombinierten Entmarkungsneuropathien
waren überwiegend peroneale Muskelatrophien mit erst im jugendlichen
Erwachsenenalter manifesten Beschwerden vertreten und sie legten eine
Zuordnung zu den hypertrophen Neuropathiesyndromen vom Charcot-Marie-
Tooth-Typ nahe. Bei insgesamt 3 Fällen lag ein dominanter Erbgang vor
(1 mal Vater und Tochter untersucht). Die klinischen Symptome ent-
wickelten sich langsam, alle Patienten waren zum Zeitpunkt der Untersuchung noch gut gehfähig. Die Altersverteilung der untersuchten Fälle
lag zwischen 23 und 58 Jahren. 1 Fall hatte Pupillenveränderungen und
mäßig verdickte Nerven, aber auch er zeigte einen benignen Verlauf und
war im Alter von über 3o Jahren nach als Mechaniker gut arbeitsfähig.

2. Hypertrophe Neuropathien vom Typ der mit Axondegenerationen kombi-
nierten Entmarkungsneuropathien waren auch bei Fällen von Roussy-Levy-
Syndrom anzutreffen. Sie stehen damit, nach der Art ihrer peripheren
Nervenveränderungen, der Gruppe der peronealen Muskelatrophien nahe
und nicht der Friedreichschen Erkrankung, wie lange Zeit angenommen
wurde. Klinisch boten alle Fälle seit frühester Kindheit Friedreich-
Füße, erst ab dem 2./3. Dezennium manifeste Beschwerden und dann das
Bild der "einfachen" peronealen Muskelatrophie mit lange nur mäßigen
Funktionsstörungen. Was sie von den hypertrophen peronealen Muskelatrophien des C.M.T.-Typ zu unterscheiden scheint, war nicht der immer
wieder zitierte statische Tremor (ROUSSY u. LEVY, 1926/1932; YUDELL et
al., 1965), sondern stets begleitende cerebellar-ataktische Symptome,
ein besonders langsamer Verlauf und bei allen Fällen ein autosomal-
dominanter Erbgang.

3. Cerebellar-ataktische Zeichen kombiniert mit einem Polyneuropathie-
Syndrom scheinen keine seltene Kombination für hypertrophe Neuropathieformen zu sein, werden sie doch auch beim klassischen Beispiel dieser
Neuropathiegruppe, der Refsumschen Krankheit (REFSUM, 1945/46) wieder
angetroffen. Diese Erkrankung zeigt stets auch eine Retinitis pigmentosa, sie kann von ichthyosis-artigen Veränderungen an der Haut,
Schwerhörigkeit und eventuellen Knochenveränderungen begleitet sein.
Hohe Eiweißwerte im Liquor sind die Regel. Der Verlauf wird oft schubförmig angegeben. Die Refsumsche Krankheit ist bisher die einzige ätiologisch aufgeklärte hypertrophe Neuropathie und hat für die ganze Neuropathiegruppe die Aufmerksamkeit auf den Fettstoffwechselbereich ge-
lenkt.

4. Nicht nur wegen möglicher Zusammenhänge im Stoffwechselbereich,
sondern auch wegen der Syndromenkonstellation cerebellare Ataxie-
Polyneuropathie sollen die bisher unaufgeklärten Begleitneuropathien
des Bassen-Kornzweig-Syndroms (Akanthocytose, Retinitis pigmentosa,
progrediente cerebellare Ataxie), möglicherweise auch der Tangierschen
Erkrankung (große getigerte Tonsillen, Milztumor), mit aller Vorsicht an der Stelle der demyelinisierenden hypertrophen Neuropathiesyndrome erwähnt werden.

5. Unter den hypertrophischen Formen der diabetischen Neuropathien
fanden sich, wie erwähnt, gelegentlich schubförmig remittierende Verläufe. Klinisch lag meist ein distal-symmetrisches Polyneuropathie-
syndrom vor. Auf die Problematik möglicher Mischformen wurde bereits
bei der Diskussion der vasculären Neuropathiesyndrome eingegangen.

e) Die als Stoffwechselstörungen komplexer Lipide aufgeklärten *Leuko-dystrophien* (LD) sind seltene Entmarkungserkrankungen, obwohl gerade die metachromatische LD in letzter Zeit immer häufiger angetroffen oder vielleicht nur wegen der besseren diagnostischen Möglichkeiten häufiger erkannt wird.

1. Diese <u>metachromatische LD</u> ist ein autosomal-recessives Leiden. Bei einem der untersuchten Fälle waren 5 Geschwister erkrankt. Knaben scheinen häufiger betroffen zu sein, unter den 5 Patienten war kein einziges Mädchen.

Die Erkrankung beginnt am häufigsten in der spätinfantilen Periode (etwa 2./3. Lebensjahr), bei vorher unauffälliger Entwicklung. Infantile Formen (1/2 - 1 Jahr) und sogar adulte Fälle kommen vor. Letztere zeigen Demenz bzw. psychotische Syndrome (s. SOURANDER u. SVENNERHOLM, 1962; AUSTIN et al., 1968; BETTS et al., 1968). Die Erkrankung verläuft stetig progredient. Die <u>spätinfantile Form</u> führt meist noch innerhalb des 1. Lebensjahrzehnts ad exitum. Das klinische Bild wird durch ein spastisches Syndrom geprägt, das an den unteren Extremitäten beginnt, später auch die Arme betrifft. Nicht selten wird anfänglich die Diagnose eines M. Little gestellt. Die Krankheitsentwicklung läßt vier Stadien abgrenzen, wie vor allem von HAGBERG (1963) beschrieben wurde. Beginn mit Gangunsicherheit, die kurz durch hypotone Zeichen, aber bald durch zunehmende Tonussteigerung bedingt ist. In den folgenden Stadien überwiegen die spastischen Paresen, die zu Steh- und Gehunfähigkeit (3. Stadium) und schmerzhaften Streckkrämpfen führen. Ataxie, Opticusatrophien, bulbäre Symptome und Hyperpyrexien stellen sich ein. In der 4. Phase tritt schließlich noch Erblindung, Ertaubung und Sprachverlust auf. Periphere Symptome sind initial gelegentlich zu erfassen, später aus dem komplexen klinischen Syndrom jedoch nicht mehr sicher abzugrenzen; umschriebene Atrophien fehlen. Die Beteiligung peripherer Nerven läßt sich durch Veränderung der Leitgeschwindigkeiten objektivieren. Unter den diagnostischen Nachweisverfahren ist die Bestimmung der Arylsulfataseaktivität heute die sicherste Methode; sie wird vorwiegend aus dem Harn untersucht, wie von AUSTIN (1966) angegeben, andere Medien werden erprobt.

2. Ein seltenes Leiden geblieben ist die Krabbesche Krankheit, die <u>globoidzellige LD</u>. Sie ist eine Erkrankung des 1. Lebensjahres, beginnt im 1. Lebenshalbjahr und führt bereits vor Ende des 2. Jahres ad exitum. Das klinische Syndrom zeigt Entwicklungsrückstand, ein rasch progredientes spastisches Syndrom, eigentümliche Schrei- und Kreischattacken, generalisierte Krampfanfälle, eventuell Opticusatrophie und Taubheit. Der in dieser Studie untersuchte Fall eines 9-monatigen Säuglings war immer schon ein bewegungsarmes Kind mit Greifschwierigkeiten gewesen, verlor ab dem 7. Lebensmonat zunehmend die erlernten Fähigkeiten und entwickelte dann das beschriebene typische klinische Bild. Im 9. Lebensmonat bestanden bereits Anfälle von Enthirnungsstarre und auch Hyperpyrexien. Hohe Eiweißwerte im Liquor werden bei dieser Erkrankung angegeben. Diagnostische Nachweisverfahren sind noch an bioptische Untersuchungen gebunden, die aber bereits am peripheren Nervengewebe erhoben werden können. Denn wie bekannt und nachgewiesen, wird auch bei den Entmarkungsprozessen vom leukodystrophischen Typ peripheres Myelin stets, wenn auch in geringerem Ausmaß, mitbetroffen.

3. Den <u>orthochromatischen LD</u> gehören einfache sudanophile Formen und die Gruppe der Pelizäus-Merzbacherschen Erkrankungen an. Sie treten außerordentlich selten auf und sind durch komplexe klinische Ausfallserscheinungen vorwiegend cerebellar-extrapyramidaler Kombination gekennzeichnet.

f) Als letzte der nachgewiesenen Entmarkungsneuropathien hat sich die
*paraproteinämische* Neuropathie erwiesen. Die bei monoklonalen Hypergamma-
globulinämien (Myelom, Makroglobulinämie) auftretenden neurologischen
Syndrome können von lokalen Druckschäden bis zur nicht-metastatischen,
peripheren Neuropathie - der "névrite dysglobulinémique" - reichen.
Diese senso-motorischen Neuropathien (GARCIN et al., 1962; VICTOR et
al., 1958) zeigen sich als distal-symmetrische Formen mit unterschiedlich raschem bzw. remittierendem Verlauf. Sie können oft lange vor Erfassung der Grundkrankheit auftreten. Ein Papillenödem wird manchmal
begleitend beobachtet. Eine solche senso-motorische Polyneuropathie
von anfänglich schubförmig-remittierendem, später chronisch-progre-
dientem Verlauf wurde am Fall eines 55-jährigen Mannes mit einer γG-
Paraproteinämie beobachtet. Erst nach 3 1/2-jährigem Verlauf ließ sich
aus Sternalpunktat und Aufhellungsherden an der Calvaria die Diagnose
eines Myeloms abgrenzen.

Steht auch die Pathogenese der "névrite dysglobulinémique" bisher noch
zur Diskussion, so wurde doch an dem untersuchten Fall ein durch die
abnormen Proteine direkt induzierter Entmarkungsmechanismus nachgewiesen.

g) Über die klinischen Syndrome der als *Mischtypen* abgegrenzten Neuropathien mit *vasculärer* Genese hat sich aus den eigenen Beobachtungen ein
wenig vielfältiges Bild gezeigt. Distal-symmetrische Polyneuropathien
mit Funktionsausfällen und auch beträchtlichen Atrophien lagen vor,
die Verläufe waren subakut-chronisch.

1. Auch der eine Fall mit Periarteriitis nodosa zeigte ein  distal-
symmetrisches Syndrom. Auffallend war an diesem Fall, daß andere Organmanifestationen (Niere, Herz, Gastrointestinaltrakt) zum Zeitpunkt der
Untersuchung nicht nachzuweisen waren. Allgemeine entzündliche Veränderungen lagen vor. Eine mäßige Remission stellte sich ein.

Das für die Periarteriitis nodosa mehr charakteristische neurologische
Syndrom der Mononeuritis multiplex konnte erst an einem späteren, noch
nicht in dieser Studie aufgenommenen Fall beobachtet werden, bei dem
auch Nieren- und Hautveränderungen vorlagen. Dieser Fall zeigte in der
Biopsie den Entzündungsprozeß allerdings massiver und mehr florid ausgeprägt und die verschiedensten Stadien des Gefäßprozesses nebeneinander -, eine Vielfältigkeit an Veränderungen, die der erstgenannte
Fall nicht oder noch nicht manifest hatte.

Die eingehenden Studien über die Periarteriitis nodosa besonders von
STAMMLER (1958), ERBSLÖH u. EISENBURG (1963) haben das klinische Bild,
die Verteilung, Häufigkeit sowie Häufigkeitsverteilung der verschiedenen Organmanifestationen für diese Erkrankung bereits im Detail erfaßt.

2. Auf die Möglichkeit, daß Spätmanifestationen peronealer Muskelatrophien auch vasculär-arteriosklerotisch bedingte Neuropathien sein können, wurde hingewiesen.

3. Der ischämischen Neuropathie bei Diabetes (mit Infarktbildung) weisen RAFF u. ASHBURY (1968) klinisch vorwiegend ein asymmetrisches Syndrom in der Art einfacher oder multipler Mononeuropathien zu.


Mag dieser spezielle Teil in vielen Punkten auch nur kursorisch sein
und subjektiv akzentuiert, so war es ja gerade unser Anliegen, die aus
dem allgemeinen Teil gewonnenen Ergebnisse im speziellen für die "bed-
side"-Erfahrungen von Polyneuropathien verwertbar zu machen.

Kann und will diese Studie, schon aus der Fülle des Sujets keinen
Anspruch auf Vollständigkeit erheben, sollten doch einmal die bisher gewonnenen Erfahrungen klargestellt und ein erster Versuch einer
synoptischen Zuordnung riskiert werden.

Mögen sich manche Aspekte vielleicht nicht bestätigen, manche doch
einen Start für die Aufdeckung von Zusammenhängen oder Entstehungs-
mechanismen geben, versucht wurde jedenfalls, über die Fülle von Ein-
zeldaten hinweg stets der *Krankheit Polyneuropathie* die entscheidenden
entstehungsdynamischen Aspekte abzugewinnen. Denn sie schaffen erst
die Voraussetzungen für das letzte Ziel jeder Krankheitsuntersuchung -
eine sinnvolle, kausale Therapie zu finden.

# Zusammenfassung


Bei 85 von insgesamt 12o Patienten mit der klinischen Verdachtsdia-
gnose einer POLYNEUROPATHIE (PN) wurde eine detaillierte Analyse von
Nervenbiopsien durchgeführt. Methodisch fanden Lichtmikroskopie, Elektronenmikroskopie und Zählverfahren Verwendung. In einem allgemeinen
Teil wird die Erfassung und Differenzierung jener neuropathischen
Prozesse versucht, die zwischen primärer Ätiologie und klinischem
Syndrom ablaufen und als "Zwischenprozesse" letztlich die neurologische Erkrankung manifestieren. Ein Merkmalskatalog peripherer Nervenveränderungen wurde erstellt und erlaubte die Abgrenzung spezieller Syndrome, aus denen sich verschiedene Läsionstypen bzw. Formen
von Neuropathien als Manifestationen unterschiedlicher neuropathischer Prozesse differenzieren ließen. Primär-axonale, demyelinisierende und Mischtypen-Neuropathien konnten erfaßt werden. Unter den
axonalen Neuropathien waren ein Läsionstyp der marklosen Nervenfasern
und ein Markfaserläsionstyp abzugrenzen. Neuropathien vom Markfaserläsionstyp ließen sich wiederum in desintegrative und dystrophische
Formen differenzieren. In der Gruppe der demyelinisierenden PN waren
hypertrophe Neuropathien mit elektiven und kombinierten Formen anzutreffen, weiter waren die Neuropathien bei Leukodystrophien vom Typ
der Abbaustörung und eine Neuropathie mit Strukturveränderungen des
Myelins vertreten. Die verschiedenen Mischtypen zeigten sich durchwegs als vasculäre Neuropathien; andere Entstehungsmöglichkeiten werden diskutiert. In einer umfangreichen Auseinandersetzung mit bekannten ätiopathogenetischen Daten konnte nachgewiesen werden, daß diese
nach Läsionstypen differenzierten Neuropathien spezielle Manifestationen prinzipiell differenter pathogenetischer Mechanismen sind. Den
axonalen Neuropathien vom dystrophischen Typ konnten Störungen des
Axonflows zugeordnet werden, die desintegrativen Formen zeigten komplexe Störungen des intermediären Stoffwechsels. Bei den Entmarkungsneuropathien waren einerseits Lipidstoffwechselstörungen zu erkennen,
die entweder komplexe Lipide betrafen und zu den Syndromen der Leukodystrophien führten oder Fettsäuren und einfachere Lipide, wie bei
den hypertrophen Neuropathien. Eine Proteinstoffwechselstörung im
Bereich der $\gamma$G-Globuline lag ursächlich bei der mit Strukturstörung
einhergehenden Entmarkungsneuropathie vor. Periarteriitis nodosa,
Arteriosklerose oder diabetische Angiopathien waren die Grundprozesse
der Mischtypen-Neuropathien.

Die Beziehungen der einzelnen Neuropathietypen zu ätiologischen und
klinischen Formen von Polyneuropathien werden im speziellen Teil ausgeführt und in einer tabellarischen Übersicht dargestellt. Dem Läsionstyp der marklosen Nervenfasern gehörten die sensorischen Neuropathien
an, desintegrative axonale Neuropathien waren die urämischen, INH-,
Nitrofuran-, alkoholischen und diabetischen PN sowie PN ungeklärter
Genese, und die dystrophischen Formen kamen bei metaneoplastischen
und diabetischen PN, bei M. Friedreich und Friedreich-ähnlichen Syndromen sowie einigen peronealen Muskelatrophien vor. Unter den Entmarkungsneuropathien waren bei den hypertrophen Formen die meisten
peronealen Muskelatrophien (Typ Charcot-Marie-Tooth und Dejerine-
Sottas), Fälle von Roussy-Levy-Syndrom und einige diabetische PN anzutreffen; zugehörig zeigte sich auch die Refsumsche Krankheit. Leuko-

dystrophien finden sich, wie bekannt, als metachromatische und globoidzellige Formen, und die Entmarkungsneuropathie vom Typ der Strukturstörung entsprach einer paraproteinämischen PN. Abschließend wird eine
kurze Syndromenanalyse der einzelnen Polyneuropathien versucht, insbesondere im Hinblick auf ihre Zugehörigkeit zu den speziellen Läsionstypen der Neuropathien und unter vorwiegender Verwendung kasuistischen
Datenmaterials.

# Summary

A detailed analysis of nerve biopsies was performed for 85 of 12o
patients with the clinical diagnosis of polyneuropathy. The methods
used were light microscopy, electron microscopy, and fiber counting.

In the general part of this paper an attempt is made to describe and
differentiate the neuropathic processes that occur between primary
etiology and clinical syndrome, and manifest as "intermediate processes", finally the neurological disease. A schedule of peripheral
nerve changes was drawn up. This enabled syndromes to be distinguished
as due to different types of peripheral nerve alterations and neuropathies as manifestations of different pathogenetic, neuropathic processes. The following types of neuropathy were distinguished: primary
axonal, demyelinating, and mixed. The axonal neuropathies included one
type of fiber lesion affecting unmyelinated fibers and another with
myelinated fiber involvement. Neuropathies with myelinated-fiber lesions were differentiated into disintegrative and dystrophic forms.
The group of demyelinating neuropathies comprises hypertrophic types
with elective and combined forms, leukodystrophies of the degradative-
myelin-lesion type, and a neuropathy with  structural changes of the
myelin. The various "mixed types" of neuropathies were all of vascular
origin; other possible causes are discussed.

When we compared the above data with known etiopathogenetic data, we
found the various types of neuropathies to be specific manifestations
of quite varied pathogenetic mechanisms. Axonal neuropathies of the
dystrophic type are attributable to disturbances of the axonal flow,
whereas the disintegrative forms have complex disorders of the intermediate metabolism. The disorders of lipid metabolism found in
demyelinating neuropathies either affect complex lipids and produce
leukodystrophy syndromes, or involve fatty acids or "more simple"
lipids and induce hypertrophic neuropathies. A disorder of protein
metabolism involving gamma-globulins causes the demyelinating neuropathy with structural changes. Periarteriitis nodosa, arteriosclero-
sis, or diabetic angiopathy are the processes basic to the mixed-
type neuropathies.

The special part of this paper discusses (with the aid of a diagram)
how the different types of neuropathy may be correlated with etio-
logical and clinical forms of polyneuropathy. Neuropathies with the
type of lesion that affects unmyelinated fibers are sensory polyneuropathies. Disintegrative axonal neuropathies include uremic, INH,
nitrofuran, alcoholic, and diabetic polyneuropathies, as well as
those of unknown etiology; the dystrophic forms occur in metaneo-
blastic and diabetic polyneuropathies, in Friedreich's disease, and
similar syndromes. Among the demyelinating neuropathies hypertrophic
forms are found in most of the peroneal muscular atrophies (in both
Charcot-Marie-Tooth andDejerine-Sottas atrophy), in the Roussy-Lévy
syndrome, and in some diabetic polyneuropathies; Refsum's disease is
also of the hypertrophic type. Leukodystrophies, as is known, appear
as metachromatic or globoid cell forms; demyelinating neuropathy of

the structural-lesion type corresponds to a paraproteinemic polyneuropathy. Finally, a brief analysis was made of the clinical
syndromes of the various polyneuropathies, especially as regards
their relationship to the types of neuropathies, and in the light of
the clinical data of the cases examined.

# Literatur


ABERCOMBRIE, M., JOHNSON, M.L.: Quantitative histology of Wallerian degeneration
1. Nuclear population in rabbit sciatic nerve. J. Anat. (Lond.) 80, 37-50 (1946).
ADAMS, L.C., FIELD, R.A.: Acetic thiokinase activity in extracts of sciatic nerves
from normal and alloxan diabetic rabbits. Proc. Vth Int. Congr. Diab. Fed. 74,
94-103 (1964).
ADAMS, R.D., DENNY-BROWN, D., PEARSON, C.M.: Diseases of peripheral nerves. In:
Diseases of Muscle, p. 547-572. New York: Harper 1962.
ANDRADE, C.: A peculiar form of peripheral neuropathy: familial atypical generalized
amyloidosis with special involvement of peripheral nerves. Brain 75, 408-427
(1952).
ANDRES, K.H.: Elektronenmikroskopische Untersuchungen über Strukturveränderungen
an den Nervenfasern in Rattenspinalganglien nach Bestrahlung mit 185 MEV-Protonen.
Z. Zellforsch. 61, 1-22 (1963).
ANDREWS, J.M., CANCILLA, P.A.: Cytoplasmic inclusions in human globoid cell leuko-
dystrophy (Krabbe's disease). Arch. Path. 89, 53-55 (1970).
ANDREWS, J.M., MENKES, J.H.: Ultrastructure of experimentally produced goboid cells
in the rat. Exp. Neurol. 29, 483-493 (1970).
APPENZELLER, O., McGEE, J.: Gas liquid chromatographic analysis of sural nerves
in peripheral neuropathies. J. neurol. Sci. 7, 593-603 (1968).
ASHBURY, A.K.: Peripheral polyneuropathy due to nitrofurantoin. Lancet 1963I, 334.
ASHBURY, A.K.: Ischaemic disorders of peripheral nerve. In: Handbook of clin. Neu-
rol., Vol. 8/II, p. 154-164. Amsterdam: North Holland Publ. 1970.
ASHBURY, A.K., VICTOR, M., ADAMS, R.D.: Uraemic polyneuropathy. Arch. Neurol.
(Chic.) 8, 413-428 (1963).
AUREBECK, G., OSTERBERG, K., BLAW, M., CHOU, S., NELSON, E.: Electron microscopic
observations on the metachromatic leucodystrophy. Arch. Neurol. (Chic.) 11,
273-288 (1964).
AUSTIN, J.H.: Observations in metachromatic leuco-encephalopathy. Trans. Amer.
neurol. Ass. 1958, 149-152.
AUSTIN, J.H.: Metachromatic sulfatides in cerebral white matter and kidney. Proc.
Soc. exp. Biol. (N.Y.) 100, 361-364 (1959).
AUSTIN, J.H.: Some newer findings in Krabbe (Globoid) leucodystrophy. Trans. Amer.
neurol. Ass. 87, 66-72 (1962).
AUSTIN, J.H.: Studies in globoid (Krabbe) leucodystrophy. I. Significance of lipid
abnormalities in white matter in 8 globoid and 13 control patients. Arch. Neurol.
(Chic.) 9, 207-231 (1963).
AUSTIN, J.H.: Studies in globoid (Krabbe) leucodystrophy. II. Controlled thin-layer
chromatography studies of globoid body fractions in seven patients. J. Neurochem.
10, 921-930 (1963).
AUSTIN, J.H.: Observations on the syndrome of hypertrophic neuritis (the hyper-
trophic interstitial radiculo-neuropathies). Medicine (Baltimore) 53, 187-237
(1956).
AUSTIN, J.H., AFEE, Mc D., ARMSTRONG, D., ROURKE, M.O., SHEARER, L., BACHHAWAT, B.:
Abnormal sulfatase activities in two human diseases (MLD and gargoylism). Biochem.
J. 93, 15c (1964).
AUSTIN, J.H., ARMSTRONG, D., FOUCH, S., MITCHELL, C., STUMPF, D., SHEARER, L.,
BRINER, O.: Metachromatic leucodystrophy. VIII. MLD in adults. Diagnosis and
pathogenesis. Arch. Neurol. (Chic.) 18, 225-240 (1968).
AUSTIN, J.H., ARMSTRONG, D., SHEARER, L.: Metachromatic form of diffuse cerebral
sclerosis. V. The nature and significance of low sulfatase activity. A controlled
study of brain, liver and kidney in 4 patients with MLD. Arch. Neurol. (Chic.) 13,
593-614 (1965).

AUSTIN, J.H., ARMSTRONG, D., SHEARER, L., AFEE, Mc D.: Metachromatic form of diffuse cerebral sclerosis. VI. A rapid test for the sulfatase A deficiency in metachromatic leucodystrophy (MLD) in urine. Arch. Neurol. (Chic.) 14, 259-269 (1966).
AUSTIN, J.H., BALASUBRAMANIAN, A.S., PATTABISAMAN, T.N., SATASWATH, S., BASU, D.K., BACHHAWAT, B.K.: Controlled study of encymic activities in three human disorders of glycolipid metabolism. J. Neurochem. 10, 805-816 (1963).
AUSTIN, J.H., LEHFELDT, D.: Studies in globoid (Krabbe) leucodystrophy. III. Significance of experimentally-produced globoid-like elements in rat white matter and spleen. J. Neuropath. exp. Neurol. 24, 265-289 (1965).
AUSTIN, J.H., SUZUKI, K., ARMSTRONG, D., BRADY, R., BACHHAWAT, B., SCHENKER, J., STUMPF, D.: Studies in globoid (Krabbe) leucodystrophy (GLD). V. Controlled enzymic studies in ten human cases. Arch. Neurol. (Chic.) 23, 502-512 (1970).
BACHHAWAT, B.K., AUSTIN, J.H., ARMSTRONG, D.: A cerebrosid sulfotransferase deficiency in a human disorder of myelin. Biochem. J. 104, 15c-17c (1967).
BALLIN, R.H.M., THOMAS, P.K.: Hypertropic changes in diabetic neuropathy. Acta neuropath. (Berl.) 11, 93-102 (1968).
BANERJI, N.K., HURWITZ, L.J.: Neurological manifestations in adult steatorrhoea (Probable gluten enteropathy). J. neurol. Sci. 14, 125-141 (1971).
BASSEN, F.A., KORNZWEIG, A.L.: Malformation of the erythrocytes in a case of atypical retinitis pigmentosa. Blood 5, 381-387 (1950).
BECKER, P.E.: Myatropische Ataxie. In: Krankheiten mit hauptsächlicher Beteiligung des spinocerebellaren Systems (Erbliche Ataxien). In: Humangenetik, Bd. V/1, S. 226-230 (208-313). Stuttgart: Thieme 1966.
BERARD-BADIER, M., GAMBARELLI, D., PINSARD, N., HASSOUN, J., TOGA, M.: Infantile neuroaxonal dystrophy of Seitelberger's disease. II. Peripheral nerve involvement: Electron microscopic study in one case. Acta neuropath. (Berl.) Suppl. V, 30-39 (1971).
BETTS, T.A., SMITH, W.Th., KELLY, R.E.: Adult metachromatic leucodystrophy (sulfatide lipidosis) simulating acute schizophrenia. Neurology (Minneap.) 18, 1140-1142 (1968).
BHAGAT, B., LOCKETT, M.F.: The synthesis of acetylcholine by aceton dried powders from the brain of normal rats and of thiamine deficient rats. J. Pharm. Pharmacol. 14, 37-40 (1962).
BIEHL, J.P., VILTER, R.W.: Effects of isoniacid on pyridoxine metabolism. J. Amer. med. Ass. 156, 1549-1552 (1954).
BIEHL, J.P., VILTER, R.W.: Effects of isoniacid on Vit. B 6-metabolism. Its possible significance in producing isoniacid neuritis. Proc. Soc. exp. Biol. (N.Y.) 85, 389-392 (1954).
BISCHOFF, A.: Die diabetische Neuropathie. Stuttgart: Thieme 1963.
BISCHOFF, A.: Ultrastructure of tri-ortho-cresyl phosphate poisoning in the chicken. I. Studies on myelin and axonal alterations in the sciatic nerve. Acta neuropath. (Berl.) 9, 158-174 (1967).
BISCHOFF, A.: Ultrastructure of tri-ortho-cresyl phosphate poisoning in the chicken. II. Studies on spinal cord alterations. Acta neuropath. (Berl.) 15, 142-155 (1970).
BISCHOFF, A.: Diabetische Neuropathie. (Pathologie, Anatomie, Pathophysiologie und Pathogenese auf Grund elektronenmikroskopischer Untersuchungen). Dtsch. med. Wschr. 93, 237-247 (1968).
BISCHOFF, A.: Die Erkrankungen des peripheren Nervensystems beim Diabetes mellitus und Alkoholismus. Regensburg Jb. ärztl. Fortbild. 18/5, 272-276 (1970).
BISCHOFF, A.: Die alkoholische Polyneuropathie. (Klinische, ultrastrukturelle und pathogenetische Aspekte). Dtsch. med. Wschr. 96, 317-322 (1971).
BISCHOFF, A., ULRICH, J.: Amaurotische Idiotie in Verbindung mit metachromatischer Leukodystrophie: Übergangsform oder Kombination? Acta neuropath. (Berl.) 8, 292-308 (1967).
BISCHOFF, A., ULRICH, J.: Peripheral neuropathy in globoid cell leukodystrophy (Krabbe's disease). (Ultrastructural and histochemical findings.) Brain 92, 861-870 (1969).
BLACKWOOD, W., CUMINGS, J.N.: A histologic and chemical study of three cases of diffuse cerebral sclerosis. J. Neurol. Neurosurg. Psychiat. 17, 33-49 (1954).
BLAKEMORE, W.F., CAVANAGH, J.B.: "Neuroaxonal Dystrophy" occuring in an experimental "dying back" process in the rat. Brain 92, 789-804 (1969).

BLÜMCKE, S., Elektronenoptische Untersuchungen an Schwannzellen während der initialen Degeneration und frühen Regeneration. Beitr. path. Anat. 128, 238-258 (1963).
BLÜMCKE, S., NIEDORF, H.R., Elektronenoptische Untersuchungen an Wachstumsendkolben regenerierender peripherer Nervenfasern. Virchows Arch. path. Anat. 340, 93-104 (1965).
BLÜMCKE, S., NIEDORF, H.R.: Electron microscopic studies of Schwann cells during the Wallerian degenerations, with special reference to the cytoplasmic filaments. Acta neuropath. (Berl.) 6, 46-60 (1966).
BLÜMCKE, S., THEMANN, H., NIEDORF, H.R.: The deposition of glycogen during the degeneration and regeneration in sciatic nerves of rabbits. (Light and electron microscopic studies.) Acta neuropath. (Berl.) 5, 69-81 (1965).
BODECHTEL, G.: Differentialdiagnose der Erkrankungen des peripheren Nervensystems. In: Differentialdiagnose neurologischer Krankheitsbilder, 2. Aufl., S. 3-61. Stuttgart: Thieme 1963.
BOOTH, C.C.: Malabsorption syndromes. A symposium. I. Classification of malabsorption syndrome. Brit. J. Radiol. 33, 201-211 (1960).
BOTS, G.Th.A.M.: Pathology of nerves. In: Handbook of clin. Neurol., Vol. 8/1, Chapt. 6, p. 197-243. Amsterdam: North Holland Publ. 1970.
BORISY, G.G., TAYLOR, E.W.: The mechanism of action of colchicine. Binding of colchicine $^3$H to cellular proteins. J. Cell Biol. 34, 525-533 (1967).
BORISY, G.G., TAYLOR, E.W.: The mechanism of action of colchicine. Colchicine binding to sea urchin eggs and the mitotic apparatus. J. Cell Biol. 34, 535-548 (1967).
BRADLEY, W.G.: Studies of axoplasmic flow in peripheral nerves in normal animals, in inherited motor neuron disease of mice and in toxic neuropathies. Proc. Symposium: "Structure and function of normal and diseased muscle and peripheral nerves", Kazimierz, May 1972.
BRADLEY, W.G., HEWER, R.L.: Peripheral neuropathy due to disulfiram. Brit. med. J. 1966II, 449-450.
BRADLEY, W.G., LASSMANN, L.P., PEARCE, G.W., WALTON, J.N.: Neuromyopathy of vincristine in man. J. neurol. Sci. 10, 107-131 (1970).
BRAIN, L., CROFT, P.B., WILKINSON, M.: Motor neurone disease as a manifestation of neoplasm (with a note on the course of classical motor neurone disease). Brain 88, 479-500 (1965).
BRAIN, L., WILKINSON, M.: Subacute cerebellar degeneration associated with neoplasm. Brain 88, 465-478 (1965).
BRIGGS, J.D., BUCHANAN, K.D., LUKE, R.G., McKIDDIE, M.T.: Role of insulin in glucose intolerance in uraemia. Lancet 1967I, 462-464.
BÜNGNER, O. VON: Über die Degeneration- und Regenerationsvorgänge am Nerven nach Verletzungen. Beitr. path. Anat. 10, 321-393 (1891).
CAJAL, RAMON Y,S.: Degeneration and Regeneration of the nervous system. Oxford University Press 1928.
CAMMERMEYER, J.: Neuropathological changes in hereditary neuropathies: The manifestation of the syndrome heredopathia atactica polyneuritiformis in the presence of interstitial hypertrophic polyneuropathy. Mitteilg. bei: 31th annual Meeting of the Amer. Ass. Neuropath. (1955), zitiert in: J. neuropath. exp. Neurol. 15, 236 (1956).
CAMMERMEYER, J.: Neuropathological changes in hereditary neuropathies: Manifestation of the syndrome heredopathia atactica polyneuritiformis in the presence of interstitial hypertrophic polyneuropathy. J. Neuropath. exp. Neurol. 15, 340-361 (1956).
CANCILLA, P.A., BARLOW, R.M.: Structural changes of the central nervous system in swayback of lambs. V. Electron microscopic observation of the corpus callosum. Acta neuropath. (Berl.) 12, 307-313 (1969).
CAVANAGH, J.B.: The toxic effects of tri-ortho-cresyl phosphate on the nervous system. An experimental study in hens. J. Neurol. Neurosurg. Psychiat. 17, 163-172 (1954).
CAVANAGH, J.B.: Peripheral nerve changes in ortho-cresyl phosphate poisoning in the cat. J. Path. Bact. 87, 365-383 (1964).
CAVANAGH, J.B.: On the pattern of changes in peripheral nerves produced by isoniacid intoxication in rats. J. Neurol. Neurosurg. Psychiat. 30, 26-33 (1967).
CAVANAGH, J.B., CHEN, F.C., KYU, M.H., RIDLEY, A.: The experimental neuropathy in rats caused by p-bromophenylacetylurea. J. Neurol. Neurosurg. Psychiat. 31, 471-478 (1968).

CAVANAGH, J.B., JACOBS, J.J.: Some quantitative aspects of diphteric neuropathy. Brit. J. exp. Pathol. 45, 309-322 (1964).
CAVANAGH, J.B., MELLICK, R.S.: On the nature of the peripheral nerve lesions associated with acute intermittend porphyria. J. Neurol. Neurosurg. Psychiat. 28, 320-327 (1965).
CAVANAGH, J.B., PATANGIA, G.N.: Changes in the central nervous system in the cat as the result of tri-ortho-cresyl phosphate poisoning. Brain 88, 165-180 (1965).
CHILD, G.P., OSINSKI, W., BENNETT, R.E., DAVIDOFF, E.: Therapeutic results and clinical manifestations following the use of tetraaethylthiuram disulfide (antabuse). Amer. J. Psychiat. 107, 774-780 (1951).
CHOPRA, J.S., HURWITZ, L.J.: Internodal length of sural nerve fibers in chronic occlusive vascular disease. J. Neurol. Neurosurg. Psychiat. 30, 207-215 (1967).
CHOPRA, J.S., HURWITZ, L.J., MONTGOMERY, D.A.D.: The pathogenesis of sural nerve changes in diabetes mellitus. Brain 92, 391-418 (1969).
CHOU, S.M., HARTMANN, H.A.: Axonal lesions and waltzing syndrome after IDPN administration in rats. With a concept of "axostasis". Acta neuropath. (Berl.) 3, 428-450 (1964).
CHOU, S.M., HARTMANN, H.A.: Electron microscopy of focal neuroaxonal lesions produced by β-β'-iminodiproprionitrile (IDPN) in rats. Acta neuropath. (Berl.) 4, 590-603 (1965).
CHUTTANIE, P.N., CHAWLA, L.S., SARMA, T.D.: Arsenical neuropathy. Neurology (Minneap.) 17, 269-274 (1969).
COCHRANE, R.G.: Signs and symptoms. In: Leprosy in Theory and Practice (Ed. R.G. COCHRANE, T.F. DANY), p. 251-279. Baltimore: Williams and Wilkins 1964.
COIMBRA, A., ANDRADE, C.: Familial amyloid polyneuropathy. An electron microscope study of the peripheral nerve in 5 cases. I. Interstitial changes. Brain 94, 199-206 (1971).
II. Nerve fibre changes. Brain 94, 207-212 (1971).
COLLINGS, H.: Polyneuropathy associated with nitrofuran therapy. Arch. Neurol. (Chic.) 3, 656-660 (1960).
COLLINS, G.H., DE F. WEBSTER, H., VICTOR, M.: The ultrastructure of myelin and axonal alterations in sciatic nerves of thiamine deficient and chronically starved rats. Acta neuropath. 3, 511-521 (1964).
COOKE, W.T., SMITH, W.Th.: Neurological disorders associated with adult coeliac disease. Brain 89, 683-722 (1966).
CRAVIOTO, H., O'BRIEN, J.S., LANDING, B.J., FINK, B.: Ultrastructure of peripheral nerve in metachromatic leucodystrophy. Acta Neuropath. (Chic.) 7, 111-124 (1966).
CRIPPS, D., PETERS, H.A.: Stool porphyrins in acute intermittent and hereditary coproporphyrie. Arch Neurol. (Chic.) 23, 80-89 (1970).
CROFT, P.B., HENSON, R.A., URICH, H., WILKINSON, M.: Sensory neuropathy with bronchial carcinoma: a study of four cases showing serological abnormalities. Brain 88, 501-514 (1965).
CROFT, P.B., URICH, H., WILKINSON, M.: Peripheral neuropathy of sensorimotor type associated with malignant disease. Brain 90, 31-66 (1967).
CROFT, P.B., WILKINSON, M.: The incidence of carcinomatous neuromyopathy in patients with various types of carcinoma. Brain 88, 427-448 (1965).
CROFT, P.B., WILKINSON, M.: The course and prognosis in some types of carcinomatous neuromyopathy. Brain 92, 1-8 (1969).
CUMING, J.N.: S. RAKE und SAUNDERS (1966).
DAVISON, A., GREGSON, N.: The physiological role of cerebron sulphuric acid (sulphatide) in the brain. Biochem. J. 85, 558-568 (1962).
DAYAN, A.D.: Peripheral neuropathy of metachromatic leucodystrophy: observations on segmental demyelination and remyelination and the intracellular distribution of sulphatide. J. Neurol. Neurosurg. Psychiat. 30, 311-318 (1967).
DAYAN, A.D., GARDNER-THORPE, C., DOWN, P.F., GHADLE, R.I.: Peripheral neuropathy in uraemia. Neurology (Minneap.) 20, 649-658 (1970).
DAYAN, A.D., URICH, H., GARDNER-THORPE, C.: Peripheral neuropathy and myeloma. J. neurol. Sci. 14, 21-35 (1971).
DEJERINE, J., SOTTAS, J.: Sur la névrite interstitielle hypertrophique et progressive de l'enfance. C. R. Soc. Biol. (Paris) 45, 63-96 (1893).

DELANEY, R.L., LANKFORD, H.G., SULLIVAN, J.F.: Thiamine, magnesium and plasma
lactate abnormalities in alcoholic patients. Proc. Soc. exp. Biol. (N.Y.) 123,
675-679 (1966).
DELANK, H.W., KOCH, G., KÖNN, G., MISSMAHL, H.P., SUWELACK, K.: Familiäre Amyloid-
Polyneuropathie Typus Wohlwill-Corino-Andrade. Ärztl. Forsch. 19, 401-416 (1965).
DENNY-BROWN, D.: Primary sensory neuropathy with muscular changes associated with
carcinoma. J. Neurol. Neurosurg. Psychiat. 11, 73-87 (1948).
DENNY-BROWN, D., Hereditary sensory radicular neuropathy. J. Neurol. Neurosurg.
Psychiat. 14, 237-252 (1951).
DENNY-BROWN, D.: The neurological aspects of thiamine deficiencies. Fed. Proc.
17 (Suppl 2), 35-39 (1958).
DEREUX, J.: La maladie de refsum. Rev. neurol. 109, 599-608 (1963).
DREYFUSS, P.M.: Clinical applications of transketolase determination. New Engl. J.
Med. 267, 596-598 (1962).
DUCHEN, L.W., STRICH, S.J., FALCONER, D.S.: Clinical and pathological studies of
an hereditary neuropathy in mice (Dystonia musculorum). Brain 87, 367-378 (1964).
DUNCAN, C., STRUB, R., McGARRY, P., DUNCAN, D.: Peripheral nerve biopsy as an aid
to diagnosis in infantile neuroaxonal dystrophy. Neurology (Minneap.) 20, 1024-
1032 (1970).
DUNN, H.G., LAKE, B.D., DOLMANN, L., WILSON, J.: The neuropathy of Krabbe's infantile
cerebral sclerosis (Globoid cell leucodystrophy). Brain 92, 329-344 (1969).
DYCK, P.J.: Histological measurement and fine structure of biopsied sural nerve:
normal and in peroneal muscular atrophy, hypertrophic neuropathy and congenital
sensory neuropathy. Proc. Mayo Clin. 41, 742-774 (1966).
DYCK, P.J.: Experimental hypertrophic neuropathy. Arch. Neurol. (Chic.) 21, 73-95
(1969).
DYCK, P.J., BAILEY, A.A., OLSZEWSKI, J.: Carcinomatous neuromyopathy: a case of
sensory neuropathy and myopathy with onset three and one half years before clinical recognition of the bronchogenic carcinoma. Canad. med. Ass. J. 78, 913-916
(1958).
DYCK, P.J., BEAHRS, O.H., MILLER, R.S.: Peripheral nerves in hereditary neural
atrophies: number and diameters of myelinated fibers. Proceed. 6. int. Cong. EEG,
clin. Neurophysiol. Vienna 1965, p. 673-677.
DYCK, P.J., ELLEFSON, R.D., LAIS, A.C., SMITH, R.C., TAYLOR, W.F., VAN DYKE, R.A.:
Histologic and lipid studies of sural nerves in inherited hypertrophic neuropathy:
Preliminary report of a lipid abnormality in nerve and liver in Dejerine-Sottas
disease. Proc. Mayo Clin. 45, 286-327 (1970).
DYCK, P.J., GOMEZ, M.R.: Segmental demyelinization in Dejerine-Sottas disease:
light, phase-contrast and electron microscopic studies. Proc. Mayo Clin. 43,
280-296 (1968).
DYCK, P.J., GUTRECHT, J.A., BASTROM, J.A., KARNES, W.E., DALE, A.J.: Histologic
and teased-fiber measurements of sural nerve in disorders of lower motor and
primary sensory neurons. Proc. Mayo Clin. 43, 81-123 (1968).
DYCK, P.J., KENNEL, A.J., MAGAL, I.V., KRAYBILL, E.M.: A virginia kinship with
hereditary sensory neuropathy, peroneal muscular atrophy and pes cavus. Proc.
Mayo Clin. 40, 685-694 (1955).
DYCK, P.J., LAMBERT, E.H.: Numbers and diameters of nerve fibers and compound action
potential of sural nerves: controls and hereditary neuromuscular disorders.
Trans. Amer. neurol. Ass. 91, 214-217 (1966).
DYCK, P.J., LAMBERT, E.H.: Lower motor and primary sensory neuron diseases with
peroneal muscular atrophy. I. Neurologic, genetic and electrophysiologic findings
in hereditary polyneuropathies. Arch. Neurol. (Chic.) 18, 603-618 (1968).
II. Neurologic, genetic and electrophysiologic findings in various neuronal de-
generation. Arch. Neurol. (Chic.) 18, 619-625 (1968).
DYCK, P.J., LAMBERT, E.H.: Dissociated sensation in amyloidosis. Arch. Neurol. (Chic.)
20, 490-507 (1969).
DYCK, P.J., MULDER, D.W.: Differential diagnosis of neuropathy. In: Handbook of
clin. Neurol., Vol 8/II, Chapt. 21, p. 357-372. Amsterdam:North Holland Publ. 1970.
EAMES, R.A., LANGE, L.S.: Clinical and pathological studies of ischaemic neuropathy.
J. Neurol. Neurosurg. Psychiat. 30, 215-226 (1967).

EINARSON, L., NEEL, A.V.: Beitrag zur Kenntnis sklerosierender Entmarkungsprozesse im Gehirn mit bes. Berücksichtigung der diffusen Sklerose. Acta jutlandica 10, 1-160 (1938).

ELDERJAN, L.: Heredopathia atactica polyneuritiformis (Refsum's disease) - a defect in the omega-oxidation mechanism of fatty acids. Scand J. clin. Lab. Invest. 17, 178-181 (1965).

ELDERJAHN, L.: Hereditary ataxic polyneuritis: Biochemical and dietary study. Clin. Biochem. 1, 273-285 (1968).

ELDERJAHN, L., REFSUM, S., STOKKE, O.: Heredopathia atactica polyneuritiformis - an inborn error of lipid metabolism involving the nervous system. (Some recent biochemical and dietary studies.) Acta neurol. scand. 46, Suppl. 43, 194-196 (1970).

ELDERJAHN, L., STOKKE, O., TRY, K.: Alpha oxidation of branched-chain fatty acids in man and its failure in patients with Refsums disease showing phytanic acid accumulation. Scand, J. clin. Lab. Invest. 18, 694-695 (1966).

ELDERJAHN, L., TRY, K., STOKKE, O.: The existence of an alternative pathway for the degradation of branch-chained fatty acids and its failure in heredopathia atactica polyneuritiforms. (Refsum's disease.) Biochim. biophys. Acta (Amst.) 116, 395-397 (1966).

ELDERJAHN, L., TRY, K., STOKKE, O., MUNTHE-KAAS, A.W., REFSUM, S., STEINBERG, D., AVIGAN, J., MIZE, C.: Dietary effects on serum-phytanic acid levels and on clinical manifestations in heredopathia atactica polyneuritiformis. Lancet 1966I, 691-693.

ELIASON, S.G.: Lipid synthesis in peripheral nerve from alloxan diabetic rats. Lipids 1966I, 237-240.

ELIASON, S.G., HUGHES, A.H.: Cholesterol and fatty acid synthesis in diabetic nerve and spinal cord. Neurology (Minneap.) 10, 143-147 (1960).

ELLIS, F.G.: Acute polyneuritis after nitrofurantoin therapy. Lancet 1962II, 1136-1138.

ENGEL, W.K., DORMAN, J.D., LEVY, R.I., FREDERICKSEN, D.S.: α-Lipoprotein deficiency, manifesting as familial recurrent neuropathy and intestinal lipid storage. Arch. Neurol. (Chic.) 17, 1-9 (1967).

ERBSLÖH, F.: Peripheres Nervensystem: Polytope Erkrankungen (Polyneuritiden). In: Almanach f. Neurol. u. Psych. 1967, S. 13-62. München: Lehmann 1967.

ERBSLÖH, F., ABEL, M.: Deficiency neuropathies. In: Handbook of clin. Neurol., Vol. 8/I, Chapt. 23, p. 558-663. Amsterdam: North Holland Publ. 1970.

ERBSLÖH, F., ABEL, M., KOHLMEYER, K.: Der funikuläre Symptomenkomplex als führendes neurologisches Krankheitsbild bei Malabsorption. Med. Klin. 64, 678-688 (1969).

ERBSLÖH, F., EISENBURG, J.: Die Periarteriitis nodosa und ihr neuromukulärer Schwerpunkt. Klin. Wschr. 41, 58-72 (1963).

ERLANGER, J., GASSER, H.S.: Electrical signs of nervous activity. Philadelphia: Univ. of Pennsylvannia Press 1937.

ESTABLE-PUIG, C., ACOSTA-FERREIRA, W., SOTELO, J.R.: An electronmicroscopic study of regenerating nerve fibers. Z. Zellforsch. 46, 387-399 (1957).

EVANS, D.A.P.: Pharmacogenetics. Amer. J. Med. 34, 639-662 (1963).

EVANS, D.A.P., MANLEY, P.A., McKUSICK, V.A.: Genetic control of isoniacid metabolism in man. Brit. med. J. 1960II, 485-491.

FAGERBERG, S.E.: Diabetic neuropathy. A clinical and histological study on the significance of vascular affections. Acta med. scand. 1964, Suppl. 345 (1959).

FARDEAU, M., ENGEL, W.K.: Ultrastructural study of a peripheral nerve biopsy in Refsum's disease. J. Neuropath. exp. Neurol. 28, 278-284 (1969).

FENALLY, J., FRANK, O., BAKER, H., LEEVY, C.M.: Peripheral neuropathy of the alcoholic. I. Aetiological role of aneurin and other B-complex vitamins. Brit. med. J. 1964II, 1290-1292.

FIELD, R.A.: Altered nerve metabolism in diabetes. Diabetes 15, 696-698 (1966).

FIELD, R.A., ADAMS, L.C.: Insulin response of peripheral nerve. I. Effect on glucose metabolism and permeability. Medicine (Baltimore) 43, 275-279 (1964). II. Effects of lipid metabolism. Biochim. biophys Acta (Amst.) 106, 474-479 (1965).

FISHER, C.M., ADAMS, R.D.: Diphteric polyneuritis. A pathological study. J. Neurol. exp. Neurol. 15, 249-268 (1956).

FRIEDE, R.L.: Axonal swellings produced in vivo in isolated segments of nerves. Acta neuropath. (Berl.) 3, 229-237 (1964).

FULLERTON, P.M.: Chronic peripheral neuropathy produced by lead-poisoning in guinea pigs. J. Neuropath. exp. Neurol. 25, 214-236 (1966).
FULLERTON, P.M., GILLIATT, R.W., LASCELLES, R.G., MORGAN-HUGHES, J.A.: The relation between fiber diameter and internodal length in chronic neuropathy. J. Physiol. (Lond.) 178, 26P-28P (1965).
FULLERTON, P.M., O'SULLIVAN, D.J.: Thalidomid neuropathy: a clinical, electrophysiological and histological follow-up study. J. Neurol. Neurosurg. Psychiat. 31, 543-551 (1968).
FUNK-BRENTANO, J.L., CHAUMONT, P., MERY, J.P., VANTELON, J., ZINGRAFF-KOK, J.: Interêt de la mesure de la vitesse de conduction nerveuse dans la surveillance des malades urémiques soumis a des hémodialyses répetées. Proc. Europ. Dial. Trans. Ass. 1, 23-29 (1964). (Zit. bei THOMAS et al., 1971).
GANONG, W.F.: Nervenfasertyp und deren Funktion. In: Med. Physiologie, Teil II; Physiologie der Nerven- und Muskelzellen, S. 39. Berlin-Heidelberg-New York: Springer 1971.
GARCIN, R., LAPRESLE, J., FARDEAU, M., DE RECONDO, J.: Etude au microscope electronique du nerf peripherique prélevé par biopsie dans quatre cas de névrite hypertrophique de Déjèrine-Sottas. Rev. neurol. 115, 917-932 (1966).
GARCIN, R., MALLARME, J., RONDOT, P.: Nevrites dysglobulinemiques. Presse med. 70, 111-114 (1962).
GARDNER-THORPE, C., BENJAMIN, S.: Peripheral neuropathy after disulfiram administration. J. Neurol. Neurosurg. Psychiat. 34, 253-259 (1971).
GEBHART, W.: Mündl. Mitteilung 1972.
GEBHART, W., SLUGA, E., LASSMANN, G.: Ultrastrukturelle Veränderungen bei ulcerierenden Neuropathien. Microscopia cutis electronica, Vol. 41, 231-243 (1971).
GEREN, B.B.: The formation from Schwann cell surface of myelin in the peripheral nerves of chicken. Exp. Cell Res. 7, 558-562 (1954).
GERSTL, B., TAVASTJERNO, M.G., HAYMAN, R.B., SMITH, J.K., ENG, L.F.: Lipid studies of white matter and thalamus of human brains. J. Neurochem. 10, 889-902 (1963).
GILROY, J., MEYER, J.S., BAUER, R.B., VULPE, M., GREENWOOD, D.: Clinical, biochemical and neurophysiological studies of chronic interstitial hypertrophic neuropathy. Amer. J. Med. 40, 369-383 (1963).
GLAZER, H.S., MUELLER, J.F., THOMPSON, C., HARKINS, V.R., VILTER, R.W.: A study of urinary excretion of xanthurenic acid and other tryptophan metabolites in human beings with pyridoxine deficiency induced by desoxypyridoxine. Arch. Biochem. 33, 243-251 (1951).
GLIMSTEDT, G., WOHLFAHRT, G.: Electron microscopic observations on Wallerian degeneration in peripheral nerves. Acta morph. neerl.-scand. 3, 135-146 (1960).
GLIMSTEDT, G., WOHLFAHRT, G.: Electron microscopic studies on peripheral nerve regeneration. Univ. Årskr. Lund 16, 1-22 (1960).
GOMBAULT, A.: Contribution a l'étude anatomique de la névrite parenchymateuse subaique et chronique. Névrite segmentaire périaxiale. Arch. Neurol. (Paris) 1, 177-190 (1880/81).
GONATAS, N.K., ANDERSON, W., EVANGELISTA, I.: The contribution of altered synapses in the senile plaque: an electron microscopic study in Alzheimer's dementia. J. Neuropath. exp. Neurol. 26, 25-39 (1967).
GONATAS, N.K., EVANGELISTA, I., WALSH, G.O.: Axonic and synaptic changes in a case of psychomotor retardation: an electron microscopic study. J. Neuropath. exp. Neurol. 26, 179-199 (1967).
GONATAS, N.K., GAMBETTI, P.: The pathology of the synapses in Alzheimer's disease. In: Alzheimer's Disease and Related Conditions. A Ciba Foundation Symposium, p. 169-183. London: Churchill 1970.
GONATAS, N.K., GOLDENSOHN, E.S.: Unusual neocortical presynaptic terminals in a patient with convulsion, mental retardation and cortical blindness: an electron microscopic study. J. Neuropath. exp. Neurol. 24, 539-562 (1965).
GONATAS, N.K., ROBBINS, E.: The homology of spindle tubules and neurotubules in the chick embryo retina. Protoplasma (Wien) 59, 25-35 (1964).
GOTTLOB, R.: Über "Artheritis mutilans" bei der diabetischen Neuropathie. Wien. med. Wschr. 46, 938-941 (1957).
GOTTSCHALK, P.G., DYCK, P.J., KIELY, J.M.: Vinca alcaloid neuropathy: Nerve biopsy studies in rats and in man. Neurology (Minneap.) 18, 875-882 (1968).

GREGOIRE, A.: Ultrastructure des inclusions metachromatiques dans un cas de leucodystrophie. J. Microscop. 3, 343-346 (1964).
GREGOIRE, A., PERIER, O., DUSTIN, P.: Metachromatic leucodystrophy, an electron
microscopic study. J. Neuropath. exp. Neurol. 25, 617-636 (1966).
GUILLAIN, G., THEVENARD, A.: Mal perforant plantaire familial. Syringomyélie lombo-
sacrée probable chez deux frères. Ann. méd. 25, 267-274 (1929).
GUTRECHT, J.A., DYCK, P.J.: Segmental demyelination in peroneal muscular atrophy:
nerve fibers teased from sural nerve biopsy speciment. Proc. Mayo Clin. 41, 775-
777 (1966).
HAGBERG, B.: Clinical symptoms, signs and tests in metachromatic leucodystrophy.
In: FOLCH-PI, J., BAUER, H., Eds.: Brain Lipids, Lipoproteins and the Leucodystrophies, p. 116-130. Amsterdam: Elsevier 1963.
HAKAMIES, L.: Die Nitrofurantoin-Polyneuropathie. Schweiz. med. Wschr. 100, 2212-
2218 (1970).
HASSELVICK, C.: Neuropathological studies on myelomatosis. Acta neurol. scand. 45,
95-108 (1969).
HEATHFIELD, K.W.G., WILLIAMS, J.R.B.: Peripheral neuropathy and myopathy associated
with bronchogenic carcinoma. Brain 77, 122-157 (1954).
HEDLEY-WHYTE, E.T., GILLES, F.H., UZMANN, B.G.: Infantile neuroaxonal dystrophy: a
disease of smooth membrane overproduction. Lab. Invest. 16, 664-664 (1967).
HEDLEY-WHYTE, E.T., GILLES, F.H., UZMANN, B.G.: Infantile neuroaxonal dystrophy. A
disease characterised by altered terminal axons and synaptic endings. Neurology
(Minneap.) 18, 891-906 (1968).
HEGSTRÖM, R.M., MURRAY, J.S., PENDRAS, J.O., BURNELL, J.M., SCRIBNER, B.H.:
Hemodialysis in the treatment of chronic uraemia. Trans Amer. Soc. artif. intern.
Org. 7, 136-151 (1961).
HEGSTRÖM, R.M., MURRAY, J.S., PENDRAS, J.O., BURNELL, J.M., SCRIBNER, B.H.: Two
years experience with periodic hemodialysis in the treatment of chronic uraemia.
Trans. Amer. Soc. artif. intern. Org. 8, 266-275 (1962).
HELLER, I.M., ROBB, P.: Hereditary sensory neuropathy. Neurology (Minneap.) 5, 15-
29 (1955).
HENSON, R.A., RUSSEL, D.A., WILKINSON, M.: Carcinomatous neuropathy and myopathy.
Clinical and pathological study. Brain 77, 82-121 (1954).
HENSON, R.A., URICH, H.: Metabolic neuropathies. In: Handbook of clin. Neurol.,
Vol. 8/II, p. 1-28. Amsterdam: North Holland Publ. 1970.
HERMANN, M.M., HUTTENLOCHER, P.R., BENSCH, K.G.: Electron microscopic observations
in infantile neuroaxonal dystophy. Report of a cortical biopsy and review in
recent literature. Arch. Neurol. (Chic.) 20, 19-34 (1969).
HICKS, E.P.: Hereditary perforating ulcer of the foot. Lancet 1922I, 319-321.
HIRSCH, T. VON, PEIFFER, J. : Über histologische Methoden in der Differentialdiagnose von Leukodystrophien und Lipidosen. Arch. Psychiat. Nervenkr. 194, 88-101
(1955).
HOGAN, G.R., GUTMANN, L., CHOU, S.M.: The peripheral neuropathy of Krabbe's (globoid)
leucodystrophy. Neurology (Minneap.) 19, 1094-1100 (1969).
HOWELL, J.Mc C., ISHMAEL, H., EWBANK, R., BLAKEMOORE, W.F.: Changes in the central
nervous system of lambs following administration of sodium di-ethyl-di-thiocarba-
mate. Acta neuropath. (Berl.) 15, 197-2o7 (197o).
HUGHES, H.B.: On the metabolic fate of isoniacid. J. Pharmacol. exp. Ther. 109,
444-452 (1953).
HUGHES, H.B., BIEHL, J.P., JONES, A.P., SCHMIDT, L.H.: Metabolism of isoniacid in
man as related to the occurrence of peripheral neuritis. Amer. Rev. Tuberc. 70,
266-273 (1954).
HUGHES, J.T., BROWNELL, B., HEWER, R.L.: The peripheral sensory pathway in Friedreich's ataxia. (An examination by light and electron microscopy of the posterior
nerve roots, posterior root ganglia and peripheral sensory nerves in cases of
Friedreich's ataxia). Brain 91, 803-818 (1968).
HUTCHINSON, E.C.: Ischaemic neuropathy and peripheral vascular disease. In: Handbook
of clin Neurol., Vol. 8/II, Chapt. 10, p. 149-153. Amsterdam: North Holland Publ.
1970.
INOUÉ, S.: In: Primitive Motile System in Cell Biology (Eds. ALLEN, R.D., KAMIYA,
N.Y.), p. 549-598. New York: Academic Press 1964. Zit. bei WISNIEWSKI and TERRY 1970.
INOUÉ, S.: The effect of colchicine on the microscopic and submicroscopic structure
of mitotic spindle. Exp. Cell Res., Suppl. 2, 305-313 (1952).

JAMES, K.A.C., AUSTIN, L.: The binding in vitro of colchicine to axoplasmic proteins from chicken sciatic nerve. Biochem. J. 177, 773-777 (1970).
JAMES, K.A.C., BRAY, J.J., MORGAN, I.G., AUSTIN, L.: The effect of colchicine on the transport of axonal protein in the chicken. Biochem. J. 117, 767-771 (1970).
JANOTA, J.: Ultrastructure of peripheral nerves in hereditary sensory neuropathy in mice (dystonia musculorum). Proc. 6th Int. Congr. Neuropath., Paris 1970, p. 713.
JANZEN, R.: Nervensystem und Resorptionsstörungen (Malabsorption). Dtsch. med. Wschr. 89, 296-301 (1964).
JATZKEWITZ, H.: Zwei Typen von Cerebrosid-schwefelsäureestern als sog. Praelipide und Speichersubstanzen bei der Leukodystrophie, Typ Scholz (metachromatische Form der diffusen Sklerose). Z. physiol. Chem. 311, 279-282 (1958).
JATZKEWITZ, H.: Cerebron- und Kerasin-Schwefelsäureester als Speichersubstanz bei der Leukodystrophie, Typ Scholz (metachromatische Form der diffusen Sklerose). Hoppe-Seylers Z. physiol. Chem. 320, 134-148 (1960).
JEDREJOWSKA, H.: Persönliche Mitteilung 1972.
JELLINGER, K.: (Neuro)axonal dystrophy. Natural history and related disorders. In: Progress in Neuropathology (Ed. H.M. ZIMMERMAN), Vol. II, Chapt. 6. New York: Grune & Stratton 1973, in press.
JELLINGER, K., JIRASEK, A.: Neuroaxonal dystrophy in man: character and natural history. Acta neuropath (Berl.) Suppl. V, 3-16 (1971).
JOFFROY, A.: De la névrite parenchymateuse spontanée, generalisée ou partielle. Arch. physiol. 1879, 179.
JONES, A.L., FAWCETT, D.W.: Hypertrophy of the agranular endoplasmic reticulum in hamster liver induced by phenobarbital. J. Histochem. Cytochem. 14, 215-232 (1966).
KAESER, H.A., WÜTHRICH, R.: Zur Frage der Neurotoxizität der Oxychinoline. Dtsch. med. Wschr. 95, 1685-1688 (1970).
KAHLKE, W.: Refsum Syndrom. Lipoidchemische Untersuchungen bei 9 Fällen. Klin. Wschr. 42, 1011-1016 (1964).
KAMOSHITA, S., NEUSTEIN, H.B., AGUILAR, M.J.: Infantile neuroaxonal dystrophy with neonatal onset. Neuropathological and electron microscopical observations. J. Neuropath. exp. Neurol. 27, 300-323 (1968).
KLATZO, T., WISNIEWSKI, H., STREICHER, E.: Experimental production of neurofibrillary degeneration. 1. Light microscopic observations. J. Neuropath. exp. Neurol. 24, 187-199 (1965).
KLENK, E., KAHLKE, W.: Über das Vorkommen von 3,7,11,15,-Tetramethylhexadecansäure (Phytansäure) in den Cholesterinestern und anderen Lipidfraktionen der Organe bei einem Krankheitsfall unbekannter Genese. (Verdacht auf Heredopathia atactica polyneuritiformis-Refsum Syndrom). Hoppe-Seylers Z. physiol. Chem. 333, 133-139 (1963).
KLINGHARDT, G.W.: Ein gemeinsames biochemisches Schädigungsprinzip bei einigen aetiologisch verschiedenen Formen von Polyneuropathien. Nervenarzt 34, 231-234 (1963).
KLINGHARDT, G.W.: Arzneimittelschädigung des peripheren Nervensystems unter bes. Berücksichtigung der Polyneuropathie durch INH (experimentelle und humanpathologische Untersuchungen). Proc. V. Int. Congr. Neuropath., Zürich 1965, S. 292-301.
KLINGHARDT, G.W.: Schädigung des Nervensystems durch Nitrofurane bei der Ratte. Acta neuropath. (Berl.) 9, 18-33 (1967).
KNIGHT, R.A., SELIN, M.J., HARRIS, H.W.: Genetic factors influencing isoniacid blood levels in humans. Conf. Chem. Tuberc. 18, 52-60 (1959).
KOEPPEN, A., MESSMORE, H., STEHBNER, W.: Interstitial hypertrophic neuropathy. Biochemical study of the peripheral nervous system. Arch. Neurol. (Chic.) 24, 340-354 (1971).
KONOTEY-AHULU, F.I.D., BAILLOD, R., COMTY, C.M., HERON, J.R., SHALDON, S., THOMAS, P.K.: Effect of periodic dialysis on the peripheral neuropathy of end-stage renal failure. Brit. med. J. 1965II, 1212-1215.
KRÜCKE, W.: Zur Histopathologie der neuralen Muskelatrophie der hypertrophen Neuritis und Neurofibromatose. Arch. Psychiat. Nervenkr. 115, 180-236 (1942).
KRÜCKE, W.: Erkrankungen der peripheren Nerven. In: Hdb. spez. path. Anat. u. Hist., Bd. XIII/5, S. 1-248. Berlin-Göttingen-Heidelberg: Springer 1955.

KRÜCKE, W.: Histopathologie der Polyneuritis und Polyneuropathie. Dtsch. Z. Nerven-
heilk. 180, 1-39 (1959).
KRÜCKE, W.: Das morphologische Bild der Erkrankungen peripherer Nerven. Regensburger
Jb. ärztl. Fortbild. 10, 1-11 (1962).
KRÜCKE, W.: Zur pathologischen Anatomie der Paramyloidose. Acta neuropath. (Berl.)
Suppl. 2, 74-93 (1963).
KURLAND, L.T., FARO, S.N., SIEDLER, L.H.: Minimata disease. (The outbreak of a
neurologic disorder in Minimata Japan and its relationship to the ingestion of
seafood contaminated by mercuric compounds). World Neurol. 1, 370-395 (1960).
LAKE, B.D.: Segmental demyelination of peripheral nerves in Krabbe's disease.
Nature 217, 171-172 (1968).
LAMPERT, P.W.: Demyelination and remyelination in experimental allergic encephalo-
myelitis. J. Neuropath. exp. Neurol. 24, 371-385 (1965).
LAMPERT, P.W.: A comparative electron microscopic study of reactive, degenerating,
regenerating and dystrophic axons. J. Neuropath. exp. Neurol. 26, 345-368 (1967).
LAMPERT, P.W., BLUMBERG, J.M., PENTSCHEW, A.: An electron microscopic study of
dystrophic axons in the gracile and cuneate nuclei of vitamine E-deficient rats.
J. Neuropath. exp. Neurol. 23, 60-77 (1964).
LAMPERT, P.W., CARPENTER, S.: Electron microscopic studies on the vascular permea-
bility and the mechanism of demyelination in experimental allergic encephalomye-
litis. J. Neuropath. exp. Neurol. 24, 11-24 (1965).
LAMPERT, P.W., CRESSMAN, M.: Axonal regeneration in the dorsal column of the spinal
cord of adult rat. Lab. Invest. 13, 825-839 (1964).
LAMPERT, P.W., GARRO, F., PENTSCHEW, A.: Tellurium Neuropathy. Acta neuropath.
(Berl.) 15, 308-317 (1970).
LAMPERT, P.W., PENTSCHEW, A.: An electron microscopic study of spheroids and con-
voluted bodies in dystrophic terminals axons. Acta neuropath. (Berl.) 4, 158-168
(1964).
LAMPERT, P.W., SCHOCHET, S.: Demyelination and remyelination in lead neuropathy.
J. Neuropath. exp. Neurol. 27, 527-545 (1968).
LASCELLES, R.G., THOMAS, P.K.: Changes due to age in internodal length in the sural
nerve in man. J. Neurol. Neurosurg. Psychiat. 29, 40-44 (1966).
LASEK, R.J.: Axoplasmic streaming in the cat dorsal root ganglion cell and the rat
ventral motoneuron. Anat. Rec. 154, 373-374 (1966).
LASEK, R.J.: Axoplasmic transport: Slow and rapid transport of proteins. Neurosci.
Res. Progr. Bull. 5, 314-317 (1967).
LASEK, R.J.: Axoplasmic transport in the cat dorsal root ganglion cells as studied
with L- leucin - $H^3$. Brain Res. 17, 360-377 (1968).
LASSMANN, G., PARTSCH, H.: Hereditäre sensorische Neuropathie. I. Mitteilung. Dtsch.
Z. Nervenheilk. 197, 330-334 (1970).
LAURENT, L.P.E., SINCLAIR, H.: Peripheral neuritis associated with pyloric stenosis
and deficiency of Vit. $B_1$. Lancet 1938I, 1045-1047.
LE BEUX, Y., HETENYI, G., Jr., PHILLIPS, M.J.: Mitochondrial myelin-like figures.
A non-specific reactive process of mitochondrial phospholipid membranes to several
stimuli. Z. Zellforsch. 99, 491-506 (1969).
LEE, J.Ch.: Electron microscopy of Wallerian degeneration. J. comp. Neurol. 120,
65-80 (1963).
LEEVY, D.M., BAKER, H.: Vitamins and alcoholism. Amer. J. clin. Nutr. 21, 1325-1328
(1968).
LE QUESNE, P.: Iatrogenic neuropathies. In: Handbook of clin. Neurol., Vol. 8/I,
Chapt. 21, p. 527-551. Amsterdam: North Holland Publ. 1970.
LEYDEN, E. VON: Über Poliomyelitis and Neuritis. Z. klin. Med. (1880).
LEYDEN, E. VON: Die Entzündung der peripherischen Nerven (Polyneuritis-multiple
Neuritis). Berlin: Mittler u. Sohn 1888.
LEYDEN, E. VON: Die Entzündungen der peripheren Nerven. (Polyneuritis, Neuritis
multiplex), deren Pathologie und Behandlung. Dtsch. Militärärztl. Z. 17, 49-54
(1888).
LHERMITTE, F., FRITEL, D., CAMBIER, J., MARTEAU, R., MARTEAU, J.C., NOCTON, F.:
Polynévrites au cours de traitement par la nitrofurantoine. Presse méd. 71, 767-
770 (1963).

LIVETT, B.G., GEFFEN, L.B., AUSTIN, L.: Proximodistal transport of (14 C) noradre-
naline and protein in sympathetic nerves. J. Neurochem. 15, 931-939 (1968).
LOUGHRIDGE, L.W.: Peripheral neuropathy due to nitrofurantoin. Lancet 1962II,
1133-1135.
LOURIE, H., KING, R.B.: Sensory and neurohistological correlates of cutaneous hyper-
pathia. Arch. Neurol. (Chic.) 14, 313-320 (1966).
LUBINSKA, L.: Axoplasmic streaming in regenerating and normal nerve fibers. In:
Progr. Brain Res. 13, 1-71 (1964).
LUZZATI, V., HUSSON, F.: The structure of the liquid-crystalline phases of lipid-
water systems. J. Cell Biol. 12, 207-219 (1962).
LYON, G.: Ultrastructural study of a nerve biopsy from a case of early infantile
chronic neuropathy. Acta neuropath. (Berl.) 13, 131-142 (1969).
LYON, G., JARDIN, L., AICARDI, J.: Etude au microscope electronique d'un nerf peri-
pherique dans un cas de leucodystrophie de Krabbe. J. neurol. Sci. 12, 263-274
(1971).
MALONE, M.J., CONOLE, J.: Sulfatides and demyelination (subcellular localisation in
MLD). Arch. Neurol. (Chic.) 21, 32-43 (1969).
MALONE, M.J., STOFFYN, P.: A comparative study of brain and kidney glycolipids in
metachromatic leucodystrophy. J. Neurochem. 13, 1037-1045 (1966).
MALONE, M.J., STOFFYN, P.: Peripheral nerve glycolipids in metachromatic leucodystrophy. Neurology (Minneap.) 17, 1033-1040 (1967).
MARS, H., LEWIS, L.A., ROBERTSON, A.L., BUTKUS, A., WILLIAMS, G.W.: Familial hypo-
β-lipoproteinaemia. A genetic disorder of lipid metabolism with nervous system
involvement. Amer. J. Med. 46, 886-900 (1969).
MARIN, O.S.M., TYLER, M.R.: Hereditary interstitial nephritis associated with polyneuropathy. Neurology (Minneap.) 11, 999-1005 (1961).
MASUROVSKY, E.B., BUNGE, M.B., BUNGE, R.P.: Cytologic studies of organotypic cultures
of rat dorsal root ganglia following x-irradiation in vitro. II. Changes in
Schwann cells, myelin sheath and nerve fibers. J. Cell Biol. 32, 497-518 (1967).
McBRINN, M., O'BRIEN, J.S.: Lipid composition of the nervous system in Refsum's
disease. J. Lipid Res. 9, 552-561 (1968).
McEWEN, B., GRAFSTEIN, B.: Fast and slow components in axonal transport of protein.
J. Cell Biol. 38, 494-508 (1968).
McLEOD, J.G.: An electrophysiological and pathological study of peripheral nerves
in Friedreich's ataxie. J. neurol. Sci. 12, 333-349 (1971).
MEHL, E., JATZKEWITZ, H.: Über ein Cerebrosid-schwefelsäureester-spaltendes Enzym
aus Schweineniere. Hoppe-Seylers Z. physiol. Chem. 331, 292-294 (1963).
MEHL, E., JATZKEWITZ, H.: Eine Cerebrosidsulfatase aus Schweineniere. Hoppe-Seylers
Z. physiol. Chem. 339, 260-276 (1964).
MEHL, E., JATZKEWITZ, H.: Evidence for the genetic block in metachromatic leuco-
dystrophy (ML). Biochem. Biophys. Res. Comm. 19, 407-411 (1965).
MEI LIU, H.: Ultrastructure of central nervous lesion in MLD with special reference
to morphogenesis. J. Neuropath. exp. Neurol. 27, 624-644 (1968).
MELAMED, J., TRUJILLO-CENÓZ, O.: Electron microscopic observations on the reactional
changes occuring in insect nerve fibers after transsection. Z. Zellforsch. 59,
851-856 (1963).
MELZACK, R., WALL, P.D.: Pain mechanism: a new theory. A gate controlsystem modulate
sensory input from the skin before it evokes pain perception and response. Science
150, 971-979 (1965).
MENGELE, K., SLUGA, E., SEITELBERGER, F.: Die Polyneuropathie bei Uraemie. Mitteilg.
Verein Psychiat. Neurol., Wien 1970.
MENKES, J., DUNCAN, C., MOOSSY, J.: Molecular composition of the major glycolipids
in globoid cell leucodystrophy. Neurology (Minneap.) 16, 581-593 (1966).
MIANI, N.: Analysis of the somato-axonal movement of phospholipids in the vagus
and hypoglossal nerve. J. Neurochem. 10, 859-874 (1963).
MITCHELL, R.S., RIEMENSNIDER, D.K., HARSCH, J.R., BELL, J.C.: New information on
the clinical implications of individual variations in the metabolic handling of
antituberculous drugs, particulary isoniacid. Trans. Conf. Chem. Tuberc. 17,
77-85 (1958).

MIYAKAWA, T., DESHIMARU, M., SUMIYOSHI, Sh., TERAOKA, A., UDO, N., HATTORI, E., TATETSU, S.: Experimental organic mercury poisoning. Pathological changes in peripheral nerves. Acta neuropath. (Berl.) 15, 45-55 (1970).
MIYAKAWA, T., SUMIYOSHI, S., MURAYAMA, E., DESHIMARU, M., ISHIWAKA, H., TATETSU, S.: Ultrastructural study of a nerve and muscle biopsy from a case of "Subacute Myelo-Optico-Neuropathy". Acta neuropath. (Berl.) 16, 17-24 (1970).
MORESS, G.R., D'AGOSTINO, A.N., JARCHO, L.W.: Neuropathy in lymphoblastic leukaemia treated with vincristine. Arch. Neurol. (Chic.) 16, 377-384 (1967).
MORRIS, J.S.: Nitrofurantoin and peripheral neuropathy with megaloblastic anaemia. J. Neurol. Neurosurg. Psychiat. 29, 224-228 (1966).
MOSER, H., KHANN, Mc., MOSER, A.: Sulfate metabolism in metachromatic leucodystrophy. Trans. Amer. Neurol. Ass. 89, 229-237 (1964).
MOTT, F.W.: Case of Friedreich's disease with autopsy and systemic microscopical examination of the nervous system. Arch. Neurol. (Chic.) 3, 180-200 (1907).
MUMENTHALER, M.: Polyneuropathien. Diagnostische Kriterien an Hand von 113 eigenen Beobachtungen. Praxis 20, 678-686 (1964).
MUMENTHALER, M.: Neurologie (für Ärzte und Studenten). Stuttgart: Thieme 1969.
MUMENTHALER, M., SCHLIACK, H.: Läsionen peripherer Nerven. Diagnostik und Therapie. Stuttgart: Thieme 1965.
MUNSAT, T.L., POUSSAINT, A.F.: Clinical manifestation and diagnosis of amyloid polyneuropathy. Neurology (Minneap.) 12, 413-422 (1962).
NATHANIEL, E.J.H., PEASE, D.C.: Degenerative changes in dorsal roots during Wallerian degeneration. J. Ultrastruct. Res. 9, 511-532 (1963).
NATHANIEL, E.J.H., PEASE, D.C.: Regenerative changes in rat dorsal roots following Wallerian degeneration. J. Ultrastruct. Res. 9, 533-549 (1963).
NATHANIEL, E.J.H., PEASE, D.C.: Collagen and basement membrane formation by Schwann cells during nerve regeneration. J. Ultrastruct. Res. 9, 550-560 (1963).
NELATON, M.: Affection singulière des os du pied. (Epiderme perforé). Gaz. Hôp. (Paris) 4, 13 (1852).
NELSON, E., AUREBECK, G., OSTERBERG, K., BARRY, J., JABBOUR, J.T., BORNHOFER, J.: Ultrastructural and chemical studies on Krabbe's disease. J. Neuropath. exp. Neurol. 22, 414-434 (1963).
NICHOLS, P.C., DYCK, P.J., MILLER, D.R.: Experimental hypertrophic neuropathy: Changes in fascicular area and fiber spectrum after acute crush injury. Proc. Mayo Clin. 43, 297-305 (1968).
NOELLE, H.: Polyneuropathie als Spät- und Frühkomplikation des Malabsorptionssyndroms. Med. Klin. 62, 1984-1986 (1967).
O'BRIEN, J.S.: Stability of myelin membrane. (Lipid molecules may impart stability to the myelin membrane through intermolecular cohesion.) Science 147, 1099-1107 (1967).
O'BRIEN, J.S.: Chemical composition of myelinated nervous tissue. In: Handbook of clin. Neurol., Vol. 8/1, Chapt. 2, p. 40-61. Amsterdam. North Holland Publ. 1970.
O'BRIEN, J.S.: A molecular defect of myelination. Biochem. Biophys. Res. Comm. 15, 484-490 (1964).
O'BRIEN, J.S.: Cell membranes-composition: Structure: Function. J. theoret. Biol. 15, 307-324 (1967).
O'BRIEN, J.S., SAMPSON, E.L.: Myelin membrane: a molecular abnormality. Science 150, 1613-1614 (1965).
OCHOA, J.: Isoniacid neuropathy in man: quantitative electron microscope study. Brain 93, 831-850 (1970).
OCHOA, J.: Electron microscope observations of unmyelinated fibers in normal and pathological human nerves. C. R. VI. Congr. Intern. Neuropath., Paris 1970, p. 589-610.
OCHOA, J., MAIER, W.G.P.: The normal sural nerve in man. I. Ultrastructure and number of fibers and cells. Acta neuropath. (Berl.) 13, 197-216 (1969). II. Changes in the axons and Schwann cells due to ageing. Acta neuropath. (Berl.) 13, 217-239 (1969).
OCHOA, J., VIAL, J.D.: The behaviour of peripheral nerve structures in chronic neuropathies, with special reference to the Schwann cells. J. Anat. (Lond.) 102, 95-112 (1967).

OCHS, S., JOHNSON, J.: Fast and slow phases of axoplasmic flow in ventral root nerve
fibers. J. Neurochem. 16, 845-853 (1969).
OCHS, S., RANISH, N.: Metabolic dependence of fast axoplasmic transport in nerve.
Science 167, 878-879 (1970).
O'DALY, J.A., IMAEDA, T.: Electron microscopic study of Wallerian degeneration in
cutaneous nerves caused by mechanical injury. Lab. Invest. 17, 744-766 (1967).
OHMI, S.: Electron microscopic study on Wallerian degeneration of the peripheral
nerve. Z. Zellforsch. 54, 39-67 (1961).
OHMI, S.: Electron microscopy of peripheral nerve regeneration. Z. Zellforsch. 56,
625-631 (1962).
OHTA, M.: Electron microscopic observation of sural nerve in familial optico-acoustic
nerve degeneration with polyneuropathy. Acta neuropath. (Berl.) 15, 114-127 (1970).
OHTA, M.: Ultrastructure of sural nerve in a case of arsenical neuropathy. Acta
neuropath. (Berl.) 16, 233-242 (1970).
OLSON, Y., SOURANDER, P., SVENNERHOLM, L.: Experimental studies on pathogenesis of
leucodystrophies. I. Effect of intracerebrally injected sphingolipids in the rats
brain. Acta neuropath. (Berl.) 6, 153-163 (1966).
OPPENHEIM, H.: Die multiple Neuritis (Polyneuritis). In: Lehrbuch d. Nervenkrankheiten, 6. Aufl., S. 667-719. Berlin: Karger 1913.
O'SULLIVAN, J.J., SWALLOW, M.: The fiber size and content of the radial and sural
nerves. J. Neurol. Neurosurg. Psychiat. 31, 464-470 (1968).
OTT, Th., RABINOWICZ, Th., MORAND, B.: Etude clinique et histopathologique d'un cas
de polynévrite survenûe au cours du traitement par l'isoniazide. Rev. neurol. 100,
103-117 (1959).
PALADE, G.E.: A study of fixation for electron micrsocopy. J. exp. Med. 95, 285-
297 (1959).
PALADE, G.E.: In: PLATTNER, H.: Die chem. Fixierung biol. Objekte für die Elektronenmikroskopie. In: Methodensammlung der Elektronenmikroskopie. Stuttgart: Wiss.
Verlags Ges. 1971.
PARTSCH, H.: Ulceromutilierende Neuropathien der unteren Extremitäten. Hautarzt 22,
283-289 (1971).
PAUL, M.F., PAUL, H.E., KOPKO, F., BRYSON, M.J., HARRINGTON, C.: Inhibition by fu-
racin of citrate formation in testis preparations. J. biol. Chem. 206, 491-497
(1954).
PEKELHARING, C.A., WINKLER, C.: Beri-Beri. Researches concerning the nature and
cause and the means of its arrest. Edinburgh, London: Young C. Pentland 1893.
PHILLIPS, G.B., DODGE, J.T.: Phospholipids and phospholipid fatty acid and aldehyde
composition of red cells of patients with a-betalipoproteinaemia (acanthocytose).
J. Lab. clin. Med. 71, 629-637 (1968).
PLEASURE, D.E., MISHLER, K., ENGEL, W.K.: Axonal transport of proteins in experimen-
tal neuropathies. Science 166, 524-525 (1969).
PRINEAS, J.W.: The pathogenesis of dying-back polyneuropathies. Part I. An ultra-
structural study of experimental tri-ortho-cresyl-phosphate intoxication in the
cat. J. Neuropath. exp. Neurol. 28, 571-577 (1969).
Part II. An ultrastructural study of experimental acrylamid intoxication in the
cat. J. Neuropath. exp. Neurol. 28, 598-621 (1969).
PRINEAS, J.W.: Peripheral nerve changes in thiamin-deficient rat. Arch. Neurol.
(Chic.) 23, 541-548 (1970).
PRINEAS, J.W.: Demyelination and remyelination in recurrent polyneuropathy. Acta
neuropath. (Berl.) 18, 34-57 (1971).
PRYSE-PHILLIPS, W.: Zit. bei THOMAS et al. (1971).
RAFF, C.M., ASHBURY, A.K.: Ischaemic mononeuropathy and mononeuropathy multiplex
in diabetes mellitus. New Engl. J. Med. 279, 17-22 (1968).
RAFF, M.G., SANGALANG, V., ASHBURY, A.K.: Ischaemic mononeuropathy multiplex assoc-
iated with diabetes mellitus. Arch. Neurol. (Chic.) 18, 487-499 (1968).
RAKE, M., SAUNDERS, M.: Refsum's disease: A disorder of lipid metabolismus. J. Neurol.
Neurosurg. Psychiat. 29, 417-422 (1966).
RAPOPORT, S.M.: Medizinische Biochemie. Berlin: VEB Verlag Volk und Gesundheit 1966.
REFSUM, S.: Heredoataxie hemeralopica polyneuritiformis - a hitherto undescribed
familial syndrome? Nord. Med. 28, 2682-2685 (1945).

REFSUM, S.: Heredopathia atactica polyneuritiformis. A familial syndrom not hitherto
described. A contribution to the clinical study of the hereditary diseases of the
nervous system. Acta psychiat. scand., Suppl. 38, 1-301 (1946).
REISNER, H.: Polyneuritis-Polyradiculitis-Polyneuropathie. Wien. Z. Nervenheilk.
27, 218-220 (1969).
REISNER, H., SPIEL, W.: Zur Frage der Polyneuritis hypertrophicans. Wien. Z. Ner-
venheilk. 5, 388-403 (1952).
REISNER, H., SUMMER, K.: Die paraneoplastischen Neuromyopathien. Proc. IV. Venez.
Symp. 1970. Stuttgart: Thieme 1971.
REMAK, E., FLATEAU, F.: Neuritis und Polyneuritis. Spez. Pathol. Ther. 9/3, 1-703
(1900).
RESIBOIS-GREGOIRE, A.: Electron microscopic studies of metachromatic leucodystrophy.
II. Compound nature of the inclusions. Acta neuropath. (Berl.) 9, 244-253 (1967).
REVEL, J.P., ITO, S., FAWCETT, D.W.: Electron micrographes of myelin figures of
phospholipid, simulating intracellular membranes. J. biophys. biochem. Cytol. 4,
495-498 (1958).
ROBSON, J.S.: Uraemic neuropathy. In: Symposium: Some Aspects of Neurology, p. 74-
84. Edinburgh: Royal College of Physians 1968.
ROSENBERG, R.N., LOVELACE, R.E.: Mononeuritis multiplex in lepromatous leprosy.
Arch. Neurol. (Chic.) 19, 310-314 (1968).
ROUSSY, G., LEVY, G.: Sept cas d'une maladie familiale particulière: Troubles de
la marche, pieds bots et aréflexie tendineuse généralisée avec accessoirement,
légère maladresse des mains. Rev. neurol. 33, 427-450 (1926).
ROUSSY, G., LEVY, G.: La dysastasie areflexique héréditaire. Presse méd. 4o, 1733-
1736 (1932).
SCHEID, W.: Die polyneuritischen Erkrankungen. In: Lehrbuch der Neurologie, S. 615-
641. Stuttgart: Thieme 1963.
SCHEINKER, I.: Myelom und Nervensystem. Dtsch. Z. Nervenheilk. 147, 247-273 (1938).
SCHLAEPFER, W.W.: Experimental lead neuropathy: A disease of the supporting cells
in the peripheral nervous system. J. Neuropath. exp. Neurol. 28, 401-418 (1969).
SCHLAEPFER, W.W.: Vincristine induced axonal alterations in rat peripheral nerve.
J. Neuropath. exp. Neurol. 30, 488-505 (1971).
SCHLAEPFER, W.W., HAGER, H.: Ultrastructural studies of INH-induced neuropathy in
rats. I. Early axonal changes. Amer. J. Path. 45, 209-219 (1964).
II. Alteration and decomposition of the myelin sheath. Amer. J. Path. 45, 423-433
(1964).
III. Repair and regeneration. Amer. J. Path. 45, 679-689 (1964).
SCHLOTE, W.: Die laesionsbedingten primär-retrograden Veränderungen der Axone zen-
traler Nervenfasern im elektronenmikroskopischen Bild. Acta neuropath. (Berl.)
4, 138-157 (1964).
SCHLOTE, W.: Nervus opticus und experimentelles Trauma. Monogr. Ges. Geb. Neurol.
Psych., H. 131. Berlin-Heidelberg-New York: Springer 1970.
SCHOCHET, S.S., HARDMAN, J., LAMPERT, P.W., EARLE, K.M.: Krabbe's disease (Globoid
leucodystrophy). Arch. Path. 88, 305-313 (1969).
SCHOCHET, S.S., LAMPERT, P.W., EARLE, K.M.: Neuronal changes induced by intrathecal
vincristine sulfate. J. Neuropath. exp. Neurol. 27, 645-658 (1968).
SCHOENE, W.C., ASHBURY, A.K., ASTRÖM, K.E., MASTERS, R.: Hereditary sensory neuro-
pathy. A clinical and ultrastructural study. J. neurol Sci. 11, 463-487 (1970).
SCHRÖDER, J.M.: Die Hyperneurotisation Büngner'scher Bänder bei der experimentellen
Isoniacidneuropathie: Phasenkontrast und elmi Untersuchungen. Virch. Arch. Abt. B
Zellpath. 1, 131-156 (1968).
SCHRÖDER, J.M.: Überzählige Schwannzellen bei der Remyelinisierung regenerierter
und segmental demyelinisierter Axone im peripheren Nerven. Verh. Dtsch. Ges. Path.
52, 222-227 (1968).
SCHRÖDER, J.M.: Zur Pathogenese der INH-Neuropathie. I. Feinstrukturelle Differen-
zierung gegenüber der Waller'schen Degeneration. Acta neuropath. (Berl.) 16,
301-323 (1970).
SCHRÖDER, J.M.: Die Feinstruktur markloser (Remak'scher) Nervenfasern bei der Iso-
niazid-Neuropathie. Acta neuropath. (Berl.) 15, 156-175 (1970).
SCHRÖDER, J.M., KRÜCKE, W.: Zur Feinstruktur der experimentell-allergischen Neuritis
beim Kaninchen. Acta neuropath. (Berl.) 14, 261-283 (1970).

SCHULTZE, F.: Familär auftretendes malum perforans der Füße (fam. lumbale Syringo-
myelie?). Dtsch. med. Wschr. 43, 545-547 (1917).
SCHWARTZ, J.F., ROWLAND, L.P., EDER, H., MARKS, P.A., OSSERMANN, E.F., HIRSCHBERG,
E., ANDERSON, H.: Bassen-Kornzweig syndrom: deficiency of serum β-lipoprotein.
Arch. Neurol. (Chic.) 8, 438-454 (1963).
SCHWARZACHER, H.G.: Markscheidendicke und Achsenzylinderdurchmesser in peripheren
menschlichen Nerven. Acta anat. (Basel) 21, 26-46 (1954).
SEIL, F.J., LAMPERT, P.W.: Neurofibrillary tangles induced by vincristine and vin-
blastine sulfate in central and peripheral neurons in vitro. Exp. Neurol. 21,
219-230 (1960).
SEILER, N., SCHRÖDER, J.M.: Beziehungen zwischen Polyaminen und Nucleinsäuren. II.
Biochemische und feinstrukturelle Untersuchungen am peripheren Nerven während
der Waller'schen Degeneration. Brain Res. 22, 81-103 (1970).
SEITELBERGER, F.: Zur Morphologie und Histochemie der degenerativen Axonveränderun-
gen im ZNS. In: 3. Int. Congr. Neuropath. Brüssel 1957, Acta med. Belg., S. 127-147.
SHELANSKI, M.L., EWEN, Mc, GRAFSTEIN, B.: Proteins in the slow component of axo-
plasmic flow. J. Neuropath. exp. Neurol. 28, 165-165 (1969).
SHELANSKI, M.L., TAYLOR, E.W.: Isolation of a protein subunit from microtubules. J.
Cell Biol. 34, 549-554 (1967).
SHELANSKI, M.L., TAYLOR, E.W.: Biochemistry of neurofilaments and neurotubules. In:
Alzheimer's disease and related conditions. Ciba Found. Symposium 1970, p. 249-266.
London: Churchill 1970.
SHELANSKI, M.L., WISNIEWSKI, H.: Neurofibrillary degeneration. Induced by vincristine
therapy. Arch. Neurol. (Chic.) 20, 199-206 (1969).
SHAW, Ch.M., CARLSON, C.B.: Cristalline structures in globoid epitheloid cells: an
electron microscopic study of globoid leucodystrophy. J. Neuropath. exp. Neurol.
29, 306-319 (1970).
SPILLER, W.G.: Friedreich's ataxia. J. nerv. ment. Dis. 37, 411-435 (1910).
SJÖSTRAND, J.: Fast and slow components of axoplasmic transport in the hypoglossal
and vagus nerves of the rabbit. Brain Res. 18, 461-467 (1970).
SLUGA, E.: In: Neuropathien beim Diabetes mellitus. Rundtischgespräch bei Jahres-
hauptversammlung der österr. Diabetesgesellschaft. München, Wien: Urban und Schwar-
zenberg 1970.
SLUGA, E.: Über eine Entmarkungsneuropathie bei γ-G-Paraproteinaemie. Wien. klin.
Wschr. 82, 667 (1970).
SLUGA, E.: Entmarkungserkrankungen. (Untersuchungen an peripheren Nerven). C. R.
VI. Congr. Intern. Neuropath., Paris 1970, p. 654-663. Paris: Masson 1970.
SLUGA, E., MONNERON, A.: Über die Feinstruktur und Topochemie von Riesenmitochon-
drien und deren Einlagerung bei Myopathien. Virch. Arch. Abt. A. Path. Anat. 350,
250-260 (1970).
SLUGA, W., HERLES, F., SLUGA, E.: Nitrofurantoin-Neuropathie. Mitteil. Verein
Psychiat. Neurol., Wien 1972.
SOBREVILLA, L.A., GOODMAN, M.L.: Demyelinating central nervous system disease,
macular atrophy and acanthocytosis (Bassen-Kornzweig-Syndrom). Amer. J. Med. 37,
821-828 (1964).
SOURANDER, P., HANSON, H.A., OLSSON, Y., SVENNERHOLM, L.: Experimental studies on
the pathogenesis of leucodystrophies. II. The effect of sphingolipids on various
cell types in cultures from the nervous system. Acta neuropath. (Berl.) 6, 231-242
(1966).
SOURANDER, P., SVENNERHOLM, L.: Sulphatide lipidosis in the adult with the clinical
picture of progressive organic dementia with epileptic seizures. Acta neuropath.
(Berl.) 1, 384-396 (1962).
SPIESS, H., LUDIN, H.P., KUMMER, H.: Polyneuropathien bei familiären An-α-Lipopro-
teinaemie (Tangier's disease). Nervenarzt 40, 191-193 (1969).
STAMMLER, A.: Klinik, Pathologie und Probleme der Periarteriitis nodosa des Nerven-
systems. Reihe Medizin, Theorie u. Klinik in Einzeldarstellungen, Nr. 7. Heidel-
berg-Frankfurt: Hüttig 1958.
STEINBERG, D., HERNDON, J.H., UHLENDORF, B.W., AVIGAN, J., MIZE, Ch.E., FALES, H.M.:
The enzymatic defect in Refsum's disease. J. clin. Invest. 46, 1120-1120 (1967).
STEINBERG, D., HERNDON, H., UHLENDORF, B.W., MIZE, Ch.E., AVIGAN, J., MILNE, G.W.A.:
Refsum's disease: Nature of the enzyme defect. Science 156, 1740-1742 (1967).

STEINBERG, D., MIZE, G., AVIGAN, J., FALES, H., ELDERJARN, M., TRY, K., STOKKE, O., REFSUM, S.: Studies on the metabolic error in Refsum's disease. J. clin. Invest. 46, 313-322 (1967).
STENGER, R.J.: Concentric lammellar formations in hepatic parenchymal cells of carbontetrachlorid treated rats. J. Ultrastruct. Res. 14, 240-253 (1966).
STEWART, B.M.: The hypertrophic neuropathy of acromegaly: a rare neuropathy associated with acromegaly. Arch. Neurol. (Chic.) 14, 107-110 (1966).
STOCKENIUS, W.: Morphologische Beobachtungen beim intrazellulären Erythrozytenabbau und der Eisenspeicherung in der Milz des Kaninchens. Klin. Wschr. 35, 760-763 (1957).
STOCKENIUS, W.: Some electron microscopical observations on liquidcristalline phase in lipid - water systems. J. Cell Biol. 12, 221-229 (1962).
STRANSKY, E.: Über diskontinuierliche Zerfallsprozesse an der peripheren Nervenfaser. J. Psychol. Neurol. (Lpz.) 1, 169-199 (1903).
SUCHENWIRTH, R., DAHL, P.: Die Nitrofurantoin-Polyneuritis. Fortschr. Neurol. Psychiat. 36, 100-115 (1968).
SUMMER, K.: Die Polyneuropathien. Wien. Z. Nervenheilkunde 27, 243-261 (1969).
SUMMER, K.: Zur Klinik und Differentialdiagnose des Polyneuritissyndroms beim Bronchuskarzinom. Krebsarzt 15, 296-308 (1960).
SUZUKI, K.: Ultrastructural study of experimental globoid cells. Lab. Invest. 23, 612-619 (1970).
SUZUKI, K., GROWER, W.D.: Krabbe's leucodystrophy (Globoid cell LD). Arch. Neurol. (Chic.) 22, 385-396 (1970).
SUZUKI, K., SUZUKI, Y.: Globoid cell leucodystrophy. (Krabbe's disease): Deficiency of galacto-cerebroside-β-galactosidase. Proc. nat. Acad. Sci. (Wash.) 66, 302-309 (1970).
SUZUKI, K., SUZUKI, Y., CHEN, G.: Metachromatic leucodystrophy: Isolation and chemical characterisation of metachromatic granules. J. Neuropath. exp. Neurol. 26, 154-156 (1967).
SVENNERHOLM, L.: Some aspects of the biochemical changes in leucodystrophies. In: Brain Lipids and Lipoproteins and the Leucodystrophies (Ed. J. FOLCH). Amsterdam: Elsevier 1963.
TATEISHI, J., IKEDA, H., SAITO, A., KURODA, S., OTSUKI, S.: Myeloneuropathy in dogs induced by iodoxyquinoline. Neurology (Minneap.) 22, 702-709 (1972).
TAXI, J.T.: Etude au microscope electronique de la dégenérescence Wallerienne des fibres nerveuses amyeliniques. C. R. Acad. Sci. (Paris) 248, 2769-2978 (1959).
TENKHOFF, H.A., BOEN, S.T., JEBSEN, R.H., SPIEGLER, J.H.: Polyneuropathy in chronic renal insufficiency. J. Amer. med. Ass. 192, 1121-1124 (1965).
TERRY, R.D.: Neuronal fibrous protein in human pathology. J. Neuropath. exp. Neurol. 30, 8-19 (1971).
TERRY, R.D., HARKIN, J.G.: Regenerating peripheral nerve sheaths following Wallerian degeneration. Exp. Cell Res. 13, 193-197 (1957).
TERRY, R.D., HARKIN, J.G.: Wallerian degeneration and regeneration of peripheral nerve. In: Progr. Neurobiol. Vol. IV: The Biology of Myelin, p. 303-320. New York: Hoeber 1959.
TERRY, R.D., PEÑA, C.: Experimental production of neurofibrillary degeneration. 2. Electron microscopy, phosphatase histochemistry and electron probe analysis. J. Neuropath. exp. Neurol. 24, 200-210 (1965).
TERRY, R.D., SUZUKI, K., WEISS, M.: Biopsy study in 3 cases of metachromatic leucodystrophy. J. Neuropath. exp. Neurol. 25, 141-143 (1966).
TERRY, R.D., WISNIEWSKI, H.: The ultrastructure of the neurofibrillary tangle and senile plaque. In: Alzheimer's disease and related conditions. A Ciba Foundation Symposium, p. 145-165. London: Churchill 1970.
THEVENARD, A.: L'acropathie ulcero-mutilante familiale. Rev. neurol. 74, 193-212 (1942).
THOMAS, P.K.: Growth changes in the myelin sheath of peripheral nerve fibers in fishes. Proc. Roy. Soc. B. 143, 380-391 (1955).
THOMAS, P.K.: Changes in endoneural sheaths of peripheral myelinated nerve fibers during Wallerian degeneration. J. Anat. (Lond.) 98, 175-188 (1964).
THOMAS, P.K.: The deposition of collagen in relation to Schwann cell basement membrane during peripheral nerve regeneration. J. Cell Biol. 23, 275-285 (1964).

THOMAS, P.K., HOLLINRAKE, K., LASCELLES, R.G., SULLIVAN, D.D., BAILLOD, R.A., MOORE-HEAD, J.F., MACKENZIE, J.C.: The polyneuropathy of chronic renal failure. Brain 94, 671-680 (1971).
THOMAS, P.K., LASCELLES, R.G.: Schwann cell abnormalities in diabetic neuropathy. Lancet 1965I, 1355-1357.
THOMAS, P.K., LASCELLES, R.G.: Changes due to age in internodal length in the sural nerve in man. J. Neurol. Neurosurg. Psychiat. 29, 40-44 (1966).
THOMAS, P.K., LASCELLES, R.G.: The pathology of diabetic neuropathy. Quart. J. Med. 35, 489-509 (1966).
THOMAS, P.K., LASCELLES, R.G.: Hypertrophic neuropathy. Quart. J. Med. 36, 223-237 (1967).
THOMAS, P.K., LASCELLES, R.G., HALLPIKE, J.F., HEWER, D.L.: Recurrent and chronic relapsing Guillain-Barré polyneuritis. Brain 92, 589-606 (1969).
TOGA, M., BERARD-BADIER, M., GAMBARELLI-DUBOIS, D.: La dystrophie neuroaxonale infantile ou maladie de Seitelberger. Etude clinique, histologique et ultrastructurale de deux observations. Acta neuropath. (Berl.) 15, 327-350 (1970).
TOMASULA, P.A., KATER, R.M.H., IBER, F.L.: Impairement of thiamine resorption in alcoholism. Amer. J. clin. Nutr. 21, 1340-1344 (1968).
TOOLE, F.C., GERGEN, J.A., HAYES, D.M., FELTS, J.H.: Neural effects of nitrofurantoin. Arch. Neurol. (Chic.) 18, 680-687 (1968).
TRUMP, B.F., SMUCKLER, E.A., BENDITT, E.P.: A method for staining epoxy sections for light microscopy. J. Ultrastruct. Res. 5, 343-348 (1961).
TRY, K., STOKKE, O., ELDERJAHN, L.: Two new cases of heredopathia atactica polyneuritiformis (Refsum's disease) demonstrating phytanic acid accumulation. Scand. J. clin. Lab. Invest. 17, Suppl 86, p. 84 (1965).
TSUBAKI, T., HONMA, Y., HOSHI, T.: Etiology of "SMON". Read at the Kanto Provincial Meeting of the Japanese Academy of Neurology. Sept. 5, 1970. Zit. bei TATEISHI et al. (1972).
TVERDY, G.: Des aspects morphologiques de la paraproteinose au cours de plasmacytome. Schweiz. Z. Path. 14, 66-80 (1951).
TYLER, H.R., GOTTLIEB, A.A.: Peripheral neuropathy in uraemia. Proc. 8. Int. Congr. Neurol., Vienna 1965, Vol. II, p. 351-356.
ULE, G.: Zur Ultrastruktur der Ghost-Cells beim experimentellen Neurolathyrismus der Ratte. Z. Zellforsch. 56, 130-142 (1962).
UNGLEY, Ch.C.: Nutritional deficiency and the peripheral nervous system: clinical aspects with special references to the role of vitamine B$_1$. III. Intern. Neurol. Congr. Kopenhavn, p. 260. Kopenhagen: Munksgard 1959.
VEITH, G.: Untersuchungen über die Histologie der Polyneuritis diphtherica. Beitr. path. Anat. 110, 567-606 (1949).
VENABLE, J.H., COGGSHALL, R.: A simplified lead citrate stain for use in electron microscopy. J. Cell Biol. 25, 407-408 (1965).
VIAL, J.D.: The early changes in the axoplasm during Wallerian degeneration. J. biophys. biochem. Cytol. 4, 551-555 (1958).
VICTOR, H., BANKER, B., ADAMS, R.: The neuropathy of multiple myeloma. J. Neurol. Neurosurg. Psychiat. 21, 73-88 (1958).
VIRCHOW, R.: Ein Fall von progr. Muskelatrophie. Virch. Arch. path. Anat. 8, 537-540 (1855).
VIZOSO, A.D., YOUNG, J.Z.: Internodal length and fiber diameter in developing and regenerating nerves. J. Anat. Physiol. 82, 110-134 (1948).
VOLLES, E., PRILL, A., HECKNER, F.: Die Nitrofural-(Furacin R) Polyneuropathie. Dtsch. med. Wschr. 96, 1334-1337 (1971).
WAKSMANN, B.H., ADAMS, R.D., MANSMANN, H.C.: Experimental study of diphteric polyneuritis in the rabbit and guinea-pig. J. exp. Med. 105, 591-615 (1957).
WALL, P.D.: Presynaptic control of impulses at the first central synapse in the cutaneus pathway. Progr. Brain Res. 12, 92-118 (1964).
WALLER, A.: Experiments on the sections of the glossopharyngeal and hypoglossal nerves of the frog and observations of the alterations produced thereby in the structure of their primitive fibers. Philos. Trans. Roy. Soc. (Lond.) 140, 423-429 (1850).
WALLER, A.: Sur la reproduction des nerfs et sur la structures et les fonctions des ganglions spineaux. Arch. Anat. Physiol. wiss. Med. 1852, 392-401.

WALSH, J.C., McLEOD, J.G.: Alcoholic neuropathy. An electrophysiological and histological study. J. neurol. Sci. 10, 457-469 (1970).
WARTENBERG, R.: Neuritis, sensible Neuritis, Neuralgie. Stuttgart: Thieme 1959.
WEBSTER, H. DE F.: Transient focal accumulation of axonal mitochondria during the Wallerian degeneration. J. Cell Biol. 12, 361-377 (1962).
WEBSTER, H. DE F.: Schwann cell alteration in metachromatic leucodystrophy: preliminary phase and electron microscopic observation. J. Neuropath. exp. Neurol. 21, 534-554 (1962).
WEBSTER, H. DE F., SCHRÖDER, J.M., ASHBURY, A.K., ADAMS, R.D.: The role of Schwann cells in the formation of "onion bulbs" found in chronic neuropathies. J. Neuropath. exp. Neurol. 26, 276-299 (1967).
WEBSTER, H. DE F. SPIRO, D., WAKSMANN, B., ADAMS, R.D.: Phase and electron microscope studies of experimental demyelination. II. Schwann cell changes in guinea pig sciatic nerves during exp. dipht. neuritis. J. Neuropath. exp. Neurol. 20, 5-34 (1961).
WECHSLER, W.: The development and structure of peripheral nerves in vertebrates. In: Handbook of clin. Neurol, Part. I, Chapt. 1, p. 1-39. Amsterdam: North Holland Publ. 1970.
WECHSLER, W., HAGER, H.: Elektronenmikroskopische Untersuchungen der sekundären Waller'schen Degeneration der peripheren Säugetiernerven. Beitr. Path. Anat. allg. Path. 126, 352-380 (1962).
WECHSLER, W., HAGER, H.: Elektronenmikroskopische Befunde zur Feinstruktur von Axonveränderungen in regenerierenden Nervenfasern im N. ischiadicus der weißen Maus. Acta neuropath. (Berl.) 1, 489-506 (1962).
WEINGARTEN, K.: Zur Klinik der Erkrankungen des peripheren Nerven. In press 1971.
WEISS, P.: Damming of axoplasm in constricted nerve: a sign of perpetual growth in nerve fibers. Anat. Rec. 88, 464-479 (1944).
WEISS, P.: Neuronal dynamics and axonal flow. Neurosci. Res. Progr. Bull 5, 371-400 (1967).
WEISS, P., HISCOE, H.B.: Experiments on the mechanism of nerve growth. Z. exp. Zool. 107, 315-395 (1948).
WELLER, R.O.: Diphteric neuropathy in the chicken: an electron-microscope study. J. Path. Bact. 89, 591-598 (1965).
WELLER, R.O.: An electron microscopic study of hypertrophic neuropathy of Dejerine and Sottas. J. Neurol. Neurosurg. Psychiat. 30, 111-125 (1967).
WELLER, R.O., DAS GUPTA, T.K.: Experimental hypertrophic neuropathy: an electron microscope study. J. Neurol. Neurosurg. Psychiat. 31, 34-42 (1968).
WETTSTEIN, R., SOTELO, J.R.: Electron microscope study on the regeneration process of peripheral nerves of mice. Z. Zellforsch. 59, 708-730 (1963).
WIECK, H.H.: Probleme der Polyneuritiden. Fortschr. Neurol. Psychiat. 23, 379-473 (1955).
WIECK, H.H.: Das klinische Erscheinungsbild der Polyneuritiden und die zugrunde liegenden Krankheitsprozesse. Dtsch. Z. Nervenheilk. 179, 309-322 (1959).
WIESNIEWSKI, H., KARCZEWSKI, W., WIESNIEWSKA, K.: Neurofibrillary degenerations of nerve cells after intracerebral injection of aluminium cream. Acta neuropath. (Berl.) 6, 211-219 (1966).
WIESNIEWSKI, H., NARKIEWCZ, O., WIESNIEWSKA, K.: Topography and dynamics of neurofibrillary degeneration in aluminium encephalopathy. Acta neuropath. (Berl.) 9, 127-133 (1967).
WIESNIEWSKI, H., SHELANSKI, M.L., TERRY, R.B.: Effects of mitotic spindle-inhibitors on neurotubules and neurofilaments of anterior horn cells. J. Cell Biol. 38, 224-229 (1968).
WIESNIEWSKI, H., TERRY, R.D.: Experimental colchicine encephalopathy. I. Induction of neurofibrillary degeneration. Lab. Invest. 17, 577-587 (1967).
WIESNIEWSKI, H., TERRY, R.D.: An experimental approach to the morphogenesis of neurofibrillary degeneration and the argyrophilic plaque. In: Alzheimers Disease and Related Conditions: A Ciba Foundation Symposium, p.223-248. London: Churchill 1970.
WOLF, L.M., LAUDAT, Ph., CHAUMONT, P., BONDUELLE, M.: Maladie de Refsum. Evolution clinique et biochimique sous règime sans phytol. Investigations biochimiques complémentaire. Rev. neurol. 120, 81-95 (1969).

WOLTMAN, W., WILDER, K.: Diabetes mellitus. Pathologic changes in the spinal cord and peripheral nerves. Arch. intern. Med. 44, 567-603 (1929).

YUDELL, A., DYCK, P.K., LAMBERT, E.M.: A kinship with Roussy-Levy syndrome. Arch. Neurol. (Chic.) 13, 432-440 (1965).

YUNIS, E.J., LEE, R.E.: The ultrastructure of globoid (Krabbe) leucodystrophy. Lab. Invest. 21, 415-419 (1969).

ZACKS, S.I., LIPSCHÜTZ, H., ELLIOT, F.: Histochemical and electronmicroscopic observations of onion bulb formation in a case of hypertrophic neuritis, of 25 years duration. Acta neuropath. (Berl.) 11, 157-163 (1968).

ZBINDEN, G., STUDER, A.: Experimenteller Beitrag zur Frage der Isoniacid-Neuritis und ihrer Beeinflussung durch Pyridoxin. Z. Tuberk. 107, 97-107 (1955).

ZELENA, J., LUBINSKA, L., GUTMANN, E.: Accumulation of organelles at the ends of interrupted axons. Z. Zellforsch. 91, 200-219 (1968).

# Sachverzeichnis

# Monographien aus dem Gesamtgebiete der Psychiatrie — Psychiatry Series

Herausgeber: H. Hippius, W. Janzarik, M. Müller.

Die Bezieher des „Archiv für Psychiatrie und Nervenkrankheiten", des „Journal of Neurology / Zeitschrift für Neurologie" und des „Zentralblatt für die gesamte Neurologie und Psychiatrie" erhalten die Monographien zu einem um 10% ermäßigten Vorzugspreis. Preisänderungen vorbehalten.

1. Hartmann, K.: Theoretische und empirische Beiträge zur Verwahrlosungsforschung.
   12 Abb., 33 Tabellen. X, 149 Seiten. 1970. Geb. DM 42,—; US $ 17.20

2. Matussek, P.: Die Konzentrationslagerhaft und ihre Folgen.
   Mit R. Grigat, H. Haiböck, G. Halbach, R. Kemmler, D. Mantell, A. Triebel, M. Vardy, G. Wedel.
   19 Abb., 73 Tabellen. X, 272 Seiten. 1971. Geb. DM 42,—; US $ 17.20

3. Adams, A. E.: Informationstheorie und Psychopathologie des Gedächtnisses.
   Methodische Beiträge zur experimentellen und klinischen Beurteilung mnestischer Leistungen.
   12 Abb. IX, 124 Seiten. 1971. Geb. DM 53,—; US $ 21.70

4. Nissen, G.: Depressive Syndrome im Kindes- und Jugendalter.
   Beitrag zur Symptomatologie, Genese und Prognose.
   11 Abb., 51 Tabellen. IX, 174 Seiten. 1971. Geb. DM 64,—; US $ 26.20

5. Moser, A.: Die langfristige Entwicklung Oligophrener.
   4 Abb., 30 Tabellen. X, 102 Seiten. 1971. Geb. DM 53,—; US $ 21.70

6. Feldmann, H.: Hypochondrie.
   Leibbezogenheit — Risikoverhalten — Entwicklungsdynamik.
   36 Abb., 5 Tabellen. VI, 118 Seiten. 1972. Geb. DM 53,—; US $ 21.70

7. Meyer-Osterkamp, S., Cohen, R.: Zur Größenkonstanz bei Schizophrenen.
   Eine experimentalpsychologische Untersuchung.
   5 Abb. VII, 91 Seiten. 1973. Geb. DM 48,—; US $ 19.60

8. Diebold, K.: Die erblichen myoklonisch-epileptisch-dementiellen Kernsyndrome.
   Progressive Myoklonusepilepsien — Dyssynergia cerebellaris myoclonica — myoklonische Varianten der drei nachinfantilen Formen der amaurotischen Idiotie.
   31 Abb. IX, 254 Seiten. 1973. Geb. DM 98,—; US $ 40.00

9. Eggers, C.: Verlaufsweisen kindlicher und präpuberaler Schizophrenien.
   3 Abb. IX, 250 Seiten. 1973. Geb. DM 79,—; US $ 32.30.

10. Schrenk, M.: Über den Umgang mit Geisteskranken.
    Die Entwicklung der psychiatrischen Therapie vom „moralischen Regime" in England und Frankreich zu den „psychischen Curmethoden" in Deutschland.
    20 Abb. IX, 194 Seiten. 1973. Geb. DM 98,—; US $ 40.00

11. Schepank, Heinz: Erb- und Umweltfaktoren bei Neurosen.
    Tiefenpsychologische Untersuchungen an 50 Zwillingspaaren.
    Unter Mitarbeit von P. E. Becker *et al.*
    1 Abb., 82 Tabellen. VIII, 227 Seiten. 1974. Geb. DM 89,—; US $ 36.40

# Schriftenreihe Neurologie – Neurology Series

Herausgeber: H. J. BAUER, H. GÄNSHIRT, P. VOGEL.

Die Bezieher des „Archiv für Psychiatrie und Nervenkrankheiten", des „Journal of Neurology / Zeitschrift für Neurologie" und des „Zentralblatt für die gesamte Neurologie und Psychiatrie" erhalten die Schriftenreihe zu einem um 10% ermäßigten Vorzugspreis. Preisänderungen vorbehalten.

1. KAHLE, W.: Die Entwicklung der menschlichen Großhirnhemisphäre.
   55 Abb. VII, 116 Seiten. 1969. DM 64,—; US $ 26.20

2. PRILL, A.: Die neurologische Symptomatologie der akuten und chronischen Niereninsuffizienz.
   Befunde zur pathogenetischen Wertigkeit von Stoffwechsel-, Elektrolyt- und Wasserhaushaltsstörungen sowie zur Pathologie der Blut/Hirn-Schrankenfunktion.
   49 Abb. VIII, 177 Seiten. 1969. DM 71,—; US $ 29.00

3. KUNZE, K.: Das Sauerstoffdruckfeld im normalen und pathologisch veränderten Muskel.
   Untersuchungen mit einer neuen Methode zur quantitativen Erfassung der Hypoxie in situ.
   67 Abb. VIII, 118 Seiten. 1969. DM 64,—; US $ 26.20

4. PILZ, H.: Die Lipide des normalen und pathologischen Liquor cerebrospinalis.
   4 Abb., 23 Tabellen. VIII, 123 Seiten. 1970. DM 53,—; US $ 21.70

5. RABE, F.: Die Kombination hysterischer und epileptischer Anfälle.
   Das Problem der „Hysteroepilepsie" in neuer Sicht.
   VII, 112 Seiten. 1970. Geb. DM 42,—; US $ 17.20

6. ULRICH, J.: Die cerebralen Entmarkungskrankheiten im Kindesalter.
   Diffuse Hirnsklerosen.
   35 Abb., 1 Farbtafel. XV, 202 Seiten. 1971. Geb. DM 82,—; US $ 33.50

7. PUFF, K.-H.: Die klinische Elektromyographie in der Differentialdiagnose von Neuro- und Myopathien. Eine Bilanz.
   12 Abb. VIII, 84 Seiten. 1971. Geb. DM 53,—; US $ 21.70

8. PISCOL, K.: Die Blutversorgung des Rückenmarkes und ihre klinische Relevanz.
   37 Abb., 3 Tabellen. VI, 91 Seiten. 1972. Geb. DM 53,—; US $ 21.70

9. WIESENDANGER, M.: Pathophysiology of Muscle Tone.
   4 figures. V, 46 pages. 1972. Cloth DM 31,—; US $ 12.70

10. SPIESS, H.: Schädigungen am peripheren Nervensystem durch ionisierende Strahlen.
    35 Abb. VIII, 71 Seiten. 1972. Geb. DM 42,—; US $ 17,20

11. NEUNDÖRFER, B.: Differentialtypologie der Polyneuritiden und Polyneuropathien.
    18 Abb. X, 205 Seiten. 1973. Geb. DM 98,—; US $ 40.00

12. LANGE-COSACK, H., TEPFER, G.: Das Hirntrauma im Kindes- und Jugendalter.
    Klinische und hirnelektrische Längsschnittuntersuchungen an 240 Kindern und Jugendlichen mit frischen Schädelhirntraumen.
    45 Abb. in 83 Teilfiguren. XIII, 212 Seiten. 1973. Geb. DM 98,—; US $ 40.00

13. KUNZE, S.: Die zentrale Ventrikulographie mit wasserlöslichen resorbierbaren Kontrastmitteln.
    24 Abb. in 40 Teilfiguren. VI, 77 Seiten. 1974. Geb. DM 38,—; US $ 15.50